中医特效处方大全

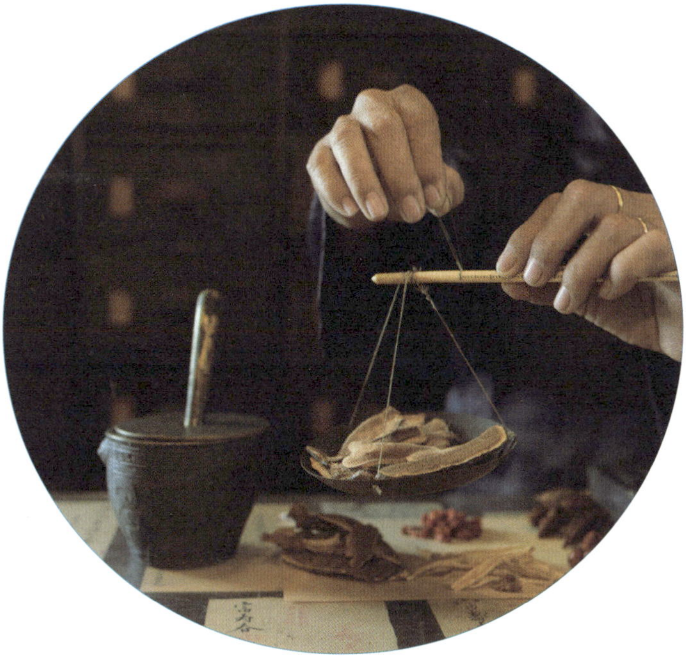

主　编　孔凡铭
副主编　张丽丽
编　者　（按姓氏汉语拼音排序）
崔思远　范琪钰　高芳芳　贾彩燕　焦红莲
孔凡铭　李　梅　李　悦　李虎子　梁阳月盈
廖冬颖　卢浩宇　罗娅宁　秦　浩　舒心怡
王　莉　王雪瑞　徐　倩　许雨晴　杨　洁
张　晶　张　欣　张丽丽　赵　魁　赵林林

天津出版传媒集团
天津科技翻译出版有限公司

图书在版编目（CIP）数据

中医特效处方大全 / 孔凡铭主编. -- 天津 : 天津科技翻译出版有限公司, 2024. 9. -- ISBN 978-7-5433-4569-0

Ⅰ. R289.5

中国国家版本馆 CIP 数据核字第 20243AY110 号

中医特效处方大全

ZHONGYI TEXIAO CHUFANG DAQUAN

出　　版： 天津科技翻译出版有限公司

出 版 人： 方　艳

地　　址： 天津市南开区白堤路 244 号

邮政编码： 300192

电　　话：（022）87894896

传　　真：（022）87893237

网　　址： www.tsttpc.com

印　　厂： 三河市天润建兴印务有限公司

发　　行： 全国新华书店

版本记录： 710mm×1000mm　16 开本　13 印张　255 千字

2024 年 9 月第 1 版　2024 年 9 月第 1 次印刷

定价：59.80 元

目录

第一章
中药配伍：中医入门基础课

第二章
气血阴阳亏虚的对症药方

第三章
气滞证的对症药方

第四章
血瘀证的对症药方

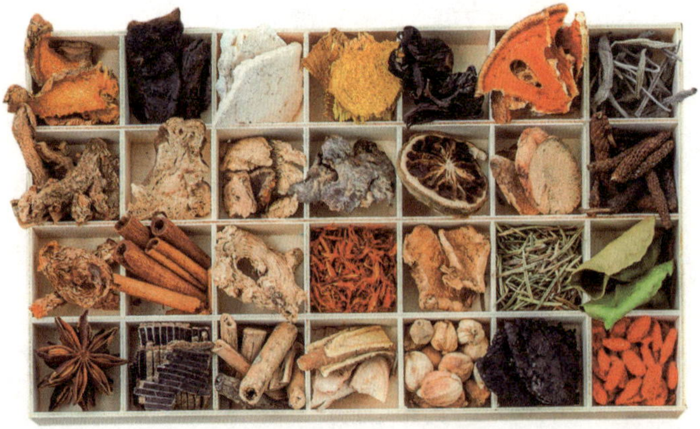

第五章
痰饮证的对症药方

第六章
六淫邪气致病的对症药方

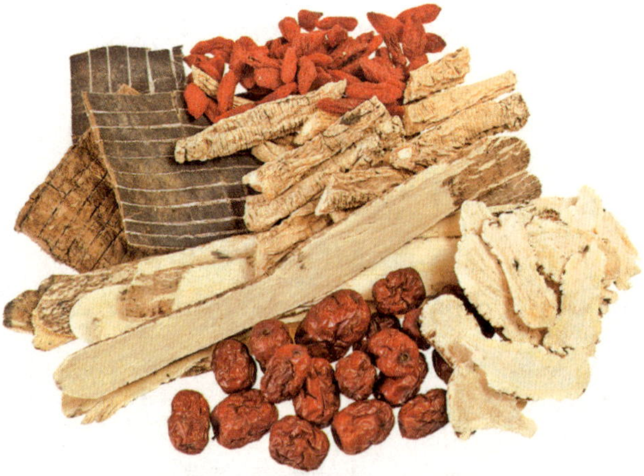

第七章
常见疾病的对症药方

注：书内所涉及的处方请在医生的指导下服用。

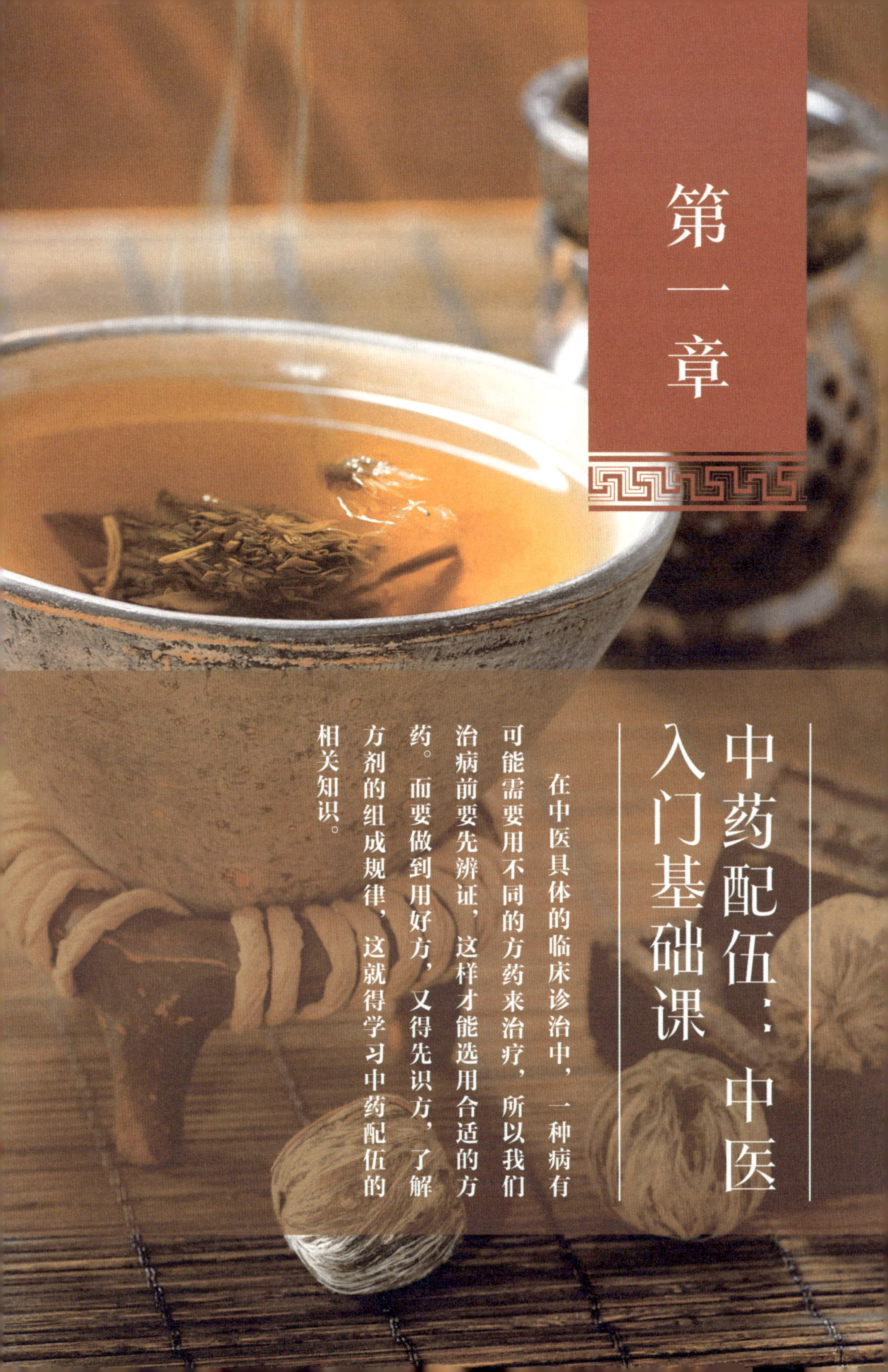

第一章

中药配伍：中医入门基础课

在中医具体的临床诊治中，一种病有可能需要用不同的方药来治疗，所以我们治病前要先辨证，这样才能选用合适的方药。而要做到用好方，又得先识方，了解方剂的组成规律，这就得学习中药配伍的相关知识。

用八纲辨证来了解疾病的性质

八纲即阴、阳、表、里、寒、热、虚、实，是辨证论治的理论基础之一。疾病的表现尽管是极其复杂的，但基本上都可以用八纲加以归纳。运用八纲辨证可以将错综复杂的临床表现归纳为表里、寒热、虚实、阴阳四对纲领性证候，从而找出疾病的性质，掌握其要领，确定其类型，预决其趋势，为治疗指出方向。

表证和里证

表里是辨别疾病病位内外和病势深浅的一对纲领。它是一个相对的概念。表证病浅而轻，里证病深而重。表邪入里为病进，里邪出表为病退。

表证	特点	临床表现
表证是指六淫疫疠邪气经皮毛、口鼻侵入时所产生的证候。多见于外感病的初期，一般起病急、病程短。	一是外感时邪，表证由邪气入侵人体所引起；二是邪病轻。	恶寒、发热、头身疼痛，舌苔薄白，脉浮，兼有鼻塞、流涕、咳嗽、打喷嚏、咽喉痒痛。

里证	特点	临床表现
里证是疾病深在于里（脏腑、气血、骨髓）的一类证候，与表证相对。多见于外感病的中、后期或内伤疾病。里证的范围甚广，除了表证以外，其他疾病都可以说是里证。	一是病位深在于里；二是病情一般较重。	壮热、恶热或微热、潮热，烦躁神昏，口渴而大量饮水，或畏寒肢冷，倦卧神疲，口淡多涎，大便秘结，小便短赤或大便溏泄，小便清长，腹痛呕恶，苔厚，脉沉。

寒证和热证

寒证与热证反映机体阴阳的偏盛与偏衰。阴盛或阳虚表现为寒证，阳盛或阴虚表现为热证。《素问·至真要大论》记载“寒者热之”“热者寒之”，两者治法正好相反。所以寒热辨证，必须确切无误。

寒证	成因	临床表现
寒证是疾病的本质属于寒性的证候。	寒证可由感受寒邪而致，也可由机体自身阳虚或阴盛而致。	恶寒喜暖，面色苍白，肢冷蜷卧，口淡不渴，痰涎、涕清稀，小便清长，大便稀溏等。

热证	成因	临床表现
热证是疾病的本质属于热性的证候。	热证可由感受热邪而致，也可由机体自身阴虚或阳亢而致。	恶热喜冷，口渴喜冷饮，面红目赤，烦躁不宁，痰、涕黄稠，吐血衄血，小便短赤等。

虚证和实证

虚指正气不足，实指邪气盛实。虚证反映人体正气虚弱而邪气也不太盛；实证反映邪气太盛，而正气尚未虚衰，邪正相争剧烈。虚实辨证，可以掌握病者邪正盛衰的情况，为治疗提供依据，实证宜攻，虚证宜补。只有辨证准确，才能攻补适宜，避免犯虚虚实实之误。

虚证	成因	临床表现
虚证是对人体正气虚弱各种临床表现的病理概括。	虚证有先天不足、后天失养、疾病耗损等多种原因。	面色淡白或萎黄，精神萎靡、身疲乏力，心悸气短，形寒肢冷，自汗，大便滑脱，小便失禁，舌淡胖嫩，脉虚沉迟。

实证

实证是对人体感受外邪，或体内病理产物堆积而产生的各种临床表现的病理概括。

成因

一是外邪侵入人体；二是脏腑功能失调以致痰饮、水湿、瘀血等病理产物停积于体内所致。

临床表现

发热，腹胀痛拒按，胸闷，烦躁，甚至神昏谵语，呼吸气粗，痰涎壅盛，大便秘结。

阴证和阳证

阴阳是八纲辨证的总纲。在诊断上，可根据临床证候表现的病理性质，将一切疾病分为阴阳两个主要方面。阴阳可概括其他6个方面的内容，即表、热、实属阳，里、寒、虚属阴。

阴证

凡符合“阴”的一般属性的称为阴证，如里证、寒证、虚证均属于阴证范围。

临床表现

面色暗淡，精神萎靡，身重蜷卧，形寒肢冷，倦怠无力，语声低怯，食欲缺乏，口淡不渴，大便稀溏，小便清长，舌淡胖嫩，脉沉迟。

阳证

凡符合“阳”的一般属性的称为阳证，如表证、热证、实证均属于阳证范围。

临床表现

面色红赤，恶寒发热，肌肤灼热，躁动不安，语声粗浊或骂詈无常，呼吸气粗，喘促痰鸣，口干欲饮，大便秘结、奇臭。

中医辨证是在长期临床实践中形成的，方法有多种，主要有八纲辨证、病因辨证、气血津液辨证、脏腑辨证、卫气营血辨证、三焦辨证、六经辨证等，其中八纲辨证是各种辨证的总纲。

八纲辨证是根据四诊取得的材料，进行综合分析，以探求疾病性质、病变部位、病势轻重、机体反应的强弱、正邪双方力量的对比等情况，归纳为阴、阳、表、里、寒、热、虚、实八类证候，是中医辨证的基本方法、各种辨证的总纲，也是从各种辨证方法的个性中概括出的共性，在诊断疾病的过程中，可起到执简驭繁、提纲挈领的作用。

用药先识药，认清四气五味与归经

中药品种众多，每一种药物都有一定的适用范围，例如，紫苏可治疗感冒，大黄可治疗便秘，蒲公英可治疗热疖、疔疮，黄芪可治疗气虚……因此，不同的病症需要选用不同的中药来配伍治疗。四气五味就是药物的性味，代表药物的药性和滋味。

中药四气：寒、热、温、凉

中药的“气”，又称为“性”，是古代通用、沿袭至今的名词，所以四气也就是四性，是指寒、热、温、凉4种药性。寒凉和温热是对立的两种药性；寒和凉之间、热和温之间是程度上的不同，但药性相同，温次于热，凉次于寒。

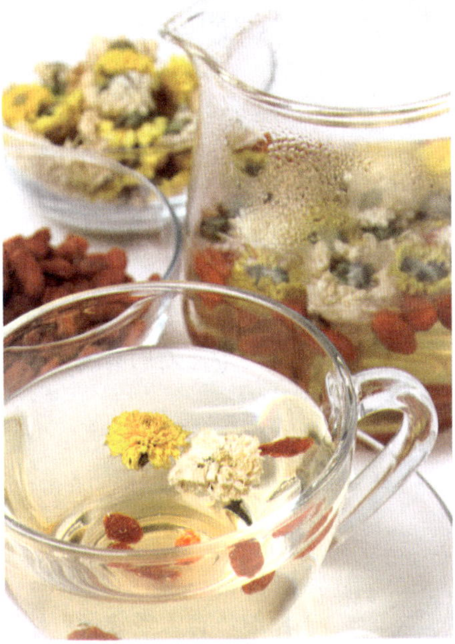

药性的寒、热、温、凉是根据药物作用于人体发生的反应归纳得来的。例如，感受风寒、怕冷发热、流清涕、小便清长、舌苔白是寒的症状，这时用紫苏、生姜煎汤饮用，可使患者发汗，并能消除上述症状，说明紫苏、生姜的药性是温热的。如果生了疔疮、热疮或出现局部红肿疼痛，甚至小便发黄、舌苔发黄，或有发热，这是热的症状，这时用金银花、菊花来治疗，可缓解症状或治愈，说明金银花、菊花的药性是寒凉的。

中药的药性绝大多数已被人们所掌握，如果我们熟悉了各种药物的药性，就可以根据“疗寒以热药，疗热以寒药”和“热者寒之，寒者热之”的治疗原则针对病情适当应用。一般寒凉药大多具有清热、泻火、解毒等作用，常用来治疗热性病症；温热药大多具有温中、助阳、散寒等作用，常用来治疗寒性病症。此外，还有一些药物的药性较为平和，称为“平”性。由于平性药没有寒凉药或温热药的作用来得显著，所以在实际上虽有寒、热、温、凉、平之气，一般仍称为四气。

五味疗疾，各有千秋

五味，是指辛、甘、酸、苦、咸5种不同的滋味，主要是由味觉器官辨别出来的，或是根据临床治疗中反映出来的效果而确定的。各种滋味的作用如下。

辛　辛有发散、行气或润养等作用。一般发汗的药物与行气的药物大多数有辛味，某些补养的药物也有辛味。

甘　甘有滋补、和中或缓急等作用。一般滋补性的药物及调和药性的药物大多数有甘味。

酸　酸有收敛、固涩等作用。一般带有酸味的药物大都具有止汗、止渴等作用。

苦　苦有泻火、燥湿、通泄、下降等作用。一般具有清热、燥湿、泻下和降逆作用的药物大多数有苦味。

咸　咸有软坚、散结或泻下等作用。一般能消散结块的药物和一部分泻下通便的药物带有咸味。

在五味以外，还有淡味、涩味，它们的意义和作用如下。

淡　淡就是淡而无味，有渗湿、利尿作用。一般渗利水湿、通利小便的药物大多数带有淡味。

涩　涩有收敛止汗、固精、止泻、止血等作用。

由于淡味没有特殊的滋味，一般将它和甘味并列，称为“淡附于甘”；涩味的作用和酸味的作用相同。因此，虽然有7种滋味，但习惯上仍称为“五味”。

中药配伍有“七情”

配伍，就是按照病情需要和药物性能有选择性地将两种以上的药物合在一起应用。从中药的发展来看，在中医药学的萌芽时期，治疗疾病一般都是采用单味药；后来由于发现的药物日益增多，对疾病的认识也逐渐深入，因此对于病情较重或者比较复杂的病症，用药也由简到繁，出现了多种药物配合应用的方法。在由单味药发展到多种药配合应用，以及进一步将药物组成方剂的漫长过程中，人们通过大量的实践，掌握了丰富的配伍经验，了解了药物在配伍应用以后可以对较复杂的病症予以全面调理，同时又能获得安全性高、疗效更好的结果。因此，药物配伍对于临床处方具有重要意义。

在应用药物配伍时，由于药物与药物之间相互作用的关系，所以有些药物因协同作用而增进疗效，但也有些药物却可能因相互对抗而抵消或削弱原有的功效；有些药物因为相互作用而减轻或消除了毒性或不良反应，但也有些药物反而因为相互作用而使药性减弱或发生不利于人体的作用等。对于这些情况，古人将其总结归纳为 7 种情况，叫作药性“七情”。

单行

单行就是单用一味药来治疗疾病。例如，单用马齿苋治疗痢疾，单用人参大补元气、治疗虚脱等。

相须

相须就是将功用相似的药物配合应用后可起到协同作用，加强了药物的疗效。如石膏、知母都能清热泻火，配合应用作用更强；大黄、芒硝都能泻下通便，配合应用后作用更为明显等。

相恶

相恶就是两种药物配合应用以后，一种药可减弱另一种药物的药效。如人参能大补元气，配合莱菔子同用，会损失或减弱补气的功效等。

相使

相使就是用一种药物作为主药，配合其他药物来提高主药的功效。如脾虚水肿，用黄芪配合茯苓，可加强益气、健脾、利水的作用；胃火牙痛，可用石膏清胃火，再配合牛膝引火下行，促使胃火牙痛更快地消除等。

相杀

相杀就是一种药物能消除另一种药物的毒性反应。如防风能解砒霜毒、绿豆能减轻巴豆毒性等。

相畏

相畏就是一种药物的毒性或其他有害作用能被另一种药抑制或消除。如生半夏有毒性，可以用生姜来消除它的毒性。

相反

相反就是两种药物配合应用后，可能发生剧烈的不良反应。

以上药性“七情”，除了单行以外，均说明药物配伍需要加以注意。相须、相使是临床用药尽可能加以考虑的，以便使药物更好地发挥疗效，一般用药“当用相须、相使者良”。相畏、相杀是临床使用毒性药物或具有不良反应药物时要加以注意的，“若有毒宜制，可用相畏、相杀者”。相恶、相反是临床用药必须注意禁忌的配伍情况，所以“勿用相恶、相反者”。

对表里同病、寒热夹杂、虚中带实等病情复杂的病症给予全面调理，对毒性药物可使毒性消除或减弱，从而保证用药的安全。

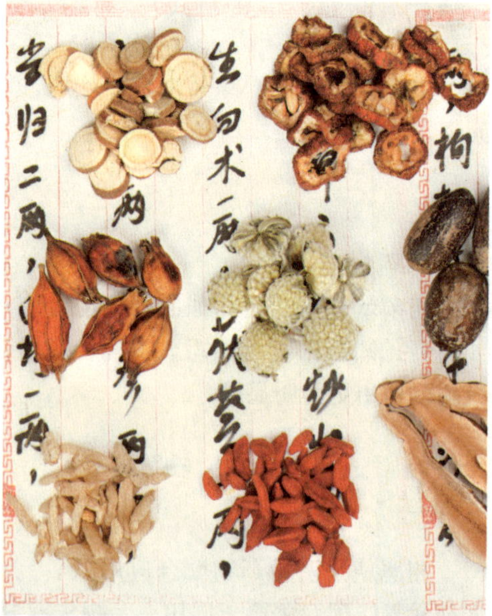

中药方里的君、臣、佐、使

方剂的组成不是单纯药物的堆积，而是要有一定的原则和规律。古人用“君、臣、佐、使”4个字加以概括，用以说明药物配伍的主从关系。一个疗效确切的方剂，必须是针对性强、组方严谨、方义明确、重点突出、少而精悍的，现将君、臣、佐、使的含义分述如下。

君药

君药是针对病因或主证起主要治疗作用的药物，一般效力较强，药量较大。

臣药

臣药是指方中能够协助和加强主药作用的药物。

佐药

佐药是指方中具有另一种性质的辅药，又分正佐和反佐。

1.正佐：协助主药治疗兼证。

2.反佐：对主药起抑制作用，减轻或消除主药的不良反应。

使药

使药分为引经药、调和药两种，且配伍意义不同。

1.引经药：能引方中诸药至病灶的药物。

2.调和药：具有调和方中诸药作用的药物。

一个方剂中药物的君、臣、佐、使，主要是以药物在方剂中所起作用的地位为划分依据。除君药外，臣、佐、使药都具两种以上的意义。在遣药组方时并没有固定的模式，既不是每一种意义的臣、佐、使药都必须具备，也不是每味药只任一职。每一方剂的具体药味多少，以及君、臣、佐、使是否齐备，全视具体病情及治疗要求的不同，以及所选药物的功能来决定。但任何方剂组成中，君药都是不可或缺的。一般来说，君药的药味较少，而且不论何种药作为君药时，其用量都比作为臣、佐、使药应用时要大，这是一般情况下对组方基本结构的要求。至于有些药味繁多的大方，或多个基础方剂组合而成的“复方”，分析时只需按其组成方药的功用归类，分清主次即可。

药方治病有八法，随病而用

我们现在常引用的“八法”，是清代医家程钟龄从高层次治疗方法的角度，根据历代医家对治法的归类总结而来的。程氏在《医学心悟·医门八法》中说：“论病之源，以内伤、外感四字括之。论病之情，则以寒、热、虚、实、表、里、阴、阳八字统之。而论治病之方，则又以汗、和、下、消、吐、清、温、补八法尽之。”

汗法

汗法是通过开泄腠理、调畅营卫、宣发肺气等作用，使在表的外感六淫之邪随汗而解的一类治法。

汗法主要是通过出汗，使腠理开、营卫和、肺气畅、血脉通，从而能祛邪外出，正气调和。所以汗法除了主要治疗外感六淫之邪所致的表证外，凡是腠理闭塞、营卫郁滞引发的寒热无汗，或腠理疏松，虽有汗但寒热不解的病证，皆可用汗法来治疗。

例如，麻疹初起，疹点隐而不透；水肿，腰以上肿甚；疮疡初起而有恶寒发热；疟疾、痢疾而有寒热表证等均可应用汗法来治疗。

和法

和法是通过和解或调和的方法，使半表半里之邪，或脏腑、阴阳、表里失和之证得以解除的一类治法。

所以和法是专治邪在半表半里的一种方法。至于调和之法，戴天章在《广温疫论》中提到“寒热并用之谓和，补泻合剂之谓和，表里双解之谓和，平其亢厉之谓和”。

可见，和法是一种既能祛除病邪，又能调整脏腑功能的治法，无明显寒热补泻之偏，性质平和，全面兼顾，适用于邪犯少阳、肝脾不和、肠寒胃热、气血营卫失和等证。

下法

下法是通过泻下、荡涤、攻逐等作用，使停留于胃肠的宿食、燥屎、冷积、瘀血、结痰、停水等从下窍而出，以祛邪除病的一类治法。

凡邪在肠胃而致大便不通、燥屎内结，或热结旁流，以及停痰留饮、瘀血积水等形症俱实之证，均可使用下法。

消法

消法是通过消食导滞、行气活血、化痰利水、驱虫等方法，使气、血、痰、食、水、虫等渐积形成的有形之邪渐消缓散的一类治法。

消法所治主要是病在脏腑、经络、肌肉之间，邪坚病故而来势较缓，属于渐积形成且多虚实夹杂，尤其是气血积聚而成的癥瘕痞块、痰核瘰疬等，不可能迅速消除，必须渐消缓散。

吐法

吐法是通过涌吐的方法，使停留在咽喉、胸膈、胃脘的痰涎、宿食或毒物从口中吐出的一类治法。适用于中风痰壅，宿食壅阻胃脘，毒物尚在胃中，痰涎壅盛之癫狂、喉痹，以及干霍乱吐泻不得等，属于病位居上、病势急暴、内蓄实邪、体质壮实之证。

因吐法易伤胃气，故体虚气弱、妇人新产、孕妇等均应慎用。

清法

清法是通过清热、泻火、解毒、凉血等作用，以清除里热之邪的一类治法。

适用于里热证、火证、热毒证、虚热证等里热病证。由于里热证有热在气分、营分、血分，热壅成毒，以及热在某一脏腑之分，因而在清法之中，又有清气分热、清营凉血、清热解毒、清脏腑热等不同。热证最易伤阴，大热又易耗气，所以清热剂中常配伍生津、益气之品。

温法

温法是通过温里祛寒的作用，以治疗里寒证的一类治法。

里寒证的形成，有外感内伤的不同，或由寒邪直中于里，或因失治误治而损伤人体阳气，或因素体阳气虚弱，以致寒从中生。同时，里寒证又有部位浅深、程度轻重的差别，故温法又有温中祛寒、回阳救逆和温经散寒的区别。

补法

补法是通过补益人体的气血阴阳，以治疗各种虚弱证候的一类治法。

补法的目的在于通过药物的补益，使人体气血阴阳虚弱或脏腑之间的失调状态得到纠正，复归于平衡。此外，在正虚不能祛邪外出时，也可用补法扶助正气，并配合其他治法，达到助正祛邪的目的。补法的具体内容甚多，既有补益气血阴阳的不同，又有分补五脏之侧重，但较常用的治法分类仍以补气、补血、补阴、补阳为主。

发挥药效，中药煎服方法很重要

“汤”剂的服用法可分为煎药法和服药法，前者是指在将药物煎成汤药的过程中应注意的事项，后者是指在服药时必须注意的事项。

因药施煎，提高疗效

中药以汤剂为多，其煎药器具以砂锅为好，忌用铁器，以免发生化学反应。煎药时的用水量应根据药物体积而定，一般以水浸过药面为度。另外，煎药过程中有以下注意事项。

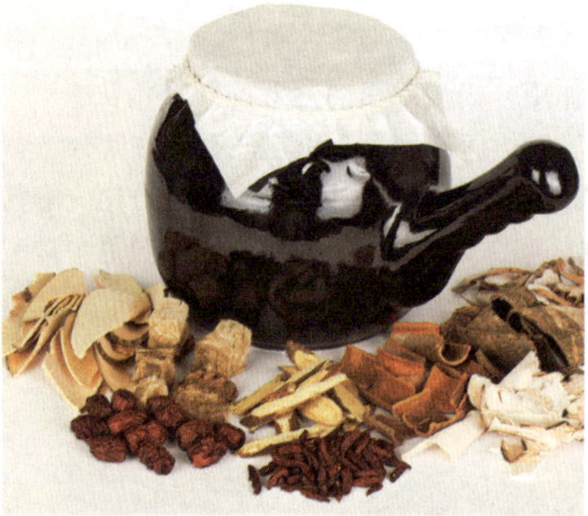

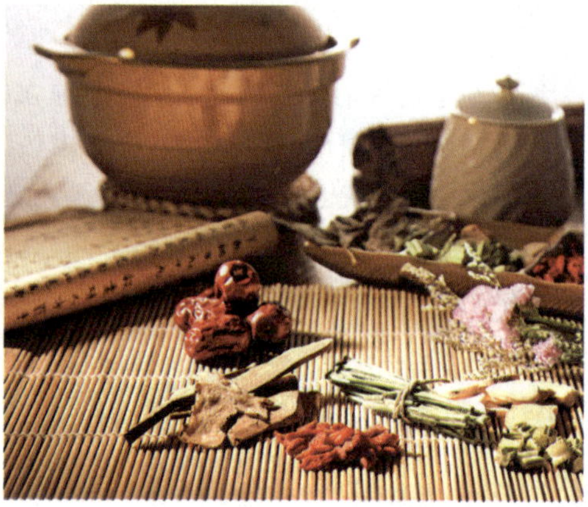

冷水浸泡

煎药之前，将药物用冷水浸泡一段时间，使药物充分湿润，以便于煎出有效成分。

火候与时间

一般药物均可同煎；煮沸后即改为文火，再煎15～20分钟；煎药时应防止药汁外溢及过快熬干；煎药时不宜频频打开锅盖，以尽量减少易挥发成分的丢失。厚味的滋补药品，如熟地黄、何首乌等，煎煮时间宜稍长，使有效成分更多地被煎出；清热、解表、芳香类药物煎煮时间宜稍短，以免损失有效成分或改变药性。

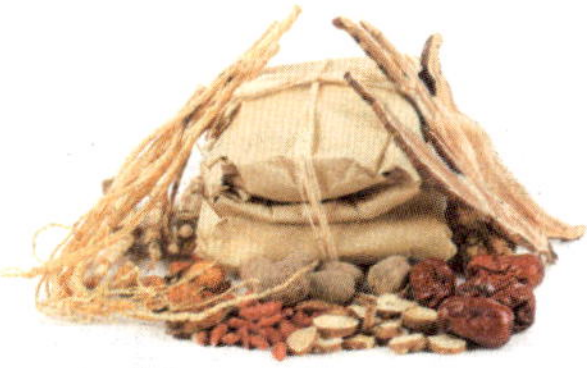

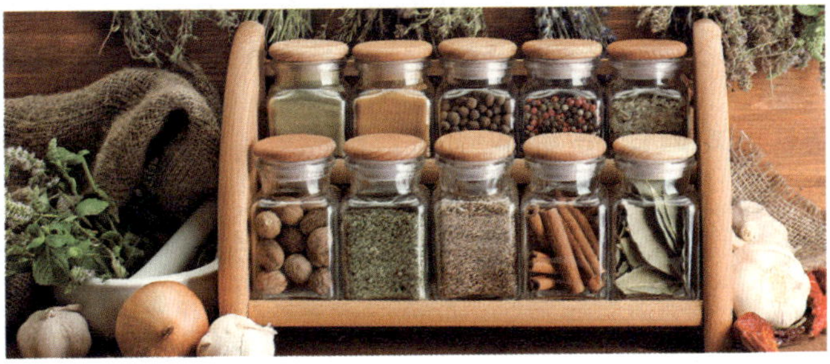

特殊药物煎法

煎法	药物
先煎	贝壳类、矿石类药物，如龟板、鳖甲、代赭石、石决明、生牡蛎、生龙骨、生石膏等，因质坚而难煎出味，应打碎先煎，煮沸10～20分钟后再放入其他药物。芦根、茅根、夏枯草、竹茹等，宜先煎取汁，用其汁代水煎其他药物
后下	气味芳香的药物，借其挥发油取效的，宜在一般药物即将煎好时放入，煎4～5分钟即可，以防其有效成分散失，如薄荷、砂仁等药物
包煎	为防止煎后药物混浊或减少对消化道的不良刺激，要用薄布将药物包好，再放入锅内煎，如赤石脂、滑石、旋覆花等药物
另炖或另煎	某些贵重药物，为保存其有效成分，可另炖或另煎，如人参，隔水炖3小时
烊化	胶质、黏性大的药物，如阿胶、鹿角胶、蜂蜜、饴糖等，应先单独加温融化，再放入去渣的药液中微煮或趁热搅拌，使之融化，以免同煎时粘锅而影响药效
冲服	散剂、丹剂、小丸、自然药汁、芳香或贵重药物，以冲服为宜，如牛黄、麝香、沉香末、肉桂末、三七、紫雪丹、六神丸等

抓准药量，保障药效

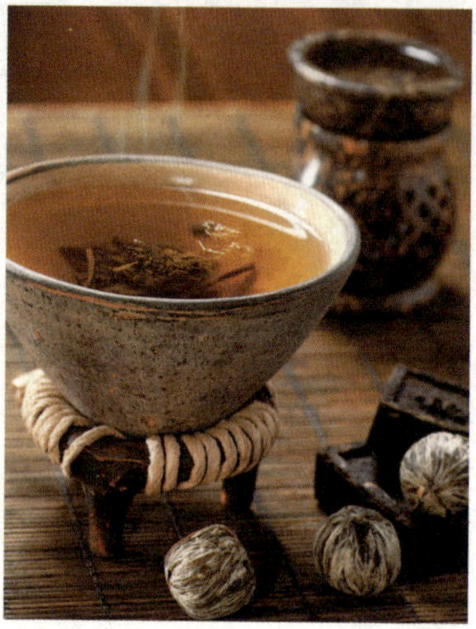

用量就是中药在临床上应用时的分量。一般包括质量（两、钱，换算成克）、数量（如几只、几片）、容量（如若干汤匙、若干毫升）等，它们都是常写于医生处方上要求药房配的药量。

中药的用量直接影响其疗效。如果应该用大剂量来治疗的，反而用小剂量药物，可能因药量太小、效力不够，不能尽早痊愈，以致延误病情；或者应该用小剂量来治疗的，反而用大剂量药物，可能因用药过量，以致克伐人体的正气。这些都将为疾病的治疗带来不利的后果。此外，一张通过配伍组成的处方，如果将其中某些药物的用量变更，其功效和适应范围会随之发生变化。

一般来说，在使用药物、确定用量的时候，应该从下列3个方面来考虑。

药物的性质与用量的关系

在使用剧毒药物的时候，用量宜小，并以少量开始，视病情变化再考虑逐渐增加；一旦病势减弱，应逐渐减少或立即停服，以防中毒或产生其他不良反应。在使用一般药物的时候，对质地较轻或容易煎的药物，如花、叶之类，用量不宜过大；质地重或不易煎的药物，如矿物类、贝壳类，用量应较大；新鲜的药物因含有水分用量可稍大些，干燥药物的用量应稍小些。

剂型、配伍与用量的关系

在一般情况下，同样的药物，入汤剂比丸、散剂用量要大一些；在复方应用时，比单味药用量要小一些。

年龄、体质、病情与用量的关系

成人和体质较强的患者，用量可适当大些；儿童及体弱患者，用量宜酌减。病情轻者，不宜用重剂；病情较重者，用量可适当增加。

现今，临床上对于草药的用量一般多用5钱至1两（1钱≈5克，1两≈50克），在用药药味较少、药性没有毒性或不良反应的情况下是可以的。草药在应用过程中打破了旧习惯，发现了许多药物的新疗效，对推动中医药的发展起到了一定的促进作用；但处方用药药味已经很多，或者有些药物具有不良反应，用量应适当小些，特别是有些药物，固然有良好疗效，但价格比较昂贵，如羚羊角、麝香、牛黄、猴枣、鹿茸、珍珠等，更应注意用量。

灵活服药有讲究

服药药量与次数

服用中药首先是药量的问题，一般每日1剂，老年人和儿童可酌情增减；病情严重的，如急性病、高热等，可考虑每日服2剂；至于慢性疾病，也可1剂分2天服用，或隔1天服1剂。每剂药物一般煎2次，有些补药也可以煎3次。每次煎成药汁250～300毫升，可以分头煎、二煎分服，也可将2次煎的药汁混合后分2～3次服用。

服药时间

一般每日服药2次，上午1次、下午1次，或下午1次、临睡前1次，通常在饭后2小时左右服用较好。但滋补药宜空腹服用，驱虫药最好在清晨空腹服用。治疗急性病随时可服用，不要拘泥于规定时间，但慢性病应定时服用。

服药温度

一般应在药液温而不凉的时候服用，但对于寒性病症则需要热服，对于热性病症则需要冷服。真热假寒的病症用寒性药物宜于温服，真寒假热的病症用温热药宜于冷服。

所有这些，都必须根据病情灵活处理。

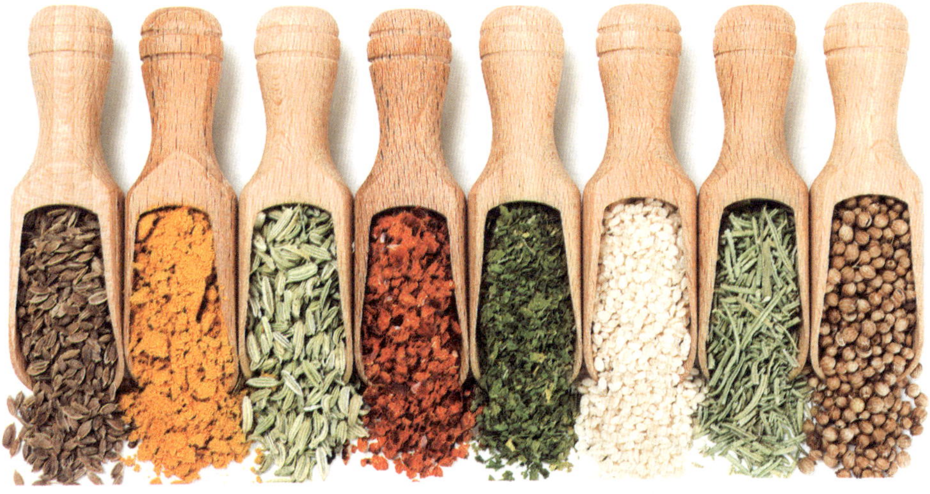

中药不可随意用，这些禁忌须注意

很多人在生病的时候都觉得只要对症下药就可以了，在用药时有些禁忌并不知道，饮食上也不多加注意，加重了身体负担。

配伍禁忌

配伍禁忌是指两种以上药物混合使用或药物制成药剂时，发生相互作用，出现使药物中和、水解、破坏失效等物理、化学反应，这时可能发生药液浑浊、沉淀、产生气体、变色等外观异常的现象。有些药物配伍使药物的治疗作用减弱，导致治疗失败；有些药物配伍使不良反应或毒性增强，引起严重不良反应；还有些药物配伍使治疗作用过度增强，超出了机体所能耐受的水平，可引起不良反应，乃至威胁患者生命等。前人有“十八反”与“十九畏”的记述，所谓反者即相对于前文药物“七情”中的“相反”而言，所谓畏者即相对于“相恶”而言。

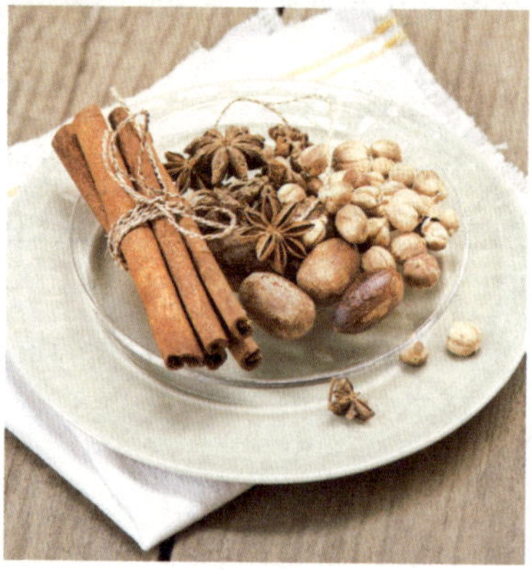

十八反

甘草 反 甘遂、大戟、芫花、海藻

乌头 反 贝母、瓜蒌、半夏、白蔹、白及

藜芦 反 人参、西洋参、沙参、丹参、苦参、玄参、细辛、芍药

十九畏

硫黄 畏 朴硝	水银 畏 砒霜	狼毒 畏 密陀僧
巴豆 畏 牵牛子	丁香 畏 郁金	川乌、草乌 畏 犀角
牙硝 畏 三棱	官桂 畏 赤石脂	人参 畏 五灵脂

妊娠用药禁忌

妊娠期间服用某些药物可引起胎动不安，甚至造成流产。根据药物对胎儿影响程度的大小，分禁用药与慎用药两类。

禁用药	慎用药
大多是毒性较强或药性猛烈的药物，如剧烈泻下药巴豆、芦荟、番泻叶；逐水药芫花、甘遂、大戟、商陆、牵牛子；催吐药瓜蒂、藜芦；麻醉药闹羊花；破血通经药干漆、三棱、莪术、阿魏、水蛭、虻虫；通窍药麝香、蟾酥；其他剧毒药，如水银、砒霜、生附子、轻粉等	大多是烈性或有小毒的药物，如泻下药大黄、芒硝；活血祛瘀药桃仁、红花、没药、益母草、五灵脂等；通淋利水药冬葵子、薏苡仁；重镇降逆药磁石；其他，如半夏、南星、牛黄、贯众等

凡禁用药都不能使用，慎用药则应根据孕妇病情酌情使用。可用可不用者，应尽量避免使用，以免发生事故。

服药时的饮食禁忌

俗话说："吃药不忌口，坏了大夫手。"无论服用西药还是中药，我们都要注意忌口，否则轻则减轻药效，重则威胁健康。那么在吃中药时该如何忌口呢?

禁忌	原因
忌浓茶	一般服用中药时不要喝浓茶，因为茶叶里含有鞣酸，与中药同服会影响人体对中药中有效成分的吸收而降低疗效。尤其在服用阿胶、银耳时，忌与茶水同服
忌吃生萝卜	服用中药时不宜吃生萝卜（服理气化痰药除外），因为萝卜有消食、破气等功效，特别是服用人参、黄芪等滋补类中药时，吃萝卜会削弱人参等的补益作用，降低药效而达不到治疗的目的

续表

禁忌	原因
忌生冷	生冷食物性多寒凉，难以消化，还易刺激胃肠，影响胃肠对药物的吸收。故在治疗寒证时，如服用温经通络、祛寒逐湿药，或健脾暖胃药，要忌吃生冷食物
忌辛辣	辛辣食物性多温热，耗气动火，如服用清热败毒、养阴增液、凉血滋阴等中药或痈疡疮毒等热性病治疗期间，须忌食辛辣食物，如葱、蒜、胡椒等，若食之，则会抵消中药效果，有的还会促发炎症，伤阴动血（出血）
忌油腻	油腻食物性多黏腻，助湿生痰，滑肠滞气，不易消化和吸收，而且油腻食物与药物混合会阻碍胃肠对药物有效成分的吸收，从而降低疗效。服用中药期间，如进食油腻食物，势必影响中药的吸收，故痰湿较重、脾胃虚弱、消化不良、高血压、冠心病、高脂血症、肥胖病等患者更须忌食动物油脂等油腻之物
忌腥膻	一般中药均有芳香气味，特别是芳香化湿、芳香理气药，含有大量的挥发油，赖以发挥治疗作用，这类芳香物质与腥膻气味最不相容（如鱼、虾等海鲜腥气，牛羊膻味）。若服用中药时不避腥膻，往往影响药效

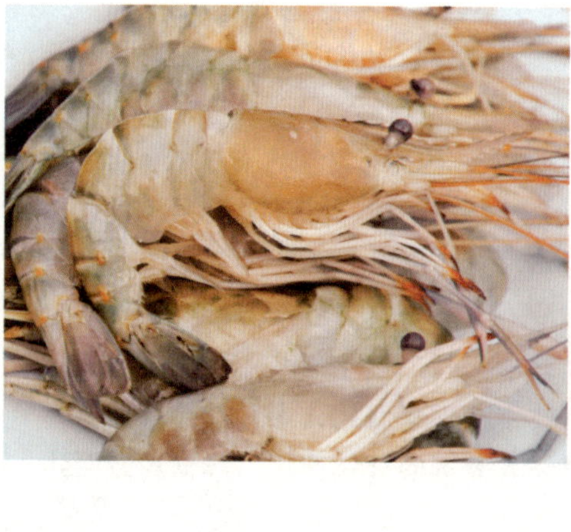

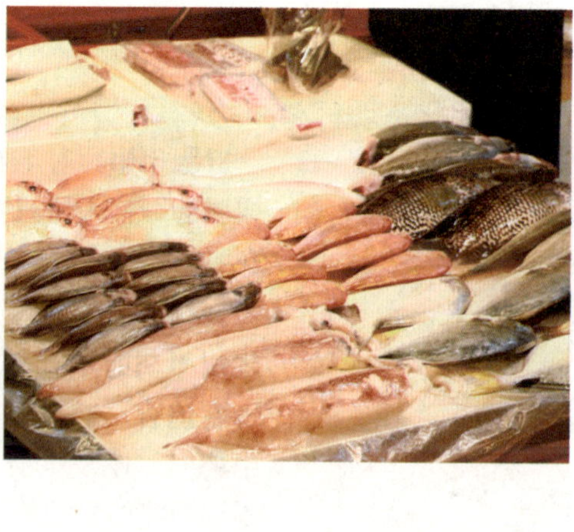

药食配伍，药膳知识要了解

中医学自古以来就有“药食同源”（又称“医食同源”）理论。这一理论认为，许多食物同时也是药物，食物和药物同样能够防治疾病。在古代，人们在寻找食物的过程中发现了各种食物和药物的性味和功效，认识到许多食物可以药用，许多药物也可以食用，两者之间很难严格区分。这就是“药食同源”理论的基础，也是食物疗法的基础。

药食同源一家亲

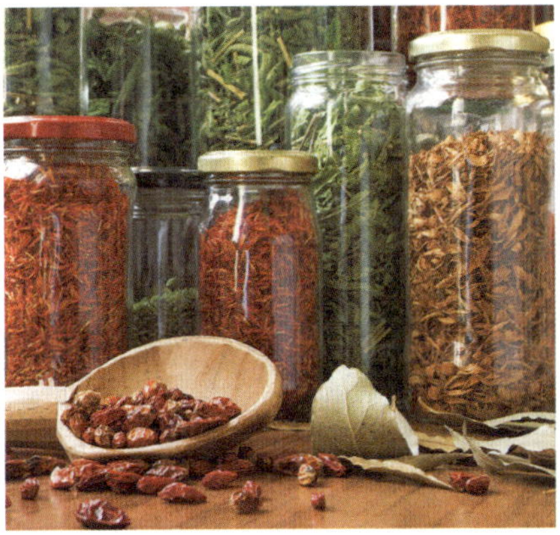

《淮南子·修务训》记载：“神农……尝百草之滋味，水泉之甘苦，令民知所辟就。当此之时，一日而遇七十毒。”可见神农时代药与食不分，无毒者可就，有毒者当避。而后随着经验的积累，药食才开始分化。在使用火后，人们开始食熟食，烹调加工技术逐渐发展起来，促使食与药开始分化，同时，食疗与药疗也逐渐区分。

《黄帝内经》对食疗有非常深刻的理论阐释，如“大毒治病，十去其六；常毒治病，十去其七；小毒治病，十去其八；无毒治病，十去其九；谷肉果菜，食养尽之，无使过之，伤其正也”，这可称为最早的食疗原则。

由此可见，在中医药学的传统中，论药与食的关系是既有同处，亦有异处。但从发展过程来看，远古时代是同源的，后经几千年的发展，药食分化，若往今后的发展看，也可能返璞归真，以食为药，以食代药。

药膳制作有禁忌

目前可用的500多种常用中药中，最常入药膳的中药大约有70种，如冬虫夏草、人参、当归、天麻、杜仲、枸杞子、山药等。这些药物在与食物配伍时都需要注意性味，使其相互补充，否则就会影响疗效，甚至造成相反的结果。

药物	配伍禁忌
猪肉	反乌梅、桔梗、黄连；合苍术食，令人动风；合荞麦食，令人落毛发，患风病；合鸽肉、鲫鱼、黄豆食，令人滞气
猪血	忌地黄、何首乌；合黄豆食，令人气滞
猪心	忌吴茱萸
猪肝	同荞麦、豆酱食，令人发痼疾；合鲤鱼肠子食，令人伤神；合鱼肉食，令人生痈疽
羊肉	反半夏、菖蒲；忌铜、丹砂和醋
狗肉	反商陆；忌杏仁
鲫鱼	反厚朴；忌麦冬、芥菜、猪肝
鲤鱼	忌朱砂、狗肉
龟肉	忌酒、苋菜
鳝鱼	忌狗肉、狗血、柿子、菠菜、南瓜
鸭蛋	忌李子、桑椹
鳖肉	忌猪肉、兔肉、鸭肉、苋菜、鸡蛋

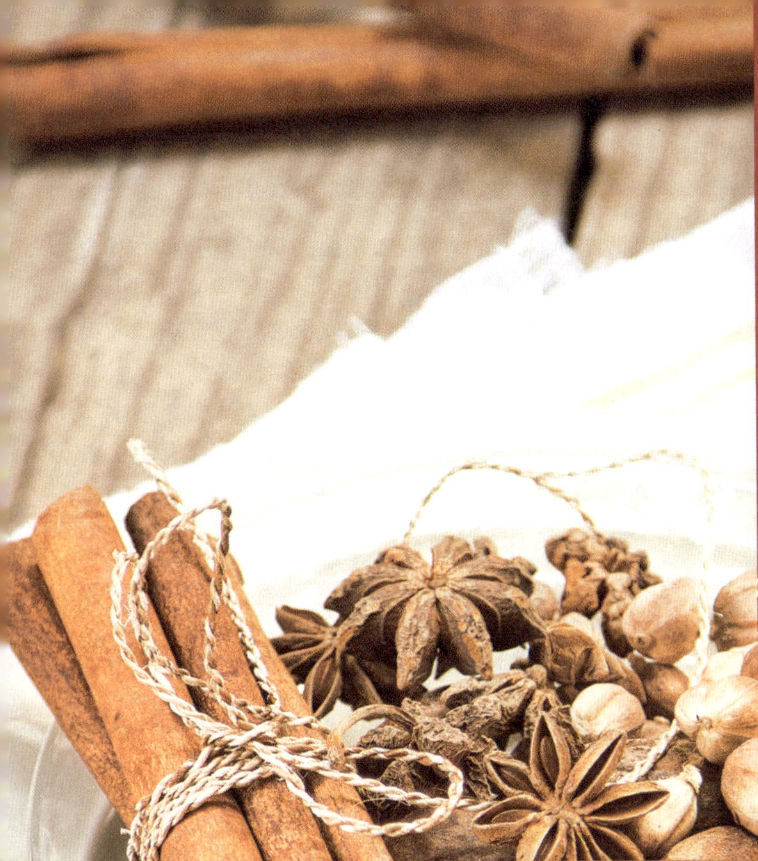

第二章

气血阴阳亏虚的对症药方

气血是构成人体生命活动的基本要素。阴阳之气的协调统一是维持生命活动正常进行的根本。气血充沛，阴阳和谐，是人体健康状态的体现。《黄帝内经·素问》记载：『人之所有者，血与气耳。』『阴阳者，天地之道也，万物之纲纪，变化之父母，生杀之本始。』由此可见，气血充盈是生命活动的基础，阴阳平衡是健康的根本。当气血不足或失调，阴阳失衡可导致虚证，引发疾病。

气血阴阳亏虚的特征

气血虚证是一种病理状态，是由机体气血不足或者气血功能失常、减退而形成的。气与血之间是相互滋生、相互依存、相互作用的关系。在病理上，气与血任何一方出现问题，另一方都会受到影响，气虚可能会导致血虚，血虚也会导致气虚。如果人体的气血不足，脏腑功能就不能正常运行，身体健康就会受到影响。

阴阳亏虚是人体阴阳二气中某一方虚衰不足的病机变化，属于“精气夺则虚”的虚性病机。由于阴阳双方存在着对立制约的关系，因此当阴或阳一方虚衰时，必然无力制约另一方而导致对方的相对偏盛，从而形成虚寒性、虚热性病机变化。

气血阴阳亏虚的类型

气血虚证如果没有及时进行治疗，就会形成气血两虚的情况。临床上，气血虚证可分为气虚证、血虚证、气血两虚证。阴阳虚证可分为阴虚证和阳虚证。接下来，让我们一起来了解气血阴阳亏虚的 5 种类型。

气虚证

气虚是指人体元气不足，脾肺之气虚衰而引起的一系列病理变化及证候。人体的气虚多表现以脾肺气虚为主。这是因为我们所说的气，主要由肾中的精气、脾胃吸收运化水谷之气和肺吸入的清气共同结合而成。脾是气血生化之源，肺是全身气机运行的总领，脾气和肺气密切相关，同盛同衰。

一般而言，气虚证除了特别的说明之外，大多数指肺脾之气虚衰。元气、宗气、卫气的虚损，会使气的推动、防御、温煦、固摄和气化功能失常或减退，从而使机体的某些功能减弱、免疫能力下降等。临床表现为身体虚弱、面色苍白、胸闷气短、呼吸短促、腰膝酸软、四肢乏力、精神不振、头晕、语声低微、失眠健忘、食欲缺乏等。先天不足、营养不良、年老虚弱、久病未愈、大手术后、疲劳过度等，或肺脾肾等脏腑功能减退，气的生化不足等都会形成气虚证。临床上，气虚还包括肺气虚、心气虚、脾气虚、肾气虚等。

血虚证

血是人体中必不可少的物质，它将氧气、营养物质运输到身体各个器官，把组织器官的代谢产物排出体外，维持机体功能活动正常运行。当体内阴血亏损，就会产生很多病理现象，血虚证是最为明显的一种。本证多见于各种贫血、妇科病及病后康复阶段。临床表现为面色萎黄、头晕眼花、脉虚而细、唇舌爪甲色淡、疲乏无力等特征。血虚是因为脾胃虚弱、水谷精微不能化生血液，或失血过多，因饮食劳倦、思虑太过，或久病阴血虚耗等原因所致。

气血两虚证

气血两虚又称气血两亏，是指肺脾所主卫气，心肝所主营血，气和血同时虚衰的病理变化。该证可能由气虚发展而来，也可能由血虚发展而来。气血两虚常见于贫血、病后失调，以及多种心脏病、慢性消耗性疾病及妇科病。气血两虚临床表现为少气懒言、神疲乏力、自汗、眩晕、心悸失眠、面色淡白或萎黄等。气血两虚与肺脾心肝四脏功能衰弱引起的气血亏损有关，本质上是脾胃功能低下导致气血生化无源而致。

阴虚证

阴偏衰，即阴虚，指机体阴液不足，凉润、宁静、抑制等功能减退，阴不制阳，出现虚热内生的病机变化。阴虚的病机特点为阴液不足，阴不制阳，阳气相对偏盛，临床表现为虚热证，可见五心烦热、骨蒸潮热、盗汗、咽干、颧红、舌红少苔、脉细数等，即所谓的“阴虚则阳亢”“阴虚则热”。形成阴虚的主要原因，多由于阳邪伤阴，或因五志过极，化火伤阴，或久病伤阴所致。阴虚可见于五脏六腑，如肺阴、脾阴、胃阴、心阴、肝阴和肾阴，皆可发生阴虚病变，但一般以肾阴亏虚为主。肾阴为人体诸阴之本，所以肾阴不足在阴偏衰的病机中占有极其重要的地位。

阳虚证

阳偏衰，即阳虚，指机体阳气虚损，温煦、推动、气化等功能减退，出现虚寒内生的病机变化。阳虚的病机特点为机体阳气不足，阳不制阴，阴相对偏亢，临床表现为虚寒证，可见畏寒肢冷、小便清长、大便溏薄、舌胖苔白、脉沉迟等症状，即所谓的“阳虚则阴盛”“阳虚则寒”。形成阳虚的主要原因，多是先天禀赋不足，或后天失养，或劳倦内伤，或久病损耗阳气。阳气不足可见于五脏六腑，如心阳、脾阳、肾阳等，但一般以肾阳虚衰为主。肾阳为人体诸阳之本，所以肾阳虚衰在阳气偏衰病机中占有极其重要的地位。

气血阴阳亏虚的诊断要点

气虚证

气虚证临床表现为神疲乏力，面色苍白或萎黄，倦怠乏力，自汗气短，食少便溏，语声低微，舌质淡、苔薄，脉细缓或细软等。

气虚证因为脏腑气虚不同，又表现出不同的特点。脾胃气虚表现为食欲缺乏、大便稀溏；肺气不足表现为声音低微、喘咳无力、少气懒言；心气虚表现为心悸惊惕、脉弱；卫气不足表现为恶风自汗、易感外邪等，气虚无力，血脉运行无力，脉细缓或细软无力。

血虚证

血液充足、运行顺畅，则人体脏腑各功能协调运行，皮肤看上去红润有光泽。血虚则面色会变萎黄，唇爪苍白没有血色，心悸失眠，头晕目眩。女性血虚证临床表现为月经量少或闭经，产后乳少，不孕，舌淡，脉细等。

血虚对心肝两脏的影响很大。血液亏虚，不能上行濡养头目，会出现面色萎黄、唇色苍白、头晕目眩、舌淡不红；心血不足，心不藏血，心神不能内守，表现为心悸失眠、胸闷纳呆、健忘；血液不足，月经之源亏虚，会出现月经量少、延期或者闭经等现象；血液亏虚，不能化生为乳汁，会导致产妇乳少或无乳；血液亏损，脉管不充盈，脉象就变得细软。

不同脏器血虚证也表现得不一样，例如，肝血虚多表现为头痛、胁痛，眼目干涩，头晕目眩，肢体麻木，女性月经量少、痛经等；心血虚常表现为心悸、失眠、多梦和健忘。

气血两虚证

气血两虚是气虚证和血虚证并见的一种病理变化，多与心脾两脏有关，所以气血两虚证又叫心脾两虚证。

气血两虚证的临床表现为头晕心悸、面色无华、倦怠无力、舌淡、脉细弱。还伴随着其他症状，如失眠健忘，自汗，少气懒言，视物昏花，女性月经稀少或者闭经，或崩漏下血不止等。

阴虚证

阴虚证临床表现为形体消瘦、口燥咽干、两颧潮红、五心烦热、潮热盗汗、小便短黄、大便干结、舌红少津、少苔、脉细数等。

阴液亏少，机体失于滋润濡养，则形体消瘦、口燥咽干、小便短黄、大便干结、舌质少津、少苔、脉细；阴不制阳，虚热内生，则见两颧潮红、五心烦热、潮热盗汗、舌红、脉数等。阴虚可见于不同脏腑的病变，常见证型有心阴虚证、肺阴虚证、肝阴虚证、肾阴虚证、胃阴虚证等。

阳虚证

阳虚证临床表现为畏寒、肢冷、口淡不渴，或喜热饮，或自汗，小便清长或尿少水肿，大便稀薄，面色白，舌淡胖嫩、苔白滑，脉沉迟无力。

阳气的温煦功能减弱，难以温暖全身而出现寒象，可见畏寒肢冷等症状；推动作用减弱，可见精神萎靡、喜静、便秘等症状；气化功能失司、脏腑经络等功能活动减退，则可出现水湿停聚、痰饮水肿等症状。阳虚可见于不同脏腑的病变，临床常见证型有心阳虚证、脾阳虚证、肾阳虚证、胃阳虚证、胞宫虚寒证等。

气血阴阳亏虚的治疗原则

气血不足关系着人体的健康状态，所以及时治疗至关重要。根据气血虚证的 3 种类型——气虚证、血虚证、气血两虚证，从调气、调血和调理气血 3 个方面相对应地进行治疗。根据人体阴虚和阳虚两种类型补其不足，即“虚则补之”，适用于人体阴阳失调中阴阳偏衰的虚证。

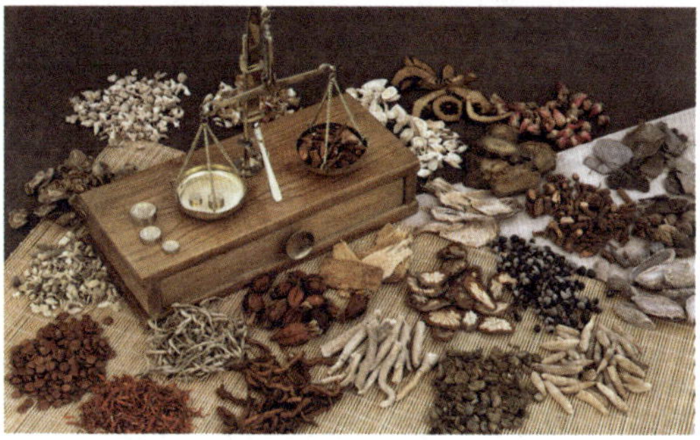

补气

气虚证需要补气。人体的气是由肾脏所化生的先天之气、脾胃运化的水谷精微之气和肺脏吸收的自然界之清气共同组成。补气首先要补益肾、脾、胃、肺等脏腑，其中以脾胃两脏为重点。

补血

血虚证需要补血。血液与脾、胃、心、肝、肾等脏腑功能联系紧密。血液充盈，人体各脏腑功能协调运行，正常运转；血液亏虚，人体各脏腑功能运行就会失常。所以补血的时候，需要同时调治脏腑。脾胃是气血生化之源，在补血的时候，尤其要注意对脾胃的补养。

益气补血

气血两者相互影响，联系密切，气虚时间长了必然导致血虚，血虚时间久了必然导致气虚，最后往往发展为气血同病。所以在治疗时，需要兼顾益气和补血。

假如气虚生血不足，导致血虚，宜以补气为主，辅以补血，或者同时气血双补；假如气虚而血行无力，导致血瘀，需要以补气为主，辅以活血化瘀治疗；假如气虚不能摄血，导致出血或月经量过多，需要以补气为主，辅以固涩或温经止血。

假如血虚而无法养气，导致气虚，那么需要以补血为主，辅以益气；假如气随血脱，那么需要先益气固脱止血，等病热缓和后再补血。

滋阴以抑阳

对“阴虚则热”所出现的虚热证，治宜滋阴以抑阳，即唐代王冰所谓“壮水之主，以制阳光”（《黄帝内经·素问·至真要大论》注语）。《黄帝内经·素问·阴阳应象大论》称之为“阳病治阴”。“阳病”指的是阴虚导致阳气相对偏亢，治阴即补阴之意。

阴虚患者治疗以滋阴为主，阴虚证分为肺阴虚证、心阴虚证、胃阴虚证、肝阴虚证和肾阴虚证，证型不同，使用的治疗方剂也不同。

扶阳以抑阴

对“阳虚则寒”所出现的虚寒证，治宜扶阳以抑阴，即王冰所谓“益火之源，以消阴翳”（《黄帝内经·素问·至真要大论》注语）。《黄帝内经·素问·阴阳应象大论》称之为“阴病治阳”。“阴病”指的是阳虚导致阴气相对偏盛，治阳即补阳之意。

常见的有胃阳虚、脾阳虚、肾阳虚等。根据不同证型，使用不同的方剂以温补阳气。

气血阴阳亏虚常用的中药

人参

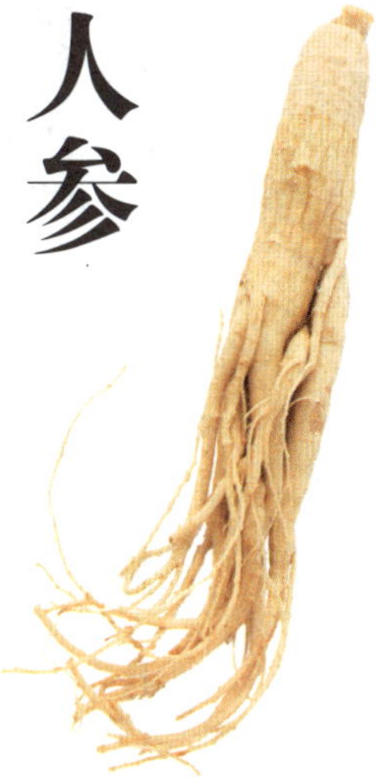

大补元气安心神

性味归经：味甘、微苦，性微温；归脾、肺、心经。

使用剂量：3～9克。

功效：大补元气，补肺益脾，生津止渴，安神益志。

临床应用：用于体虚休克、肺虚咳喘、津伤口渴、气血亏虚、久病虚弱、惊悸失眠、阳痿宫冷等病症。

用药禁忌

无虚弱现象不必服用本品；反藜芦，畏五灵脂，恶莱菔子、皂荚。

常用配伍

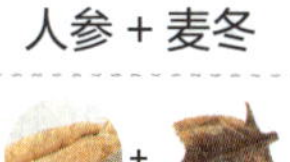

人参＋麦冬　治气阴两虚之口渴、多汗。

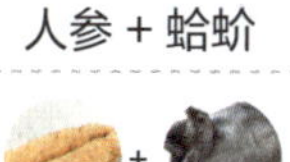

人参＋蛤蚧　对肺肾两虚、动辄气喘疗效甚佳。

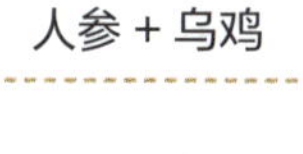

人参＋乌鸡　气阴双补，适宜盗汗患者。

党参

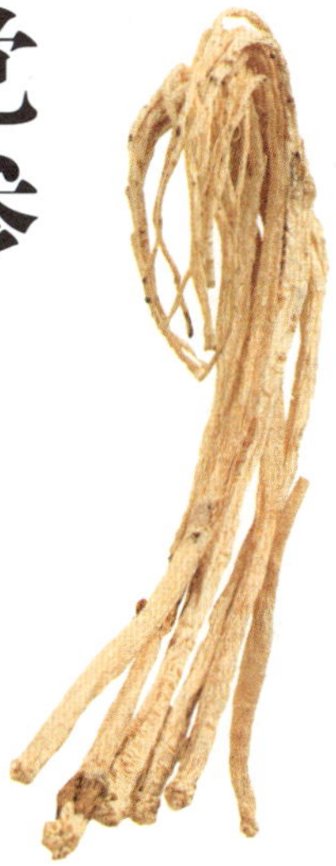

补中益气养肝血

性味归经：味甘，性平；归脾、肺经。

使用剂量：9～30克。

功效：补中益气，健脾益肺，养血生津。

临床应用：用于食欲缺乏、呕吐、腹泻、气短喘促、自汗、口渴、面色萎黄、头晕、心慌等病症。

用药禁忌

有实热的患者不宜服用；不宜与藜芦同用。

常用配伍

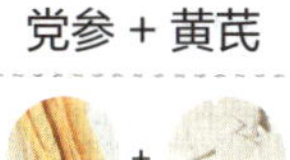

党参＋黄芪　二药煎茶对脾虚腹泻伴大便稀溏者有益。

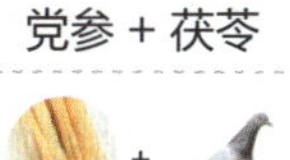

党参＋茯苓　可增强补气健脾功效，消除身体水肿。

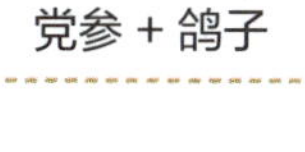

党参＋鸽子　益气补血，调和体质。

黄芪

补气升阳健脾胃

性味归经：味甘，性微温；归肺、脾经。

使用剂量：6～30克。

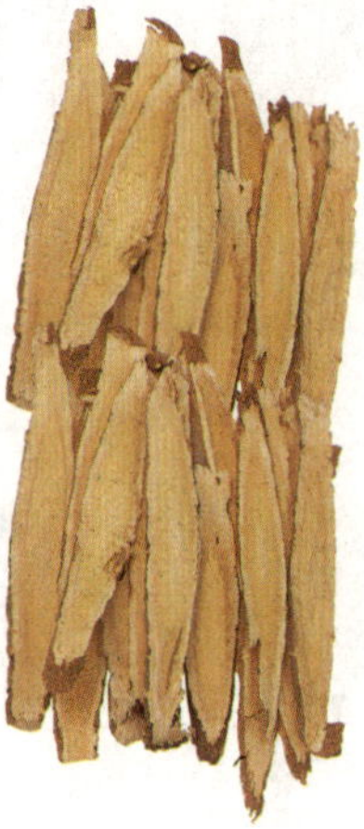

功效：益气固表，利水消肿，托毒生肌。

临床应用：用于高血压、糖尿病、骨质疏松、自汗盗汗、水肿、疮疡久不愈合、脱肛、头晕等病症。

用药禁忌

感染强盛外邪，体内气机郁滞、湿邪盛，食积内停，阴虚阳亢者不宜服用。

常用配伍

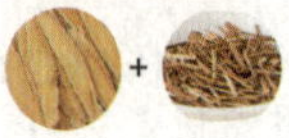

黄芪＋柴胡

增强补中益气、升阳举陷之效，适宜中气下陷者服用。

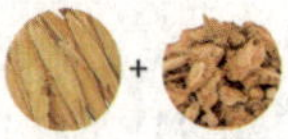

黄芪＋防风

可增强补气、固表之功。体弱自汗者可将二者煎茶饮用。

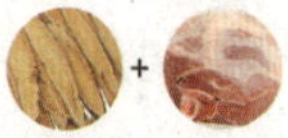

黄芪＋羊肉

可增强补气益血之功，又能行气活血通经。

山药

益气滋阴养肝肾

性味归经：味甘，性平；归脾、肺、肾经。

使用剂量：9～30克。

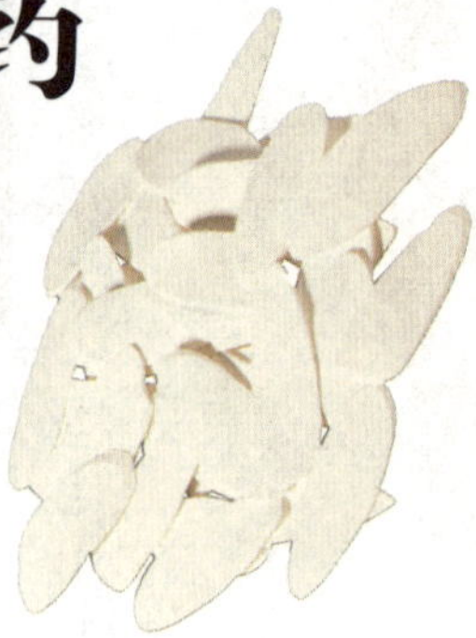

功效：补脾养胃，生津益肺，固精止带。

临床应用：用于饮食欠佳、腹泻清稀、哮喘、糖尿病、遗精、尿频、白带异常等病症。

用药禁忌

不可与甘遂同用；体内湿盛者忌用。

常用配伍

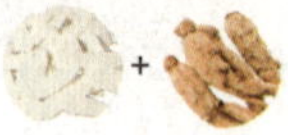

山药＋人参

增强益气健脾之效，适宜消化不良的体虚面黄者服用。

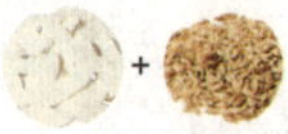

山药＋麦芽

二者煎茶，消食导滞，适宜消化不良的老人、小儿饮用。

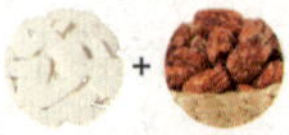

山药＋大枣

适宜脾胃虚弱、饮食减少的人群。

当归

补血活血止痛经

性味归经： 味甘、辛，性温；归肝、心、脾经。

使用剂量： 6~12克。

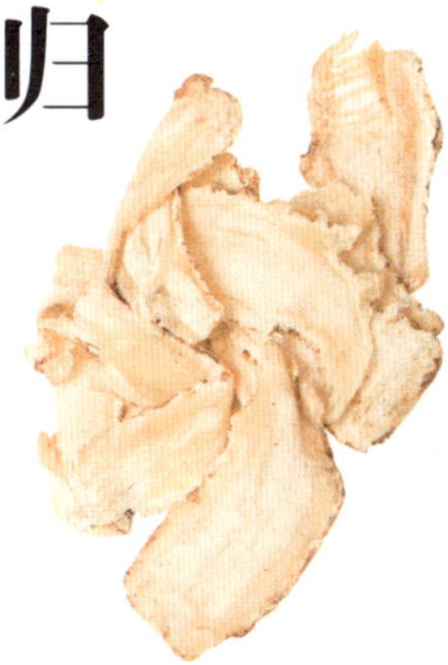

功效： 补血调经，活血止痛。

临床应用： 用于月经不调、闭经、痛经、慢性盆腔炎、产后瘀滞腹痛、崩漏、贫血、血虚头痛、眩晕等病症。

用药禁忌

热盛出血者禁用；湿盛腹胀及大便溏泄者、孕妇慎用。

常用配伍

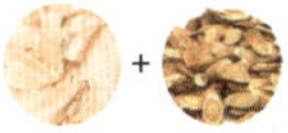

当归＋黄芪

对血虚或气血双亏患者大有裨益。

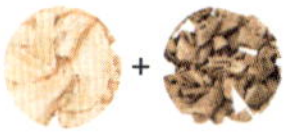

当归＋牛膝

适宜下肢跌伤及风湿性关节炎患者服用。

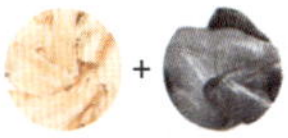

当归＋乌鸡

滋阴补血，能增强调理经血的功效。

熟地黄

补血养阴填精髓

性味归经： 味甘，性微温；归肝、肾经。

使用剂量： 10~30克。

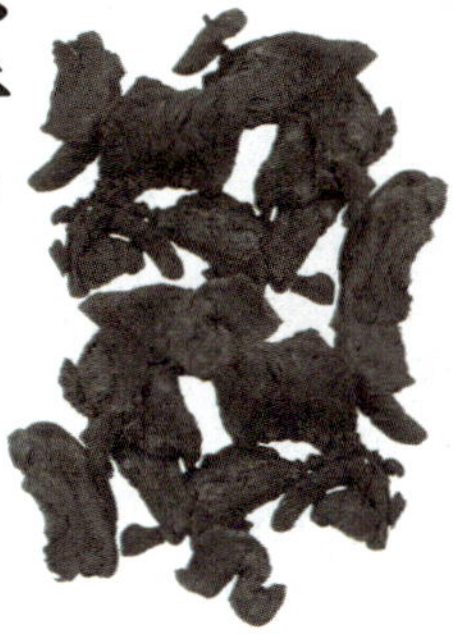

功效： 补血滋阴，补精益髓。

临床应用： 用于面色萎黄、心悸、月经不调、崩漏、腰膝酸软、潮热、盗汗、遗精、糖尿病、眩晕、耳鸣等病症。

用药禁忌

消化不良、气滞痰多、腹胀便溏者忌用。

常用配伍

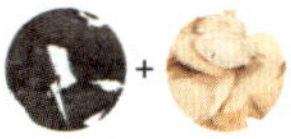

熟地黄＋白芍

可以增强补养肝血的作用。

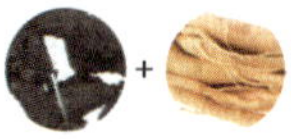

熟地黄＋人参

调和阴阳气血，补阳而不燥，滋阴而不寒。

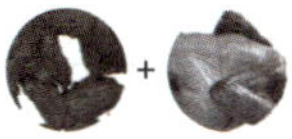

熟地黄＋乌鸡

增强滋阴的功效，调理经血，盗汗者也可适量食用。

鹿茸

益肾补阳强筋骨

性味归经：味甘、咸，性温；归肝、肾经。

使用剂量：1～5克。

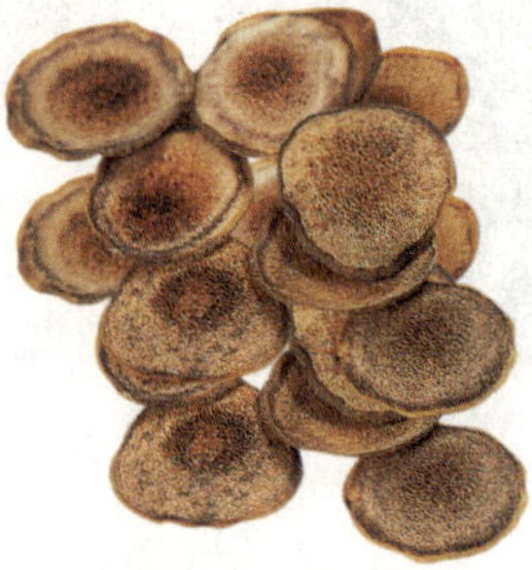

功效：补督脉，助肾阳，生精髓，强筋骨。

临床应用：用于肾虚头晕、耳聋、阳痿、滑精、宫冷不孕、乏力、畏寒、腰脊冷痛、筋骨痿软等病症。

用药禁忌

凡阴虚阳亢、实热、痰火内盛、血热出血及外感热病者忌用。

常用配伍

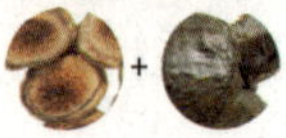

鹿茸＋甲鱼　适宜阴阳两虚者食用。

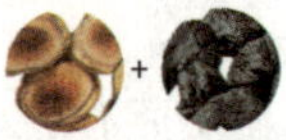

鹿茸＋熟地黄　适宜崩漏的血虚女性食用。

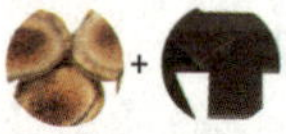

鹿茸＋阿胶　可增强调理经血之效，阿胶可缓和鹿茸温阳的药性，不伤阴。

冬虫夏草

益肺止血补肾阳

性味归经：味甘，性平；归肺、肾经。

使用剂量：0.5～5克。

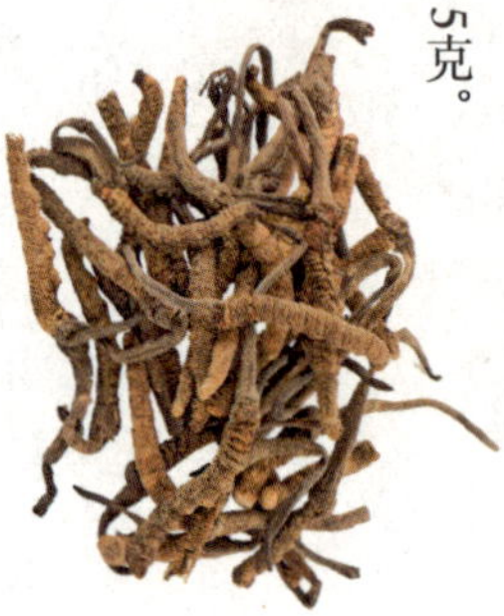

功效：滋肺补肾，止血化痰。

临床应用：用于肺结核咳嗽、咯血、慢性咳喘、盗汗自汗、阳痿、遗精、腰膝酸痛、病后虚弱、心律失常等病症。

用药禁忌

外感表邪者或是热证、实证者忌用。

常用配伍

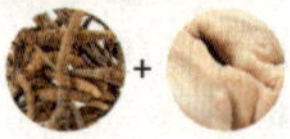

冬虫夏草＋鸭肉　二者搭配做汤，可治虚咳。

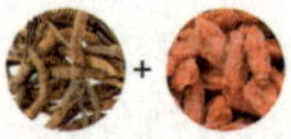

冬虫夏草＋枸杞子　滋肺阴而敛气，益肾阳而纳气，适宜肺肾两虚的哮喘患者。

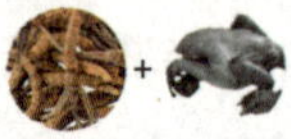

冬虫夏草＋乌鸡　调和阴阳，适宜月经不调女性食用。

6个经典处方

四君子汤

方剂出处：《太平惠民和剂局方》

方剂组成

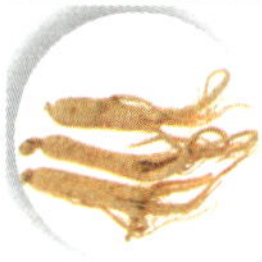

人参10克

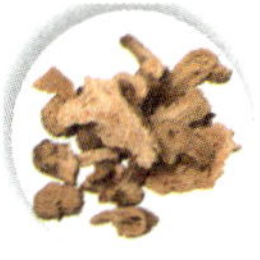

白术9克

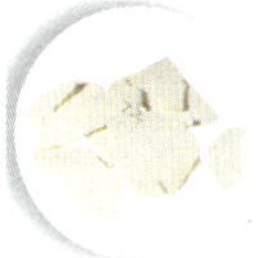

茯苓9克

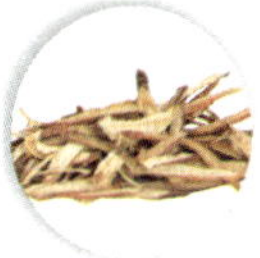

炙甘草6克

用法用量

将药物共研为末，每次用6克，加入800毫升水煎煮至200毫升，温服。服用时间不固定（现代用法：煎服）。

方剂功效

益气健脾。

方剂主治

脾胃气虚证，临床表现为面色萎黄、语声低微、气短乏力、食少便溏、舌淡苔白、脉虚弱。

注意事项

本方药性平和，副作用较少，以补益为主。需要注意的是，在补虚又祛除病邪的时候，不能单独使用。方中的人参可改用党参，功效略次之。

现代应用

作为补气的基本方，适宜气虚、病后失调或久病气虚者服用。现代也可用于治疗各种慢性消化系统疾病、贫血、小儿营养不良、女性妊娠呕吐、神经衰弱等。

附方1：异功散

四君子汤
+

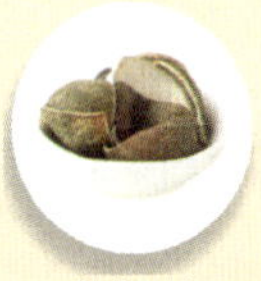

陈皮6克

用法用量：上药共研为细末，每次用6克，加生姜5片、大枣2枚，煎服。

方剂功效：益气健脾。

方剂主治：脾胃气虚兼气滞。证候表现为胸脘痞闷、食欲缺乏、呕吐腹泻。

附方2：六君子汤

四君子汤
+

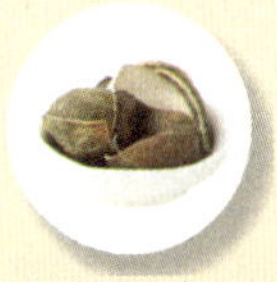

陈皮6克

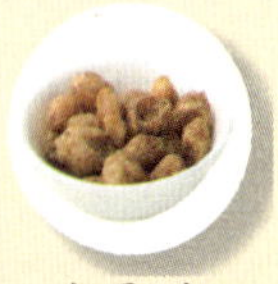

半夏6克

用法用量：煎服。

方剂功效：益气健脾，燥湿化痰。

方剂主治：脾胃气虚兼痰湿证。证候表现为胸脘痞闷、咳嗽、痰多色白、食少便溏、恶心、呕吐。

补中益气汤

方剂出处：《脾胃论》

方剂组成

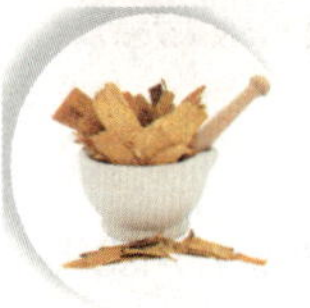
黄芪24克

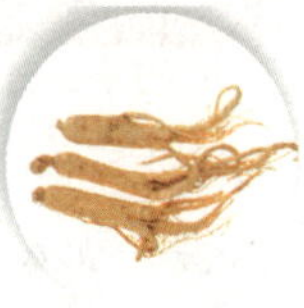
人参15克

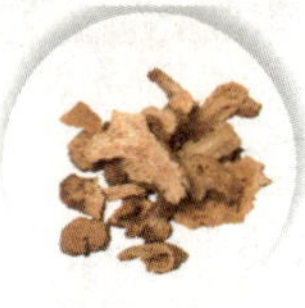
白术10克

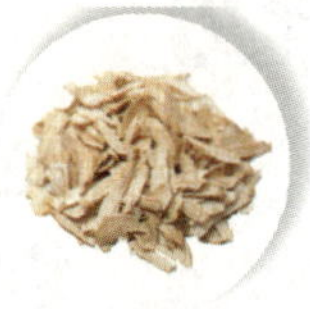
当归10克

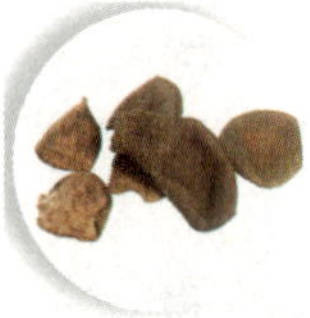
陈皮9克

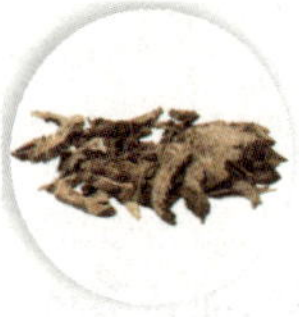
升麻6克

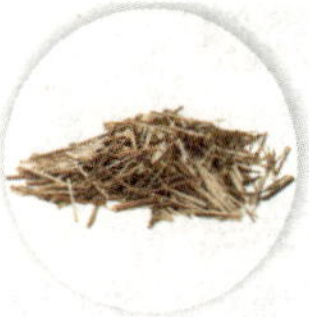
柴胡6克

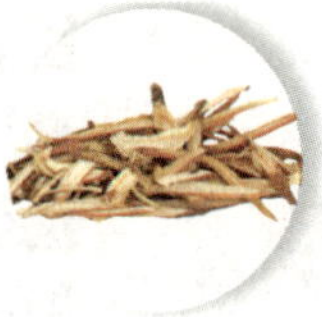
炙甘草6克

用法用量

煎服。如果做成蜜丸，则需要加大剂量。

方剂功效

补中益气，升阳举陷。

方剂主治

脾胃气虚证，证候表现为饮食减少、体倦肢软、少气懒言、面色萎黄、舌淡、脉虚；气虚下陷证，证候表现为气虚不举、脘腹坠胀、子宫脱垂、脱肛、久泻等；气虚发热证，证候表现为发热、自汗、口渴、气短、乏力、舌淡、脉虚；气不摄血证，证候表现为尿血、便血、血崩、乳汁自出等。

方剂加减

可根据证候灵活使用本方。兼具头痛者，可加川芎、蔓荆子止痛；头顶痛者，可加藁本、细辛来疏风止痛；兼有腹中痛者，可加白芍来柔肝止痛；兼气滞者，可加枳壳、木香以宽中理气。本方可加少许苏叶以增强辛散的功效，用于治疗体虚感冒。

注意事项

本方中多甘温性燥的药物，阴虚发热及内热炽盛者忌用。

现代应用

本方在现代临床中应用广泛，凡由脾胃气虚或中气下陷所致的病症，例如内脏下垂，久泻，久痢，脱肛，慢性肝炎，妇科中的子宫脱垂、胎动不安、月经过多，眼科的眼睑下垂等，均可使用本方加减治疗。

四物汤

方剂出处：《仙授理伤续断秘方》

方剂组成

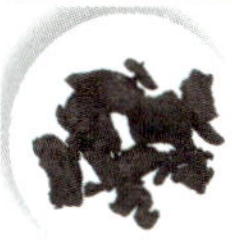
熟地黄12克

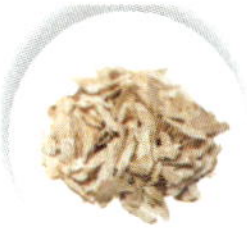
当归9克

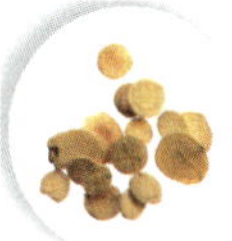
白芍9克

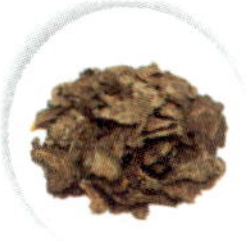
川芎6克

用法用量

将药物共研为末，每次用9克，用400毫升水煎煮至200毫升药液，去药渣空腹热服，每天早、中、晚3次服用。

方剂功效

补血和血，调经化瘀。

方剂主治

营血虚滞证，证候表现为头晕目眩，心悸失眠，头痛，面色苍白无华，女性月经不调、月经量少或者经闭不行，脐腹作痛，舌淡，脉细弦或细涩。

注意事项

本方以养血和营为目的，在此方中很多药物性质滋腻或酸涩，脾胃虚弱、病邪尚盛或消化不良者不宜服用。另外，方中的熟地黄、当归有通大便的作用，大便稀溏者不宜使用本方；阴虚发热及血崩气脱者也不宜使用本方。

现代应用

四物汤是补血和妇科调经的常用方。本方在现代临床中常用于治疗营血虚滞所致的各种贫血和病后虚弱病症，女性月经不调、痛经、闭经、胎产疾病、妊娠腹痛，荨麻疹等。本方加减还可治疗神经性头痛、过敏性紫癜、百日咳等多种疾病。

附方1：桃红四物汤

四物汤 +

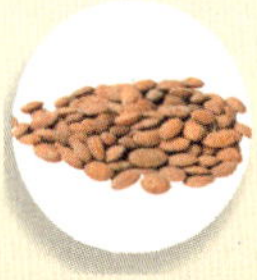
桃仁6克

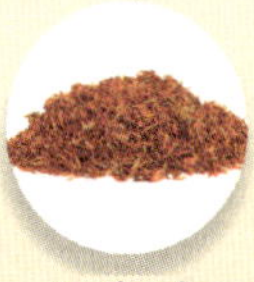
红花4克

用法用量： 煎服。

方剂功效： 补血、活血、祛瘀。

方剂主治： 女性经期超前、月经量多，经色紫、质黏稠，或有血块，腹痛腹胀。

附方2：胶艾四物汤

四物汤 +

阿胶8克

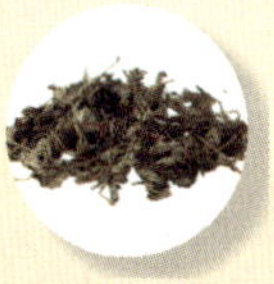
艾叶10克

用法用量： 水煎去渣，加入阿胶，待阿胶融化后，温服。

方剂功效： 养血止血，调经安胎。

方剂主治： 女性月经过多、崩漏下血、淋沥不止或妊娠下血、腹痛、产后或流产下血不绝。

归脾汤

方剂出处:《济生方》

方剂组成

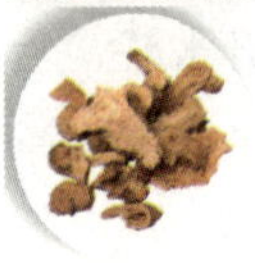
白术9克

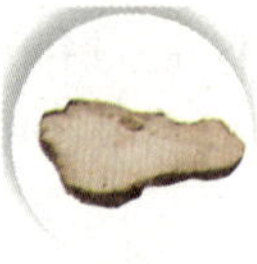
茯神9克

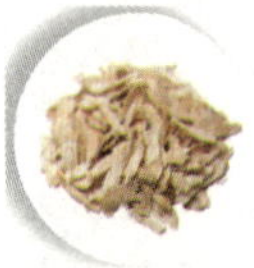
当归9克

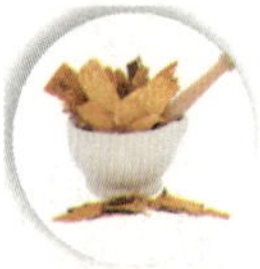
黄芪12克

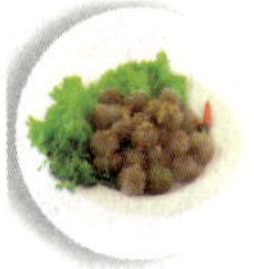
龙眼肉12克

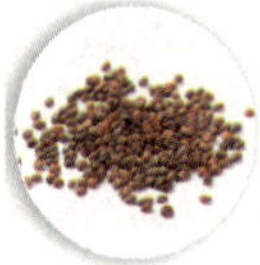
酸枣仁12克

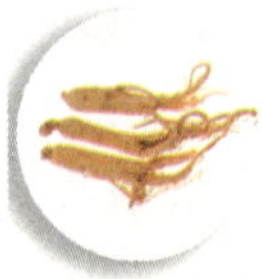
人参6克

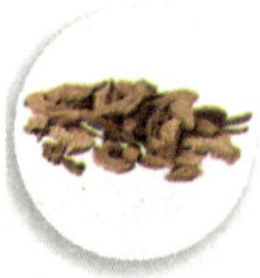
木香6克

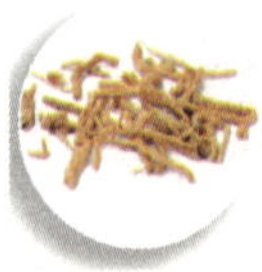
远志6克

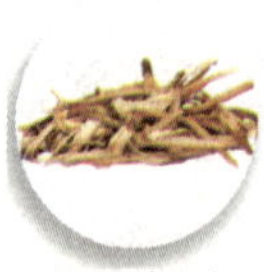
炙甘草3克

用法用量

加生姜5克、红枣3枚，煎服。

方剂功效

益气补血，健脾养心。

方剂主治

心脾气血两虚证，证候表现为心悸怔忡，健忘失眠，盗汗，体倦食少，面色萎黄，舌淡，苔薄白，脉细弱；脾不统血证，证候表现为便血，皮下紫癜，女性崩漏、经期超前，月经量多、经色淡，或淋沥不止，舌淡，脉细弱。

方剂加减

气血两虚证在临床上较为多见，但具体表现又不尽相同，所以本方运用时变化较多。血虚偏盛者，可加熟地黄、枸杞子来养血；下血过多者，可加血余炭、藕节炭、阿胶珠等止血；崩漏下血偏寒者，可加艾叶炭、炮姜炭来温经止血；虚热证候表现为面赤、五心烦热，可加地骨皮、牡丹皮以清热泻火；兼有水肿者，可加茯苓、泽泻以利水湿；治疗更年期综合征，可加龙骨、牡蛎。

注意事项

本方是治疗气血两虚证的常用方剂，药性平和。中气下陷、病邪未尽者不宜使用本方；脾胃功能不好、食少便溏或痰多湿盛者慎用本方。

现代应用

本方在现代临床中多用于治疗属心脾气血两虚及脾不统血所致的功能性子宫出血、女性带下、盗汗、神经衰弱症、血小板减少性紫癜、慢性心力衰竭等疾病。

六味地黄丸

方剂出处：《小儿药证直诀》

方剂组成

熟地黄24克

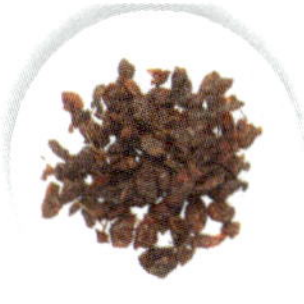
山茱萸12克

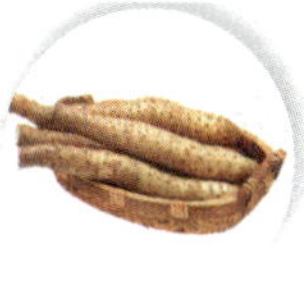
山药12克

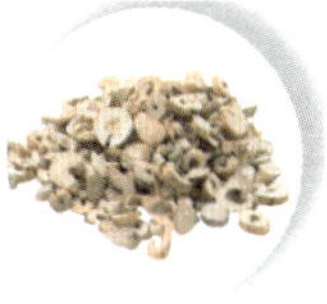
牡丹皮9克

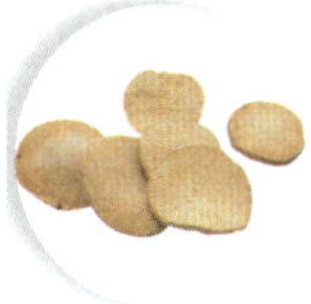
泽泻9克

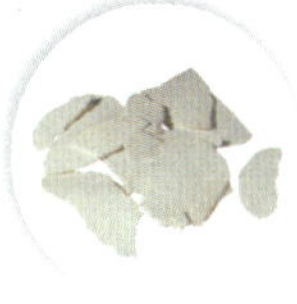
茯苓9克

用法用量

将药物共碾为细末，炼如梧桐子大小的蜜丸，每次6～9克，每天3次，空腹淡盐汤送下。口服液：每次10毫升，每天2次。

方剂功效

滋阴补肾。

方剂主治

头晕目眩，耳鸣耳聋，腰膝酸软，盗汗遗精，消渴，骨蒸潮热，手足心发热，舌燥咽痛，齿龈出血，虚火牙痛，足跟作痛，小便淋沥及小儿囟门不闭。

方剂加减

使用本方时，可根据病症加减化裁。阴虚而火旺盛者，可加知母、玄参、黄柏等清火药，以加强清热降火的功效；兼有脾虚气滞者，可加砂仁、焦白术、陈皮等以防气滞脾；肝肾不足所致视物不清或眼睛涩痛者，可加枸杞子、菊花，着重滋补肝肾以明目；肾虚气喘、呃逆者，可加五味子等；肺肾阴虚所致的咳嗽吐血、潮热盗汗者，可加麦冬、五味子。

注意事项

本方具有清热泻火的功效，脾虚泄泻者慎用。

现代应用

本方在现代临床中常用于慢性肾炎、糖尿病、高血压、肾结核、肺结核、甲状腺功能亢进、中心性视网膜炎、更年期综合征等辨证属肝肾阳虚者的治疗。

左归丸

方剂出处：《景岳全书》

方剂组成

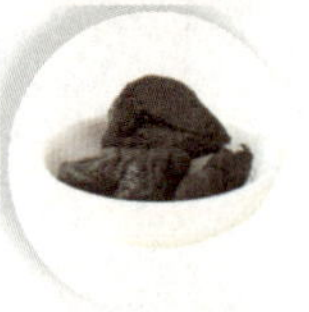
大怀熟地黄240克

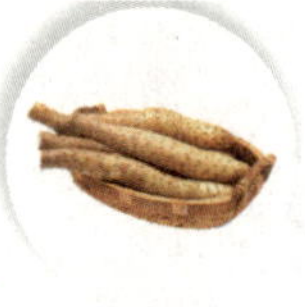
山药120克

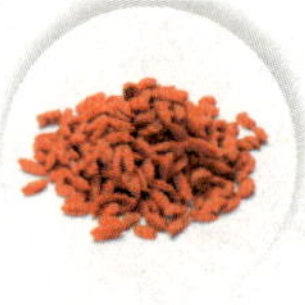
枸杞子120克

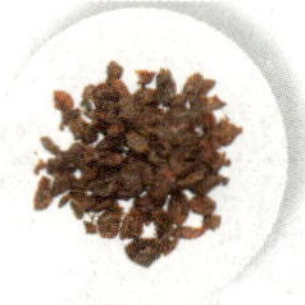
山茱萸120克

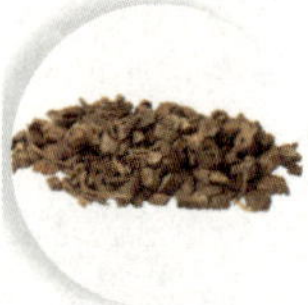
川牛膝120克

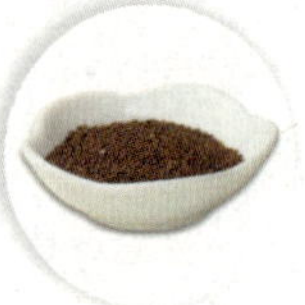
菟丝子120克

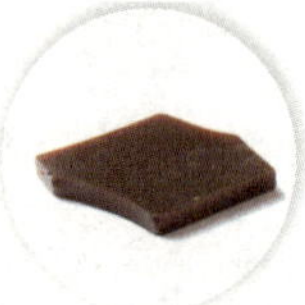
鹿胶120克

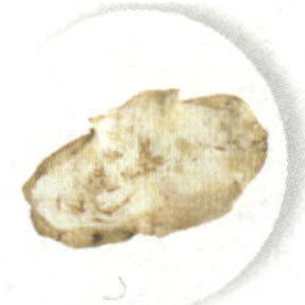
龟胶120克

用法用量

先将熟地黄蒸烂杵成膏状，炼蜜如梧桐子大小的丸。每次服用9克，空腹用滚汤或淡盐汤送下。也可煎服，用量按原方比例酌减。

方剂功效

滋阴补肾，填精益髓。

方剂主治

真阴不足证，证候表现为头晕目眩、腰酸腿软、遗精滑泄、自汗盗汗、口干舌燥、舌红少苔、脉细。

方剂加减

真阴不足、虚火上炎者，去枸杞子、鹿胶，宜加女贞子、麦冬以养阴清热；火烁肺金、干咳少痰者，宜加百合以润肺止咳；夜热骨蒸者，宜加地骨皮来清热除蒸；小便不利、不清者，宜加茯苓以利水渗湿；大便燥结者，去菟丝子，加肉苁蓉来润肠通便；兼气虚者可加人参以补气。

注意事项

本方组成的药物以阴柔滋润为主，如久服、常服，容易滞脾碍胃，所以脾虚泄泻者慎用。

现代应用

本方现代常用于老年人慢性支气管炎、老年性痴呆、慢性肾炎、高血压、腰肌劳损、不孕症等辨证属肾精不足者的治疗。

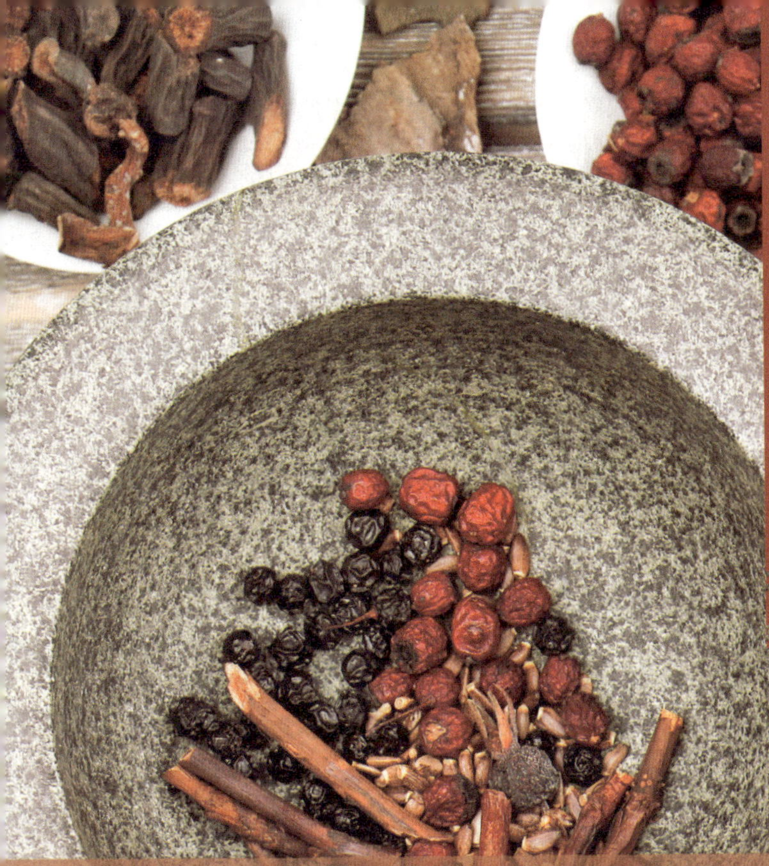

第三章

气滞证的对症药方

气是构成和维持人体生命活动的物质，气的升降和出入运动失常，会导致各种疾病的发生。《难经·八难》记载：『气者，人之根本也。』气的运动变化，激发和推动了人体各种生理功能和活动。气滞是气运动失常的一种形式，是指人体某一部分或某一脏腑气的运动受到阻滞，造成功能失常而产生一系列疾病。气滞证在各种外感病中常见，多见于一些内伤杂病。

气滞证的特征

气滞是指气机的活动受到阻滞，运行不畅，停滞郁阻，从而引起各种疾病的一种病理状态。气滞的形成多与情志不达有重要关系。另外，一些病理产物，如瘀血、水湿、痰饮、宿食等停积，或者外邪入侵机体等，都可引起气滞的发生。

气滞证不仅仅局限于发生于某一部位，各个脏腑部位都可能发生气机的阻滞。但发病地方不同，临床表现却有许多共同点，主要表现在以下几个方面：气滞所发生的部位出现胀满、痞闷、疼痛的感觉，而且大多都表现出攻窜无定处的特点，病势有时较轻，有时很重，每次变化基本上都与情志的变化密切相关。同时，如果是由情志不畅引起的气滞证，多伴有胸闷的感受，而且经常想要叹息，喜嗳气，排气多，之后会感觉浊气排出，有一种非常轻松、舒服的感觉。

当然，气滞发生部位不同，症状也会有所差异。比如，肝郁气滞者会伴有胁肋胀痛、乳房胀痛之感，喜嗳气、叹息，女性会出现月经不调、痛经、闭经等症状；肝脾气滞者临床表现为脘腹痞满胀痛、精神倦怠、食欲缺乏、头重身困、大便溏薄等症状；脾胃气滞者则多表现为胃脘胀痛、痞满不适、食欲缺乏等症状。

气滞证的类型

根据气机阻滞的部位、性质和程度不同，气滞证可分为多种类型。比如，按气滞的部位不同，可分为肝郁气滞证、气滞心胸证、肝郁脾虚证、脾虚气滞证、肺气壅滞证、寒凝气滞证等；根据气机郁滞的性质或者与其他病邪相兼夹的情况，可分为气滞血瘀证、寒凝气滞证、湿阻气滞证、食阻气滞证等。下面给大家介绍几种常见的气滞证。

肝郁气滞证

肝郁气滞证又称肝气郁结证，简称“肝郁证”，是指由于肝的疏泄功能失常，未能及时疏泄而导致气机郁滞所表现的证候。

中医认为，肝为刚脏，喜条达而恶抑郁，在志为怒。也就是说，肝是一种刚强、躁急的脏器，喜欢舒畅柔和的情绪，而不喜欢抑郁的情绪；肝的情绪主要表现为发怒，所以一个人如果容易发怒，与肝有关。反过来，如果一个人患上了肝郁气滞证，多是因为情志不遂，或者突然受到严重的精神刺激导致。除此之外，病邪入侵也会阻遏肝脏脉络，导致肝气失于疏泄和条达，形成肝郁气滞证。

气滞心胸证

气滞心胸证是因心阳不足、气机郁滞而形成的。本证多见于胸痹心痛。心为阳中之太阳，居于胸中，胸中的阳气与心肺两脏的气机相关，如果心阳不足，气滞心胸，就会出现心悸、胸痹、心痛等症状。在中医学中，气血得温则行，得寒则凝，胸阳不振，所以气机运行不畅，从而阻塞于胸；气机闭塞，所以胸痛而满闷。气滞心胸证容易兼夹寒、夹痰、夹瘀。

肝郁脾虚证

肝郁脾虚证又称肝脾不和证，是指肝失疏泄，脾失健运，两脏关系和功能失调而引起的病证。肝郁脾虚证多由情志郁结或病邪遏伏使肝脾气机未得以及时疏泄，或者长期抑郁、疾病入侵致使肝脏阴血耗伤、肝气横逆而致肝脾郁滞，或者因饮食失调、劳倦伤脾气引起的一类证候。

脾虚气滞证

三焦为气化的通道，脾胃为三焦之枢纽，中焦气机运行不畅，脾胃功能失常，脾虚则脾气不升、运化失调，称为脾虚气滞证。脘腹胀满的证候并不只是气的运行不畅造成的，气血津液间的相互关系和影响，会导致津液凝聚成痰饮、水湿，从而影响卫气的流畅，造成脾胃气滞，膜原、三焦是津气升降出入的共同通道，一旦津液凝聚于此，就会阻碍卫气的疏畅，反过来，胃肠气机不通同样也会阻碍津液的流通。这两者相互影响，互为结果。

气滞血瘀证

由瘀血内阻所引起的一类证候称为血瘀证。造成血瘀证的原因有很多，由气机郁滞、运行不畅而导致的血行瘀阻所出现的证候，称为气滞血瘀证，这是先有气滞，后导致血瘀；另外，瘀血为离经之血，留于脉道阻滞气机，导致气机运行不畅，这就是先有瘀血，再导致气滞。气滞血瘀证既有气滞的病理状态，也有血瘀的病理状态。

寒凝气滞证

寒凝气滞证是指气机阻滞于下腹及睾丸，从而引起疼痛肿胀的一种病证，属于中医学中疝气的一种证型。人体肝经循行于下，至腹部两侧直至阴部，所以肝经气滞是引起寒凝气滞证的主要因素。除此之外，寒气、湿邪阻滞等证候，也会引起本证，使气滞、寒湿互阻于肝经下部。

气滞证的诊断要点

肝郁气滞证

肝郁气滞证主要证候表现以胁肋胀满、愤懑抑郁、情志不舒为主，情志变化直接影响证情的轻重变化。具体证候如下：精神抑郁，情绪不宁，胁肋胀痛，痛无定处，脘腹胀闷不舒，不思饮食，善叹息，或大便不调，女子月经不调，舌质淡红，苔薄腻，脉弦。肝藏血，气为血之母，气滞日久，血脉阻滞不行，又可发为气滞血瘀证。

气滞心胸证

气滞心胸证主要证候表现为胸痛而满闷，严重者胸痛涉及后背。另外，还可见其他证候，如气短、喘息、舌红苔白、脉沉弦或沉紧等。

心胸满闷不适，隐痛阵发，痛无定处，时欲太息，遇情志不遂时容易诱发或加重，或兼有脘腹胀闷，得嗳气或矢气则舒，苔薄或薄腻，脉细弦。疼痛涉及的部位很多，左侧背部、右侧背部都可涉及。一般来说，如果心前区疼痛涉及左背、左肩，那么多为冠心病引起的心绞痛。本病与情志关系密切，遇寒也可诱发或加重，发作时间为15~30分钟，服药和休息可缓解。

肝郁脾虚证

肝郁脾虚证形成的根本原因是脾气亏虚兼肝气横逆，以肝失疏泄、脾失健运同时出现为特征。其主要证候表现为胸胁胀满或走窜疼痛，腹痛欲泻、泻后痛减，胃脘痞满，不思饮食，苔薄白，脉弦细。其他证候可表现为四肢倦怠，喜嗳气、叹息，肠鸣矢气。另外，女性还会出现经前胸前胀满、腹痛、月经量少等。

脾虚气滞证

脾虚气滞证是指因中焦气机的升降出入失常，影响脾胃的正常功能而产生的病理改变。主要证候表现为胃脘痞闷，食欲缺乏，恶心，呕吐，排便困难，伴全身乏力、气短懒言、面白神疲等。

平常脾胃虚弱，或久病后中气不足，或气机阻滞，导致脾失健运，胃失受纳，会出现胃脘痞闷、食欲缺乏、食后腹胀、腹部胀满窜痛的证候。

寒凝气滞证

本证的主要证候表现为少腹或少腹两侧疼痛。其他证候表现为小腹痛或酸痛不适，畏寒喜暖，女性经期腹痛、经血瘀积遇寒加重，男性则下腹胀痛、牵引睾丸坠痛，舌淡苔白，脉沉迟或细弦等。寒凝肝脉、阻滞气机，使经气运行不畅，引起小腹或少腹疼痛，痛引睾丸，或表现为睾丸偏坠肿痛。

气滞血瘀证

气滞血瘀证以情志不舒，同时伴有胸胁胀闷或刺痛、女性月经不调为诊断要点，瘀血内阻，气机郁滞。具体证候表现有胸胁胀闷，痛处固定不移，性情急躁，胁下出现痞块，并且伴有刺痛，一按疼痛加剧，夜间痛甚，局部可见青紫肿或瘀斑瘀点、唇甲紫暗。

气滞证的治疗原则

气机运行不畅会引发气滞证，因此治疗气滞证的原则就是“理气”或“行气”。所谓理气就是引导气机运行疏畅。理气药物通常具有辛温或辛凉的性质，有芳香之性。这类药物不仅能调节人体的消化功能，还有解痉止痛等作用，能在一定程度上调整人体的消化系统、心血管系统、神经系统等的功能。由于引起气滞的病因不同，气滞部位、性质及兼夹的病邪不同，理气方法也不同，如有疏肝理气、疏肝健脾、行气暖肝、行气化湿、降气止逆、行气活血等。

在临床使用理气法时，必须辨别气滞形成的病因，例如，因寒邪凝滞导致的气滞，治疗时应当配合温中散寒；由气虚无力引起的气滞，治疗时首先应补气；如果是因为瘀血内阻影响了气机的运行，则应配合活血化瘀。

关于治疗气滞证的方剂配伍，一般有以下几种类型。

气滞兼有血瘀证，行气药物可配活血药，如当归、桃仁、川芎、丹参、赤芍、延胡索等；气滞痰凝证，行气药再配化痰药，如瓜蒌、半夏、天南星、贝母等；寒凝气滞证，行气药配温里药，如干姜、高良姜、肉桂、草豆蔻、小茴香等；气郁化火证，行气药可配清热药，如栀子、牡丹皮、虎杖、龙胆草之类；如兼有阴血亏虚，可配滋阴养血药，如枸杞子、当归、白芍、女贞子等。

气滞证常用的中药

枳实

理气消积散痰结

性味归经：味苦、辛、酸，性微寒；归脾、胃经。

使用剂量：3～10克。

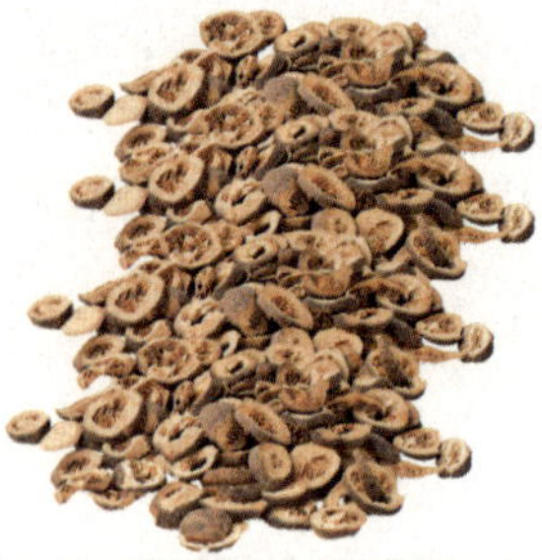

功效：破气消积，化痰散痞。

临床应用：用于积滞内停、腹胀痛、泻痢后重、大便不通、胸痛、脏器下垂等病症。

用药禁忌

脾胃虚弱者及孕妇慎用。

常用配伍

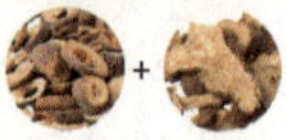

枳实＋白术

补气健脾，消积祛湿，治疗脾虚气滞夹积、夹湿。

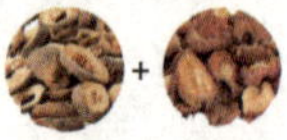

枳实＋山楂

健脾开胃，治疗腹胀痛不欲进食。

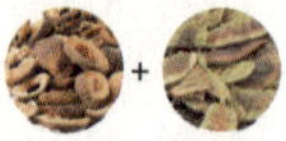

枳实＋番泻叶

行气消积、泄热通便，消除腹胀、便秘。

陈皮

理气燥湿能补泻

性味归经：味辛、苦，性温；归脾、肺经。

使用剂量：3～9克。

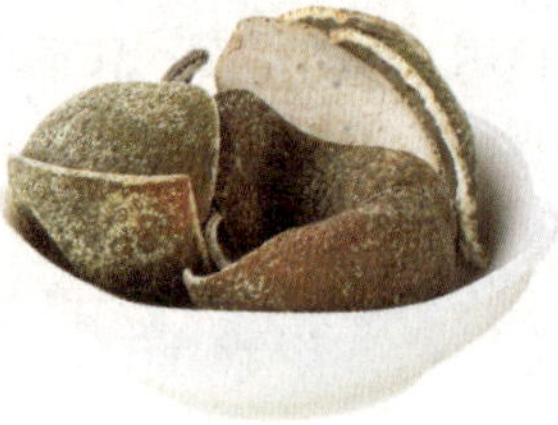

功效：理气健脾，燥湿化痰。

临床应用：用于脘腹胀满、食少吐泻、咳嗽痰多等病症。

用药禁忌

舌红少津、内有实热者慎用。

常用配伍

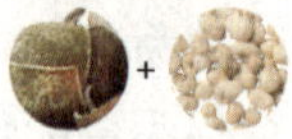

陈皮＋半夏

理气健脾、燥湿化痰，痰湿蕴脾阻肺者可服用。

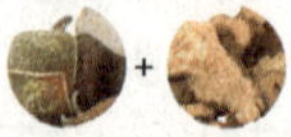

陈皮＋白术

健脾理气，补而不胀，防止气壅作胀。

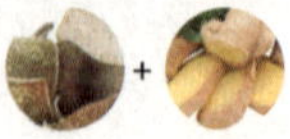

陈皮＋生姜

温化痰湿、醒脾开胃，具有较强的止呕作用。

香附

理气解郁调经

性味归经： 味辛、微苦、微甘，性平；归肝、脾、三焦经。

使用剂量： 6～9克。

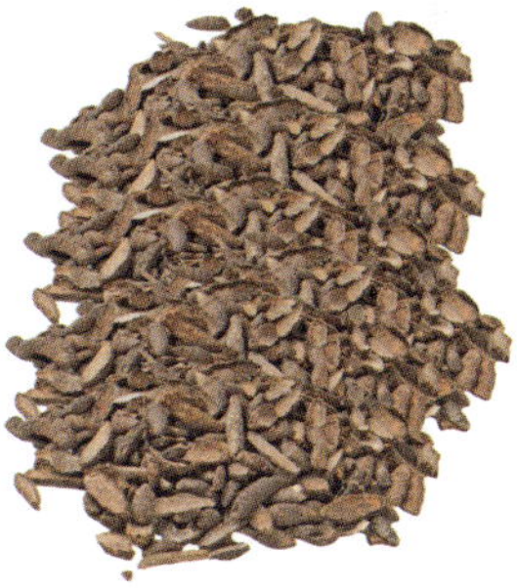

功效： 理气解郁，止痛调经。

临床应用： 用于胸胁胀痛、疝气疼痛、乳房胀痛、脘腹胀痛、月经不调、闭经、痛经等病症。

用药禁忌

凡气虚无滞、阴虚血热者忌用。

常用配伍

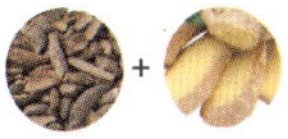

香附＋生姜

疏肝理气、散寒止痛、温中止呕。

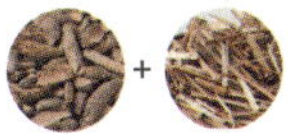

香附＋柴胡

理气解郁、调理肝气，舒缓肝郁气滞引发的乳房胀痛。

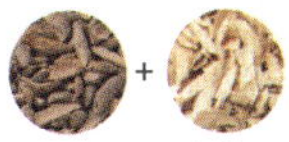

香附＋当归

疏肝理气、活血调经，调理经血之力较强。

玫瑰花

行气解郁止痛

性味归经： 味甘、微苦，性温；归肝、脾经。

使用剂量： 3～6克。

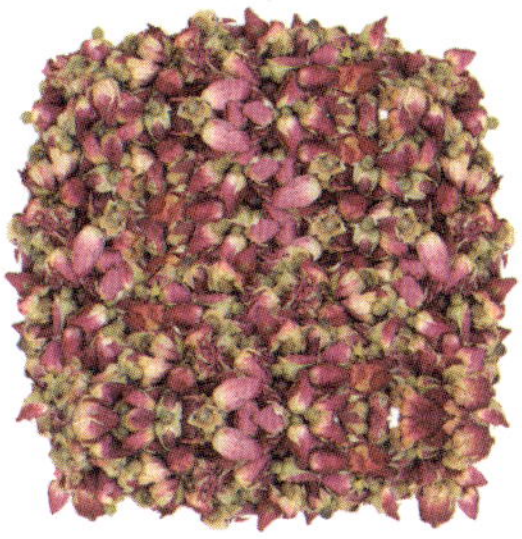

功效： 行气解郁，和血，止痛。

临床应用： 用于肝胃气痛、食少呕恶、月经不调、跌扑伤痛等病症。

用药禁忌

阴虚火旺或有内实热者忌用。

常用配伍

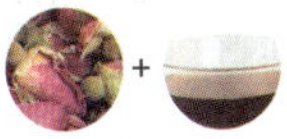

玫瑰花＋黄酒

行气、疏解肝郁，增强和血补血、化瘀止痛的作用。

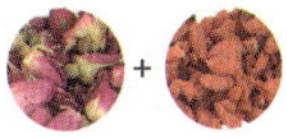

玫瑰花＋枸杞子

疏肝养肝、和血养颜，能有效调经、养颜。

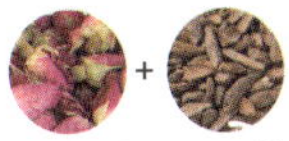

玫瑰花＋香附

疏肝解郁，可治疗肝区胀痛、月经不调等病症。

3个经典处方

柴胡疏肝散

方剂出处：《证治准绳》

方剂组成

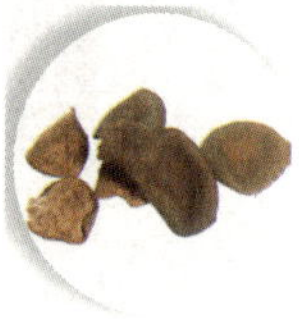
陈皮（醋炒）6克

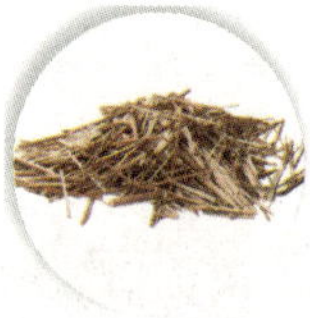
柴胡6克

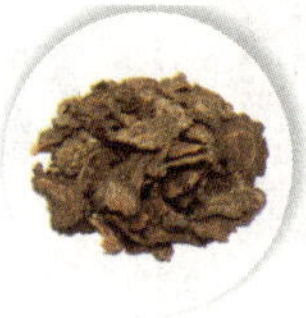
川芎4.5克

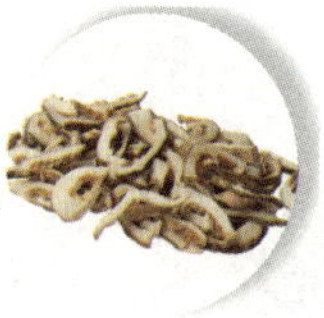
枳壳（麸炒）4.5克

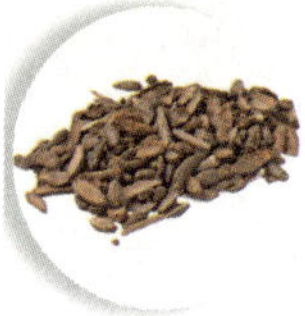
香附4.5克

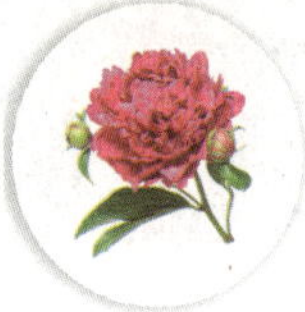
芍药4.5克

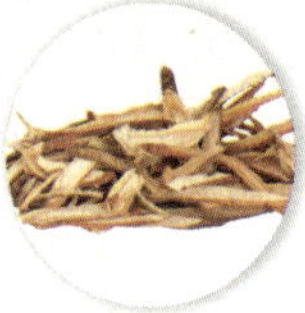
炙甘草1.5克

用法用量

在药物中加入两盅水，煎煮至八分，饭前服用。

方剂功效

疏肝解郁，行气止痛。

方剂主治

肝气郁滞证，证候表现为胁肋疼痛，或者兼有脘腹胀痛，喜叹息、嗳气，情志易怒易郁，或月经不调，苔薄，脉弦。

方剂加减

胁肋疼痛严重者，可酌情加当归、郁金、青皮、乌药等，以增强药方行气活血的功效；肝郁化火者，可酌情加黄芩、山栀、川楝子以清热泻火。

注意事项

本方芳香辛燥，容易耗气伤阴，不宜久服。

现代应用

在现代临床上，柴胡疏肝散对于胆囊炎、慢性胃炎有一定的治疗效果。

四逆散

方剂出处：《伤寒论》

方剂组成

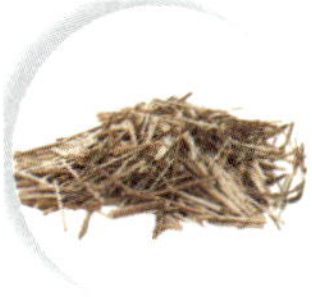

柴胡6克

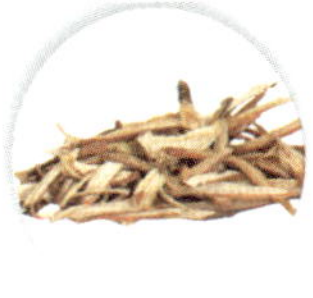

炙甘草6克

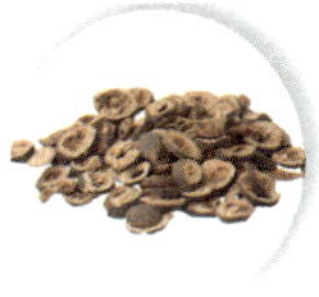

枳实
（破开，水渍，炙干）6克

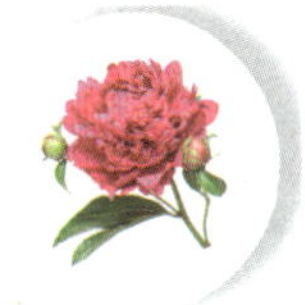

芍药9克

用法用量

将药物磨成细末，过筛，用白开水送服，每天3次，一次1.5～3克；也可加水煎煮成汤药。

方剂功效

调和肝脾。

方剂主治

本方是和解剂，具有调和肝脾、透邪解郁、疏肝理脾的功效。适于证候表现为胸胁胀满或者窜痛、脘腹疼痛、脉弦等。

方剂加减

肝脾气滞伴有咳嗽者，可加五味子、干姜；小便不利者，可加车前子、茯苓；心悸者，可加桂枝；腹泻伴有厚重感者，可加薤白、木香等；腹中冷痛者，可加熟附子。另外，肝气郁结伴有肝血气虚，脾失运化导致两胁作痛、头痛目眩、月经不调、经前乳胀、口燥咽干、脉虚弦等者，可去枳实，加当归、白术、薄荷、生姜、茯苓，即为逍遥散；去枳实，加入枳壳、川芎、陈皮、香附等，即为柴胡疏肝散，可增强疏肝理气、和血通络的功效。

注意事项

本方重在疏理气机，有损耗阴气的药物，也有补益阴血的药物，但属气虚而气滞者，不宜单用本方，以防损伤正气。

现代应用

本方不仅能疏肝理气、调和肝脾，临床实践证明，对于治疗肋间神经痛、胃溃疡、胃炎、慢性肝炎、胆囊炎、胆石症、胆道蛔虫症等属肝胆气郁者也均有较好的疗效。

越鞠丸

方剂出处：《丹溪心法》

方剂组成

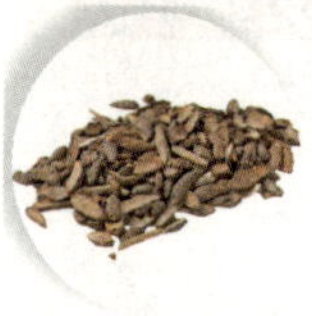
香附6克

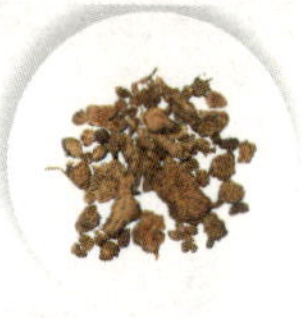
苍术6克

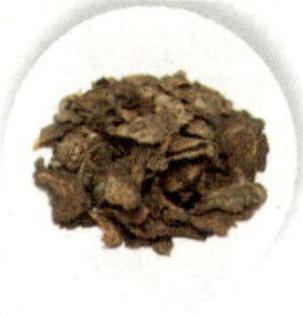
川芎6克

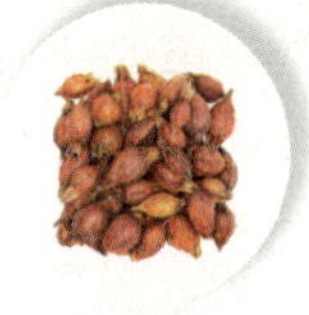
栀子6克

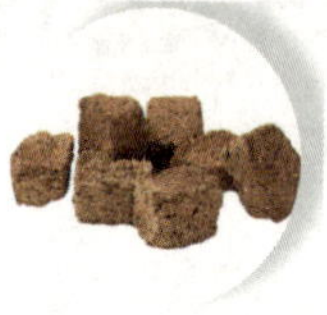
神曲6克

用法用量

将药物共研为末，水泛成绿豆大小的丸（现代用法：煎服；也可作水丸，每次服用6～9克）。

方剂功效

行气解郁。

方剂主治

郁证，证候表现为胸膈痞闷、脘腹胀痛、嗳气、恶心呕吐、不思饮食或饮食不消等。

方剂加减

本方是治疗肝脾气机郁滞的基础方，临床使用时可根据六郁的偏重而变更主药，灵活加减。气郁较重者，可以香附为主药，酌量加入木香、枳壳等以增强行气解郁的功效；湿郁较重者，以苍术为主药，加入茯苓、泽泻、厚朴、白芷以利湿；血郁偏重者，可以川芎为主药，加入桃仁、红花、赤芍等以助活血化瘀；郁偏重者，可以栀子为主药，加入黄芩、黄连、青黛以清热泻火；食郁较重者，则以神曲为主药，加入山楂、麦芽、砂仁以消食化滞；痰郁偏重者，加入半夏、瓜蒌、海浮石、胆星以助化痰；气滞兼寒者，可加入干姜、吴茱萸等以温中祛寒。

注意事项

本方用时要以实证为宜，如果是郁证中的虚证，则不宜单独使用本方。

现代应用

现代临床研究发现，本方加减可治疗六郁所致的疾病，如精神抑郁、冠心病、脑血栓、慢性胃炎、肝炎、胆囊炎、胆石症、胃肠神经官能症，以及女性痛经、闭经、盆腔炎等。

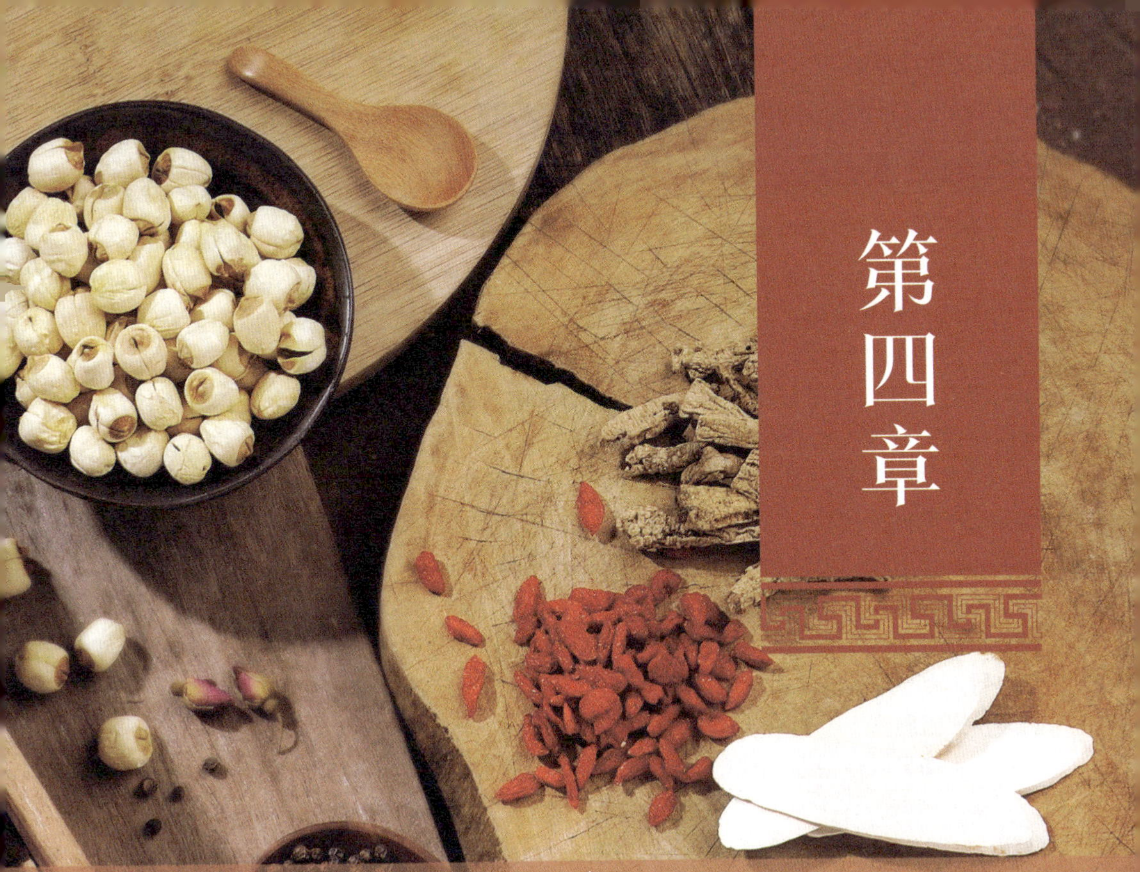

第四章

血瘀证的对症药方

血瘀证的形成复杂，血热、寒凝、气虚、气滞、外伤等各种原因，都会造成气血运行不畅，或离经之血不能及时消散，最后形成血瘀证。瘀血对人体的伤害很大，它会影响气血的运行，引起月经不调、半身不遂等多种疾病。所以生活中要预防瘀血的形成，如果血瘀证已经形成，一定要及时治疗。

血瘀证的特征

血瘀证是由于瘀血阻滞、血行不畅而引起的一种病理状态。引起血瘀证的病因很多：情志不遂，气机不畅；寒邪入血，或阳虚内寒，血液凝滞；热邪入侵，邪从热化而结，血变浓稠；劳倦内伤，损及元气，元气虚衰，无力推动血液运行；气行不畅，血因气滞而不行；跌打损伤，使血络破损，离经之血未能消散，局部血行受到阻碍等，都可以引起血行不利，血液滞于血络而形成瘀血。其中又以寒滞血瘀、气滞血瘀、跌打损伤3种原因较为常见。

虽然血瘀证形成的原因有很多，分布的部位也不尽相同，但作为同一种病证，都有一些共同的症状表现，这些特有的共同表现是诊断血瘀证的主要依据。一般来说，血瘀证常见的症状有疼痛、肿块、出血、体征异常等。

然而，瘀血致病非常广泛，瘀血阻滞的部位不同，临床表现也就不一样。比如，瘀阻于肝，表现为胁痛、痞块；瘀阻心脉，可见心胸刺痛，心悸怔忡，甚则痛引肩背内臂；如果瘀阻胃肠，会出现呕血、大便色黑等症状；瘀阻于肺，可见胸痛、咯血等；瘀阻胞宫，会出现少腹疼痛、月经不调，如痛经闭经、经血颜色紫暗有血块、崩漏等；如果肢体或肌肤局部有瘀血，可见瘀血发生部位出现肿痛、青紫等。

除了这些，许多疾病都伴有血瘀证，比如，外感疾病中的各种感染性疾病或传染病，发展到营血分阶段时，就会出现瘀血与邪热相结的病证。另外，一些内伤疾病，如中风、冠心病、休克、肝硬化、肿瘤、消化道溃疡及多种出血性疾病，以及外伤、疮疡、妇科疾病等，都会出现不同程度的血瘀证。一旦脏腑组织内形成了瘀血，就会反过来影响该脏腑或组织的生理功能，表现出不同的症状，这些症状的出现也为进一步判断瘀血部位提供了有力的依据。

血瘀证的类型

血瘀证的分类有很多种，下面是 4 种比较常见的血瘀证及其诊治方法。

下焦蓄血证

中医所说的下焦蓄血证，是指瘀血蓄积于人体下焦所致的一种病证。这里所说的下焦泛指下腹部位，包括子宫、膀胱、部分肠道等。根据《伤寒论》提出蓄血证是“热在下焦”的说法，本证是由于外邪由表入里而成，是外感热病，病邪入里，热邪与血结于下焦而出现少腹急结、神志发狂、发热等症。本证发生多见于外感热病的后期，以及内科杂病中的胃肠道出血、精神分裂症等。另外，一些妇科疾病，如月经不调、痛经、闭经等，以及部分外伤中，也会出现血瘀证。虽然外感病中往往表现为瘀血与邪热互结，但在非外感病中，并不一定都兼有邪热。

气滞血瘀证

中医所说的气滞血瘀证，是指因气机阻滞造成瘀血内生或瘀血阻滞，从而反过来影响气机运行的病证。本证中气滞与血瘀并存。肝主疏泄而藏血，具有通畅气机、调节情志的功能，如果情志不遂引起肝气郁滞，就会出现胸胁胀闷、走窜疼痛等症状。而气为血帅，血液的运行依赖于气机的正常运动，如果肝气郁滞，日久必会导致瘀血内停，从而造成血行不畅，出现肿块等症状。另外，肝主藏血，是女性经血之源，如果肝血瘀滞，气不运血，阻碍经血下行，造成经血不畅，就会出现痛经、闭经等症状，同时会有舌质紫暗或有瘀斑、脉涩等现象的出现。

寒凝血瘀证

中医所说的寒凝血瘀证，是指寒邪入侵，或机体阳虚内寒，使血液凝滞不通，从而形成瘀血的一种病证。此证可发生于机体多个部位，最常见的是寒邪客于小腹、子宫，冲任失调，而形成瘀血阻滞。这类病证多见于女性月经不调、痛经、闭经、不孕症、产后腹痛等。此证在月经期间最为明显，主要表现为经期滞后，月经量少、色暗红并夹有血块，小腹冷痛，热敷则疼痛缓解等。

气虚血瘀证

中医所说的气虚血瘀证，是指正气亏虚，无力推动血液运行，导致瘀血内生、阻滞脉络的病证。本证多见于中风后遗症。中风大多为心脑血管发生疾病而造成，根本原因是脏腑阴阳严重失调，机体气血运行失常，再加上阴亏于下，肝阳过于亢盛，气逆于上，从而引发了中风现象。气逆向上，引导瘀血横窜经脉，上冲于脑，蒙蔽心神，从而突然导致昏迷、半身不遂。在出现中风后，脉络仍有瘀血、痰浊阻滞。另外，突然昏迷会大伤元气，会出现气虚血瘀。

血瘀证的诊断要点

下焦蓄血证

本证是瘀血蓄于下腹部，导致气机运行受到阻滞。其临床症状主要表现为：小腹部紧张拘急，甚至会有硬、满、疼痛拒按等现象；情绪狂躁不安，如癫狂，有时健忘；还可见小便不利，大便色黑、发热，舌质紫暗或伴有瘀点、瘀斑，脉沉涩等。

气滞血瘀证

气机阻滞造成瘀血内生或瘀血阻滞，而瘀血形成后又反过来影响气机运行，这是气滞血瘀证的形成原因，属气滞和血瘀同时出现的病证。本证的主要症状表现为：头部、胸胁，以及身体其他部位疼痛，如针刺一般，并且长时间不得缓解，疼痛的部位很固定，还伴有胁肋胀满、有肿块等，喜嗳气、叹息，呃逆时间长，性情急躁易怒，心悸失眠，内热烦闷，或有干呕、口干而不欲饮，两目暗黑，舌质暗红，有瘀点、瘀斑，脉细涩等特点。

气虚血瘀证

正气亏虚，无力推动血液循环，就会形成瘀血。气虚血瘀证的主要症状以中风后遗症为主：一侧肢体痿软无力，不能活动，口眼㖞斜，面色萎黄，语言不利，口角流涎，小便频数或遗尿不禁，或伴有肢体麻木，舌质淡紫，脉细涩或虚缓等症状。

造成本证的主要原因是正气亏虚，无力推动血液。当瘀血阻滞于肢体脉络，使身体筋脉肌肉失养时，就会出现口眼㖞斜、半身不遂的症状。

寒凝血瘀证

寒凝血瘀证的形成是由于寒邪入侵机体，造成血液凝滞。本证的主要症状表现为：小腹冷痛、拘急而满，月经经色呈紫黑色，有瘀块，经量少，出现经期延后或提前，或痛经、闭经，或淋沥不断，或久婚不育，唇口干燥，五心烦热，到傍晚时容易发热，脉沉细等。

当寒邪侵于小腹，血液凝滞，就会阻碍气机的运行，气机运行不畅、无力，就无法推动血液运行，加重症状。所以本证表现为小腹冷痛或拘急胀满。

血瘀证的治疗原则

“祛瘀”是血瘀证的主要治法，但根据形成瘀血的原因及发生的部位，在具体治疗的时候，又有不同的治疗原则。血瘀证的常见治疗原则主要有以下几个方面。

行气活血：主要治疗气滞血瘀证。治疗气滞血瘀证，当以行气、活血同时使用，行气活血法常用桃仁、红花、川芎、当归、牡丹皮、赤芍等活血药物，再随证配伍枳壳、青皮、木香、柴胡、香附、乌药等来疏肝理气。

温经祛瘀：温经祛瘀的治疗方法主要是针对寒凝血瘀证。外寒侵入机体或机体自身阳气虚弱，就会导致血液运行不利，造成血瘀偏寒。治疗此证宜选用干姜、桂枝温通血脉，或者使用吴茱萸温肝行气，再配伍活血药组成温经祛瘀的方剂，才能达到既散寒又祛瘀的目的。

泻热逐瘀：泻热逐瘀用于治疗瘀热互结而成的病证。造成瘀热互结的原因有很多，比如寒凝经络，血瘀日久，妨碍气机运行，郁结化热；或者跌打损伤，气血运行受阻，郁结化热等，都属于瘀热互结的病证。治疗本证当以泻热逐瘀为主，常选用既能泻下荡热，又能活血通瘀的大黄、芒硝，大黄、芒硝泻热，再配伍桃仁、牡丹皮、虻虫、水蛭等，组成泻热逐瘀的方剂，才能对症治疗。

活血通络：活血通络之法常用于治疗瘀血阻络而致的病证，常见的有血瘀于经络而造成的半身不遂，或眼、耳、鼻等病变等。瘀血阻络，血行不畅，使用一般的活血方剂疗效并不太好，需要与通血络的药物合用效果才更佳。因此，治疗此类病证，常用活血药配伍地龙、白芍、冰片、麝香、粉葛等，化瘀散坚通络，名方通窍活血汤就是其配伍方式的典型代表。

化瘀消癥：化瘀消癥主要是治疗血瘀而形成肿块的病证。由于气机运行无力，血液运行受阻而凝结成块，用手触按时疼痛加剧。治疗此种病证，当以行气活血、祛痰行水、软坚散结为主，因此，在治疗本证的方剂中，由这 3 种作用的药物配伍，通过协同作用，达到化瘀消癥的目的。这类方剂常用桃仁、莪术、大黄、三棱、土鳖、虻虫、水蛭、干漆、赤硝等药活血化瘀，用木香、厚朴、枳壳、杏仁、麝香、槟榔疏畅气机，用核桃枝、鳖甲、龙葵、白英等软坚散结。这几类药物虽然主治方向不一样，但却都是以活血为主要目的。

活血理损：活血理损多是治疗由跌打损伤而造成的血瘀证，为外伤科常用方法。因跌打损伤而致血络受损，从而使瘀血阻于伤处，形成肿块。治疗这类病证时，一般会选用红花、桃仁、乳香、没药、马钱子、苏木、土鳖等药物活血化瘀、消肿定痛，再用麝香、冰片引导药效走窜通络，气行则血行，引导活血药物到达伤处，使伤处瘀血消散，才能消肿止痛。

血瘀证常用的中药

丹参

活血祛瘀，通经止痛

性味归经：味苦，性微寒；归心、肝经。

使用剂量：10～15克。

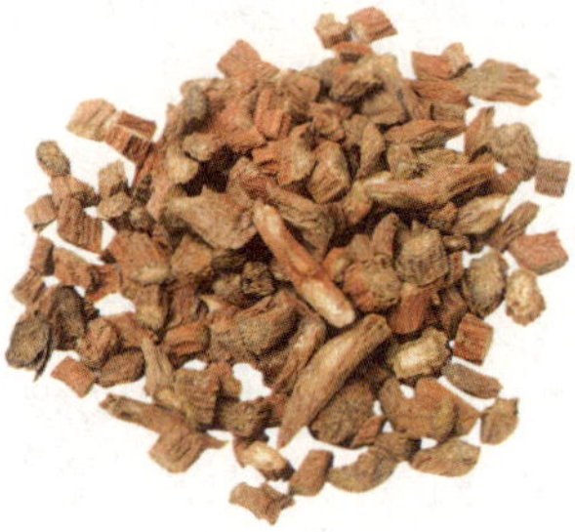

功效：活血祛瘀，通经止痛，清心除烦。

临床应用：用于胸痹心痛、脘腹胁痛、热痹疼痛、心烦不眠、月经不调、痛经、闭经、疮疡肿痛等病症。

用药禁忌

月经过多者及孕妇慎用。

常用配伍

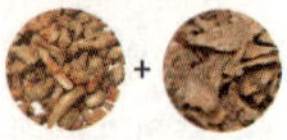

丹参＋川芎：活血行气，化瘀止痛。

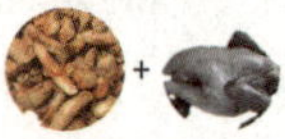

丹参＋乌鸡：通经止痛，滋阴清热，调经理血。

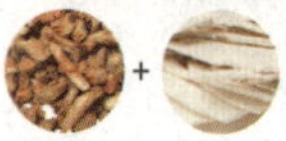

丹参＋葛根：活血化瘀，行血止痛，通行血脉。

川芎

活血行气止疼痛

性味归经：味辛，性温；归肝、胆、心包经。

使用剂量：3～9克。

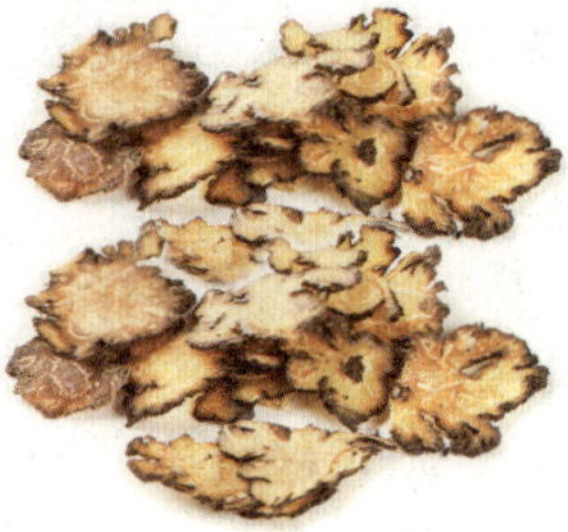

功效：活血行气，祛风止痛。

临床应用：用于胸痹心痛、胸胁刺痛、跌打肿痛、月经不调、闭经、痛经、腹痛、头痛、风湿痹痛等病症。

用药禁忌

阴虚火旺、多汗、热盛及无瘀之出血症者忌用，孕妇慎用。

常用配伍

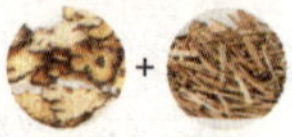

川芎＋柴胡：活血行气，疏肝解闷。

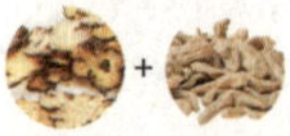

川芎＋天麻：行气开郁，祛风止痛。

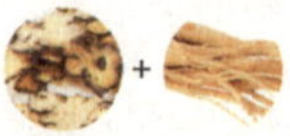

川芎＋人参：活血化瘀，扶助正气，抗心肌缺血。

益母草

活血调经消水肿

性味归经：味辛、苦，性微寒；归心包、肝、膀胱经。

使用剂量：3～30克。

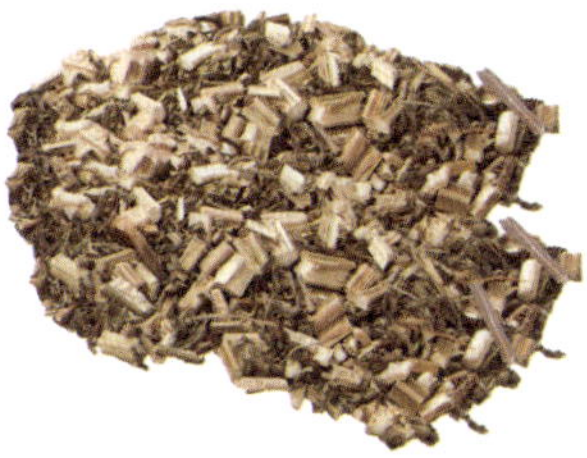

功效：活血祛瘀，利尿消肿，清热解毒。

临床应用：用于月经不调、胎漏难产、产后血晕、瘀血腹痛、崩漏、尿血、便血、痈肿疮疡等病症。

用药禁忌

孕妇慎用。

常用配伍

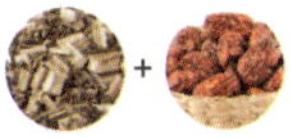

益母草＋大枣　活血调经，益气养血。

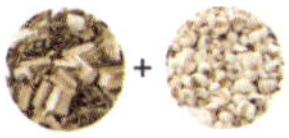

益母草＋薏苡仁　利水祛湿，清热利尿。

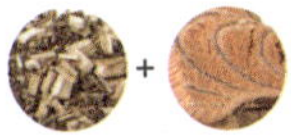

益母草＋鸡血藤　活血祛瘀，行血止血。

红花

活血通经散瘀痛

性味归经：味辛，性温；归心、肝经。

使用剂量：3～10克。

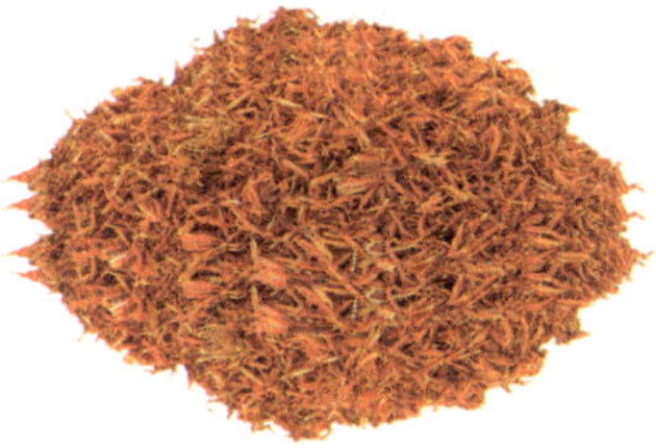

功效：活血通经，祛瘀止痛。

临床应用：用于闭经、痛经、恶露不行、胸痹心痛、瘀滞腹痛、胸胁刺痛、跌打损伤、疮疡肿痛等病症。

用药禁忌

孕妇及月经过多者忌用。

常用配伍

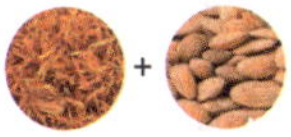

红花＋桃仁　活血祛瘀，通经止痛。

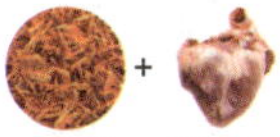

红花＋猪心　活血祛瘀，养心补血。

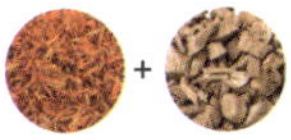

红花＋牛膝　活血通经，养护腰脊健康。

3个经典处方

桃核承气汤

方剂出处：《伤寒论》

方剂组成

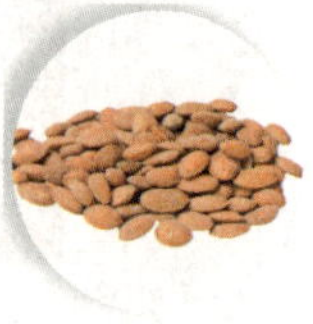

桃仁（去皮尖）12克

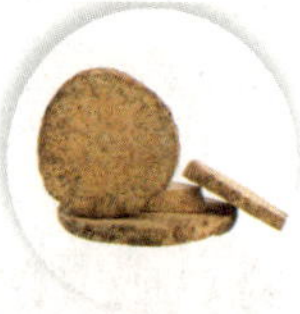

大黄12克

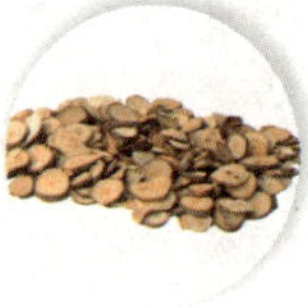

桂枝6克

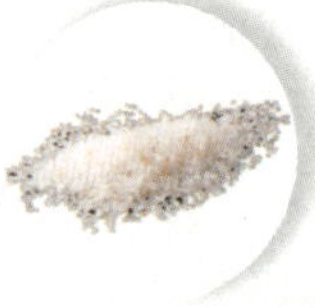

芒硝6克

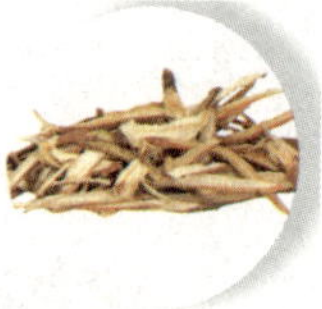

炙甘草6克

用法用量

桃仁、大黄、桂枝、炙甘草加水1400毫升，煎煮至500毫升药液，去渣后加入芒硝，再在火上微煮，待微沸时取下，每次饭后温服，每天3次，一次100毫升。

方剂功效

破血祛瘀、通下。

方剂主治

下焦蓄血证，症见少腹急结或疼痛，精神烦躁，谵言狂语，大便色黑，小便自利，夜晚发热，血瘀痛经、闭经，脉沉实而涩等。

方剂加减

本方可治疗瘀热内结而致的神志失常病症，酌加琥珀、红花、郁金、青皮等，可治疗精神分裂症等精神疾病；跌打损伤、瘀血滞留、疼痛较重者，可加入活血祛瘀止痛的药物，如红花、赤芍、当归尾、苏木等；治疗月经不调或闭经等实热证，可加当归、丹参、红花以活血调经；治疗内热上攻导致的目赤、齿痛等症，可加泻火解毒类药物，如黄芩、黄连、栀子等；气滞而小腹胀满比较厉害，可加香附、乌药、木香等以消胀理气；瘀血内结而疼痛较重，或导致闭经，可加五灵脂、乳香、蒲黄、没药、延胡索等以理气止痛、活血化瘀。

注意事项

本方的清热作用较小，如果热盛，不宜使用本方。如果兼具恶寒、发热等表证，要先解表再使用本方。另外，本方活血止瘀，所以孕妇忌用。

现代应用

此方在改善血液循环、消肿止痛、促进体内损伤修复等方面具有较好的疗效。现代本方可用于治疗精神分裂症、反应性精神病、癔症、盆腔炎、子宫内膜炎等疾病。

血府逐瘀汤

方剂出处：《医林改错》

方剂组成

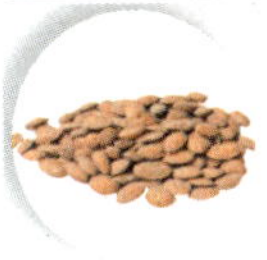
桃仁12克

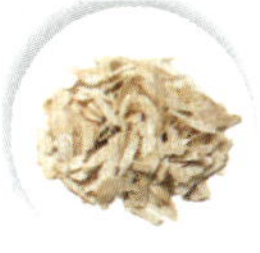
当归9克

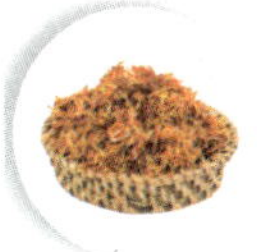
红花9克

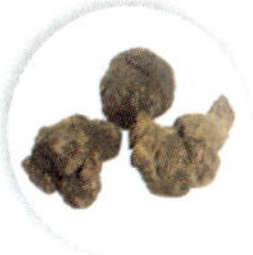
生地黄9克

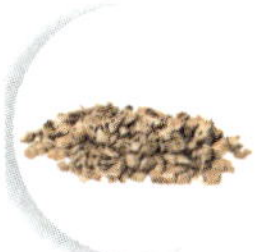
牛膝9克

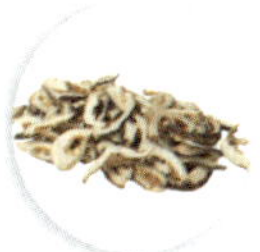
枳壳6克

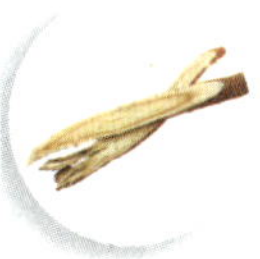
赤芍6克

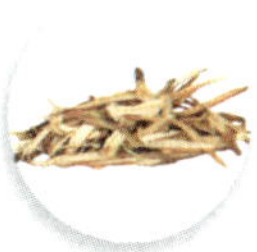
甘草6克

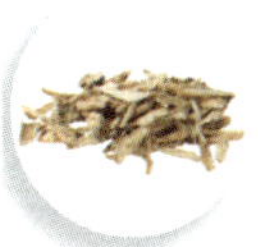
桔梗5克

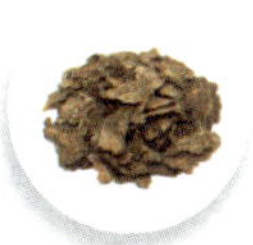
川芎5克

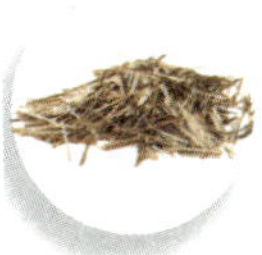
柴胡3克

用法用量

将药物加水煎煮，温服，每天2次。

方剂功效

行气活血，祛瘀止痛。

方剂主治

胸中血瘀证，证候表现为胸痛、头痛如针刺，疼痛部位固定，经久不愈，或呃逆日久不止，或心悸失眠，急躁易怒，内热烦闷，入暮潮热，嘴唇暗淡或两目暗黑，舌质暗红或舌有瘀斑，脉涩或弦紧。

方剂加减

本方可治疗其他部位的血瘀证，但需要适当加减。瘀在胸部者，赤芍、川芎可加量，佐以柴胡、青皮；瘀血阻于头面，造成头痛、头晕者，可加麝香、老葱，如通窍活血汤；瘀血结于少腹者，可加五灵脂、官桂、蒲黄、小茴香等；血瘀结于膈下造成肝脾大者，可加乌药、延胡索、香附等行气药，如膈下逐瘀汤；瘀阻肝肿胁痛者，可加郁金、丹参、杜仲、九香虫等以行气消肿；下焦瘀血造成痛经、闭经者，可去桔梗，加益母草、香附、乌药、泽兰等以活血调经止痛。

注意事项

本方是祛瘀止痛的良方，如果气血不足则不宜服用本方。如果疼痛不是瘀血所致，也不宜使用本方。孕妇忌用。

现代应用

血府逐瘀汤可治疗胸胁部的多种疼痛病症，现代常加减变化用于治疗心绞痛、胆绞痛、肋软骨炎之胸痛、肋间神经痛、风湿性心脏病、肝脾大、慢性肝炎、溃疡病、神经官能症等。对于脑震荡后遗症，如头晕头痛、失眠、神经痛、精神抑郁等瘀阻气滞病症，也有一定的疗效。

桂枝茯苓丸

方剂出处：《金匮要略》

方剂组成

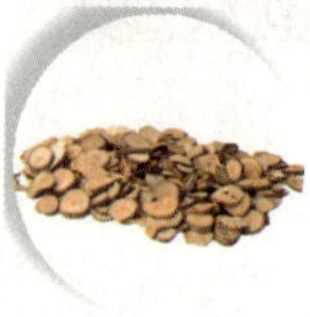

桂枝9克

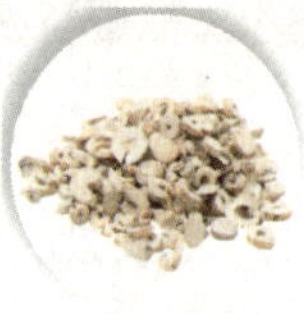

牡丹皮9克

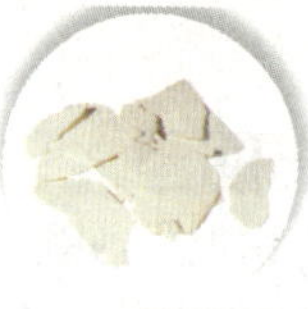

茯苓9克

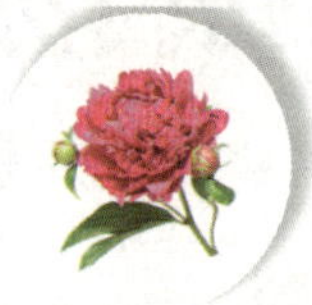

芍药9克

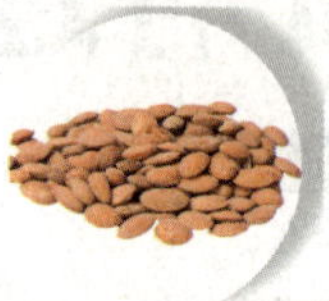

桃仁9克

用法用量

煎服。也可将以上五味药粉碎成吸粉，过筛混匀。炼蜜为丸。每次1丸，每天1~2次，饭前服用。

方剂功效

活血化瘀，缓消癥块。

方剂主治

用于妇人宿有肿块，或血瘀所致的腹痛拒按，经行腹痛，闭经，产后恶露不尽，或胎动不安，血色紫黑、晦暗，舌质紫暗或有瘀点，脉沉涩。

方剂加减

临床使用本方时，可根据病情不同灵活加减。腹痛剧烈者，可加活血止痛药延胡索、乳香、没药等；月经过多、崩漏不止者，可加化瘀止血类药物，如失笑散、血余炭等；血瘀日久，积结成较硬的肿块，固定不移，疼痛拒按者，可加丹参、乳香、没药、牡蛎、鳖甲、鸡内金等以活血消癥；瘀滞湿阻导致闭经者，可加红花、制香附、益母草、当归、川芎等以活血行气调经；瘀阻胞宫、血行不畅导致痛经者，经量少且有血块，可加川芎、当归、香附、乌药、牛膝等药物以活血止痛；产后瘀血滞于胞宫引起的恶露不绝者，可加益母草、当归、炮姜以活血止血；带下量多者，可加白芷、车前子、薏苡仁等以除湿止带。

注意事项

临床使用的时候，要注意中病即止，不可过量服用。如果服用药物后阴道下血反而更多，腰酸腹痛剧烈，要注意辨证治疗。

现代应用

现代临床多用于治疗因瘀湿阻于胞宫而导致的功能性子宫出血、卵巢囊肿、子宫肌瘤、子宫内膜炎、习惯性流产、异位妊娠等妇科疾病。另外，对于辨证属于血瘀湿滞引起的前列腺肥大、甲状腺肿、肝脾大等疾病也有一定的疗效。

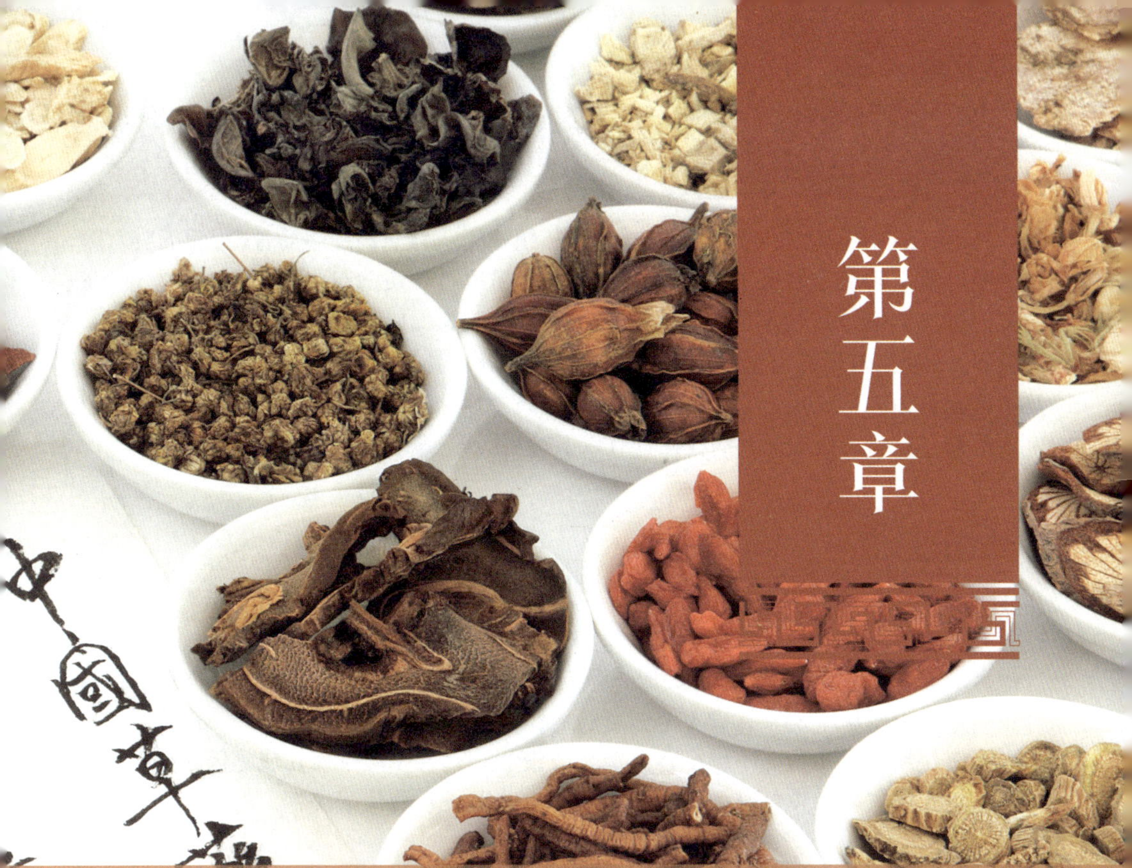

第五章

痰饮证的对症药方

我国古代医学家提出了『百病多由痰作祟』，以及『痰之为病，变幻百端』等多种学术见解。痰饮在中医上是一种特有的类型，它是人体气血失和、津液代谢失常引起的一种病理产物。临床上，因为它所侵犯的部位不同，病症各异，证型也不一样。因为痰饮证的临床表现十分复杂，所以有『痰多怪病』之说。要重视痰饮证，对症下药。

痰饮证的特征

痰，古时也作“澹”或“淡”。痰饮内停，流窜于人体肌肉经络筋骨，侵犯五脏六腑，影响肺脏、脾脏、肾脏的气化功能，从而引起的一类疾病在中医上称为痰饮证。痰多因外感六淫、饮食不当、情志刺激、过劳纵欲等，以致脏腑功能失调、水液代谢障碍。如果是有形质可见的，中医上称为有形之痰（狭义之痰）；如果是无形质可见的，中医上称为无形之痰（广义之痰）。有形之痰中质地稠厚的为痰，清稀的为饮，痰与饮常兼并发病。痰饮证致病往往具有以下特征。

广泛性

明代著名医药学家李时珍在《濒湖脉学》中指出“痰生百病食生灾”，讲述了痰病的广泛性。痰饮证的形成或是因为外感六淫之邪，伤及肺脏，肺又为水之源，通调水道，若邪在肺脏，肺失宣降，津液不能顺利排出，则聚而生痰；或是因为寒温不适、饮食不节，喜食肥腻甘甜的食物、劳累过度等，脾胃受到损伤，致使运化功能不健全，水液输布失职，就会生湿生痰；或是因为房事不节，大病久病伤及肾脏，致使肾气化能力减弱，水液代谢失常，聚生痰饮。

多样性

痰饮形成之后，随气流行，变动不停，四处泛滥。外至肌肉皮肤，内至五脏六腑，无所不到，变证丛生。临床表现为咳嗽，咳痰、痰质黏稠，胸闷泛恶，脘痞发呆，头晕目眩，或是神经错乱而表现为癫、狂、痴、痫，或是神志昏迷而喉中有痰作响，又或是瘰疬、乳癖、瘿瘤、痰核、痞块等。

元代著名医学家朱丹溪这样解释道：“痰之为物，随气升降，无处不到……凡痰之为患，为喘为咳，为呕为利，为眩为晕，心嘈杂、怔忡、惊悸，为寒热痛肿……为痞膈，为壅塞；或胸胁间漉漉有声；或背心一片常为冰冷；或四肢痹不仁。”可见痰饮证的临床表现多样，变化莫测。

顽固性

顽固性主要是由痰饮证致病的特点决定的。痰属阴邪，质性黏稠，留伏遏阻，涩滞不散。其顽固性主要表现为：一种是指病情时间较长，用药一般不会立竿见影；另一种是指痰饮证凝结滞涩形成的肿块、结节，或结于皮下，或结于皮里膜外，或结于腹腔、脏器中。中医常所说的“瘰疬”“痞块”“瘿瘤”“流痰”“痰核”“乳癖”等，都是痰饮证的表现。由痰饮形成的这类实质性病理产物，大多是长年累月形成的，最为难治。

复杂性

中医上一般认为，痰、饮、水、湿同出一源，都是水液新陈代谢障碍的产物，痰为水饮之厚浊表现，由此得出结论，痰饮当属阴邪。其实并不全是如此。由于痰饮的生成原因不同，或水湿不化，凝聚为痰；或水谷不化其精微，而为痰湿；或火热内炽，灼伤津液为痰；或瘀血长久，化为痰饮等，加上痰饮常夹邪犯病，所以痰饮的性质十分复杂。痰饮在临床上的表现没有特定模式。痰饮证的性质具有复杂性，治疗痰饮证时用方、用药应知常达变。

痰饮证的类型

提起“痰”，大家可能第一时间想到的是从口中吐出的“痰”。而中医上所说的“痰”范围十分广泛，有狭义、广义之分：有形可见的“有形之痰”是狭义之痰，即人们常说的咳吐而出的痰液；停滞在五脏六腑、筋骨经络中的“无形之痰”是广义之痰，例如头目眩晕、心悸气短、恶心呕吐、神昏或癫狂等这些疾病，都有可能是由这种看不见的痰引起的。

脾脏是生痰之源，肺脏是储痰之器，简单而言，痰饮的产生主要与肺脾两脏有关。肺脏主要负责呼吸功能，调节气的出入和升降。当邪气侵袭肺脏时，容易使肺脏内的津液凝聚成痰。脾脏的主要功能是消化和运送营养物质到各脏器，造成水湿内停凝结成痰。凡是痰饮证，必与肺脾两脏有关。临床上根据痰饮的因、证和部位的不同，分为寒痰、热痰、湿痰、燥痰、风痰、郁痰等类型。

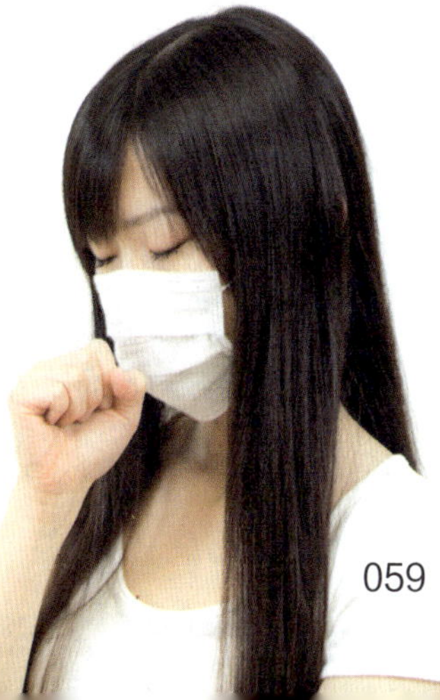

痰饮证的诊断要点

痰饮证较为复杂，既包括外感内伤等因素引起的，因内生痰浊干犯脏腑，流窜经脉、蒙蔽清阳、阻滞气血引起的疾病，如咳嗽、咳痰、喘证、哮证、心悸、胃痛、泄泻、胁痛、头痛、眩晕、肢痛、痰核、癫、痫、狂、痴呆等；也多见于现代医学的支气管炎、支气管哮喘、慢性胃炎、脂肪肝、高脂血症、精神分裂症、内耳性眩晕、高血压、不孕症、肥胖症等疾病。因此，在诊断时，要把握好每种痰饮证的辨证要点，以便对症下药，药到病除。

寒痰

寒痰的病机为：外感寒邪，身体本有痰疾；或是阳虚寒湿相搏为痰；又或者脾肾阳成、水泛成痰。此证具备寒邪性质：寒属阴邪，其性清冷，凝滞疼痛，收引痉挛。本证主要表现为喘咳，痰白清稀，身体发冷，苔白润，脉滞弦，或足膝酸软，骨节发冷发痛，腰背强痛等。

热痰

热痰的病机为：身体原本有痰疾，因“饮食辛辣烧炙煎煿，熏裀厚褥及天时郁勃”而诱发其病，或是七情过极郁热，热灼津液而成痰。此证具备热邪性质：热性燔灼，耗散津液，痰与热相搏，易扰心神。本证主要表现为咳嗽气粗、痰黄而稠、吐痰不利索、口干唇燥，心慌不安，失眠多梦。

湿痰

湿痰的病机为：外感湿邪，内与身体中的水液交凝积聚成痰；或是饮食不节，脾胃乃伤，湿聚生痰；或是中气不足，水湿运化无力而聚成湿痰之证。此证具备湿邪性质：湿属阴邪，其性重浊，留着黏滞，伤阳遏气，易困伤脾气。本证主要表现为胸腹满闷，恶心，呕吐痰涎，咳喘痰白、量多而黏。

燥痰

燥痰的病机为：外感燥邪，下干肺家，或是因肺肾阴亏，灼津化燥生痰。此证具备燥邪性质：燥性干燥，伤阴伤津，易伤肺胃。本证主要表现为干燥肺咳，虽咳多但痰少色白，或咳出如米状黏痰，很难咳出，又或是咽干鼻燥，心烦口渴，皮毛干燥，咳嗽喘促，少痰或无痰，苔黄，或苔黄腻，口发干。

风痰

风痰的病机为：外感风邪，触动痰疾，又或是因风热拂郁，或内伤郁热生风酿痰。此证具备风邪性质：风为阳邪，轻扬浮越，善行数变。本证主要表现为怕风，咳喘，咳痰，眩晕，头痛，或肢体游走性疼痛，皮下肿胀，麻木不仁，身体发痒，四肢颤动，瘫痪失语，又或神识昏乱，失语，又或癫、狂、痉、痫。临床多见肥胖，咳痰多，喉中痰鸣。

郁痰

郁痰的病机为：身体本就有痰病，又因事不顺心，七情拂郁，因此气滞痰留，痰阻塞气行，痰郁互结。此证具备肝郁性质：肝郁气滞，肝失疏泄，气机不畅，常因情态不舒诱发或加重，气滞痰凝常伴血瘀。本证主要表现为胸胁不适，脘腹痞满、闷胀，疼痛游走不定，或喉中异物，咳之不出，吞之不下，形如破絮、状如梅核，又或是肿物作瘤，每次都因情志波动而加剧，脉弦滑。

痰饮证的治疗原则

《症因脉治·痰证》记载："痰之为病，变化百出，皆内因七情，外感六气，中宫失清化之令，熏蒸结聚而成，须分所兼之邪治之。"祛痰法是针对水液聚为痰拟定的基本治疗原则。

肾主水液，脾主输津，肺主布津，三脏功能缺一不可。痰饮是由津液变化产生，自然以三脏为其病变中心。因为痰饮复杂，多样善变，所以见症不一，治法也就随之改变。脾失健运，湿聚成痰，宜用健脾燥湿化痰之法；脾肾阳虚，寒饮停于体内，又或是肺寒停饮，宜用温化寒痰之法；外邪袭肺，肺失宣降，液聚成痰，宜用宣肺化痰之法；三焦热郁，灼津为痰，宜用清热化痰之法；阴虚火炎，炼液为痰，宜用润燥化痰之法；痰滞肌肤筋络，干及膜原，呈为风象，宜用息风化痰之法；痰阻清窍，神志异常，宜用涤痰开窍之法；痰气交阻，痞闷胀痛，宜用理气化痰之法；因虚生痰，本虚标实，宜用益气化痰之法。以上几种祛痰之法，都是根据病变性质不同，寒热气津偏胜而分，又或是因施治方向不同，所以治法也就有所差别。只有掌握各法特点，才能辨证配伍，从而加深依法制方的理解。

此类方除燥痰选药比较特殊以外，其他众多治痰之方，都是以燥湿、芳化、淡渗三类药物作为基础，并随其寒热虚实、表里上下、兼气兼血，配伍其他药物组成的。因为脾是生痰之源，燥湿与芳化药物可醒脾化湿，恢复脾运。脾健运则湿无积滞之处，湿不生痰则诸证都可痊愈。其实治痰和治湿没有多大区别，只是在选药上略有不同而已。

痰饮证常用的中药

半夏

燥湿化痰，降逆止呕

性味归经：味辛，性温；归脾、胃、肺经。

使用剂量：3～9克。

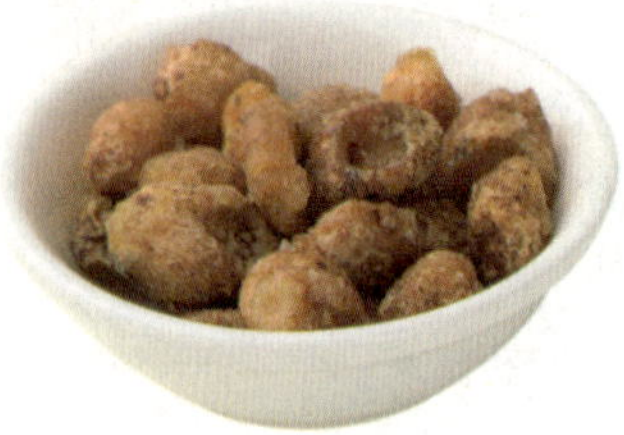

功效：燥湿化痰，降逆止呕，消痞散结。

临床应用：用于痰多咳喘、痰饮眩悸、内痰眩晕、呕吐反胃、胸脘痞闷、梅核气症；生用外治痈肿痰核。

用药禁忌

阴虚燥咳、津伤口渴、血证及燥痰者禁用，孕妇慎用；不宜与乌头类药物同用。生品有毒，内服宜慎。

常用配伍

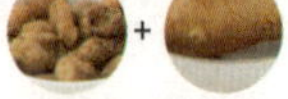

半夏＋生姜：适用于痰饮壅盛、气逆呕吐之症，且生姜可大大减轻半夏毒性。

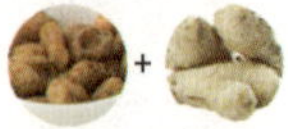

半夏＋干姜：适用于寒饮在肺、中焦虚寒所致的咳嗽、呕吐。

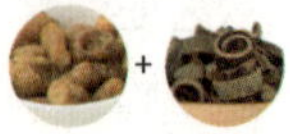

半夏＋厚朴：辛开苦降，能治疗肝郁或脾胃升降功能失常导致的痰饮凝聚。

天南星

燥湿化痰，祛风解痉

性味归经：味苦、辛，性温，有毒；归肺、肝、脾经。

使用剂量：3～9克。

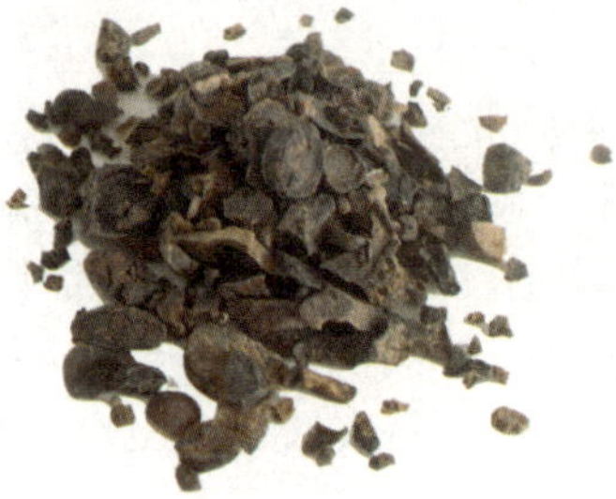

功效：燥湿化痰，祛风止痉，散结消肿。

临床应用：用于顽痰咳嗽、风痰眩晕、中风痰壅、口眼㖞斜、半身不遂、癫痫、惊风、破伤风。生用外治痈肿、蛇虫咬伤。

用药禁忌

阴虚燥痰及孕妇忌用。生品有毒，内服宜慎。

常用配伍

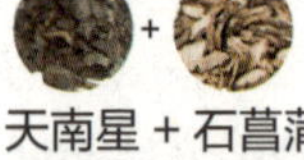

天南星＋石菖蒲：适用于风痰上壅、昏仆、失语、痰阻喉间。

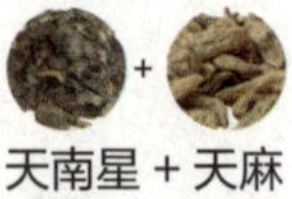

天南星＋天麻：既可祛经络之风痰，又善息肝风而止痉，适用于风痰眩晕。

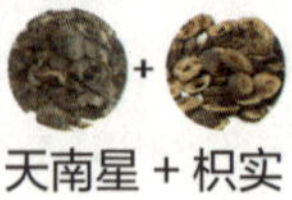

天南星＋枳实：增强化痰消痞作用，适用于湿痰阻肺、胸膈胀闷。

瓜蒌

清热涤痰，宽胸散结

性味归经：味甘，微苦，性寒；归肺、胃、大肠经。

使用剂量：9～15克。

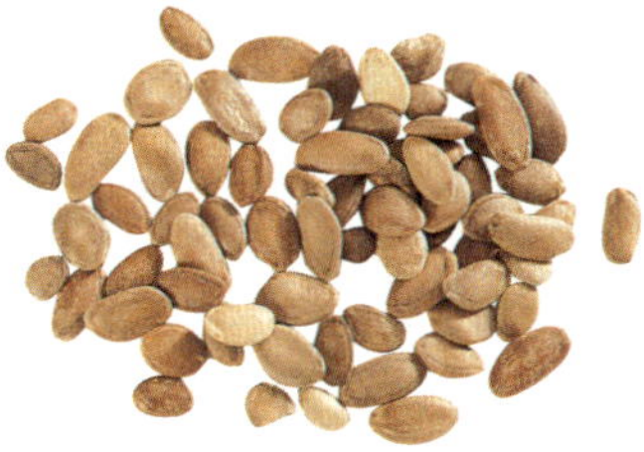

功效：清热涤痰，宽胸散结，润燥滑肠。

临床应用：用于肺热咳嗽、痰浊黄稠、胸痹心痛、结胸痞满、乳痈、肺痈、肠痈肿痛、大便秘结。

用药禁忌

体虚、失血及上部无实邪者忌用。不宜与乌头类药材同用。

常用配伍

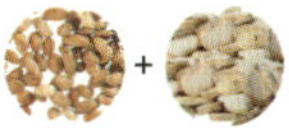
瓜蒌＋川贝母

用于痰热咳嗽、咳痰稠厚、咳吐不利及肺痈等症。

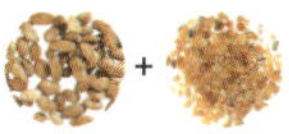
瓜蒌＋薤白

清上焦积热，化浊痰胶结，故能通胸膈痹塞，治疗胸痹胁痛。

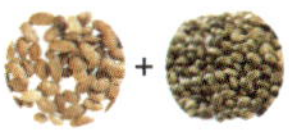
瓜蒌＋火麻仁

质润多油，善清积滞，可治疗肠燥便秘。

川贝母

润肺止咳，清热化痰

性味归经：味苦、甘，性微寒；归肺、心经。

使用剂量：3～9克。

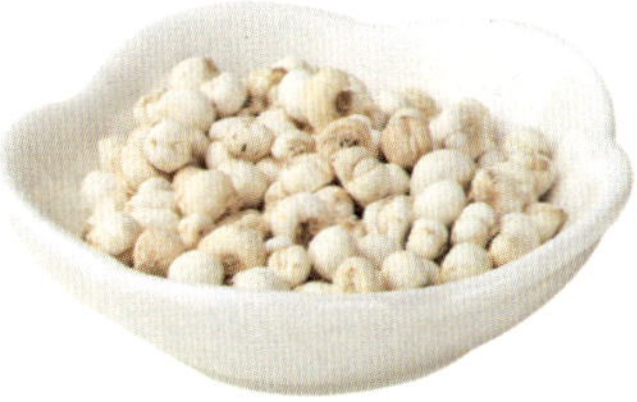

功效：清热化痰，润肺止咳，散结消肿。

临床应用：用于肺虚久咳、虚劳咳嗽、燥热咳嗽、干咳少痰、咳痰带血、肺痈、瘰疬、痈肿等病症。

用药禁忌

脾胃虚寒及内有寒痰者慎用。不宜与乌头类药物同用。

常用配伍

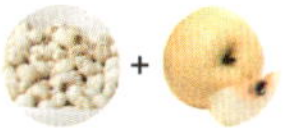
川贝母＋雪梨

清热化痰，清热润肺，是极好的护肺佳品。

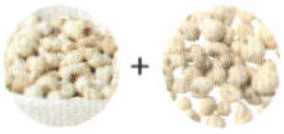
川贝母＋半夏

化痰止咳，辛温散寒。

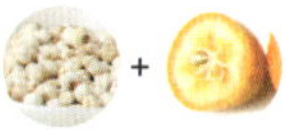
川贝母＋金橘

化痰止咳，理气解郁。

3个经典处方

苓桂术甘汤

方剂出处：《金匮要略》

方剂组成

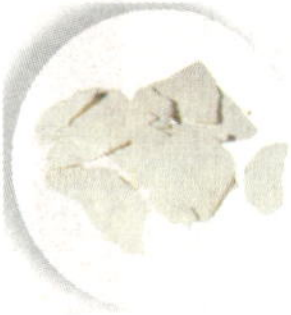

茯苓12克

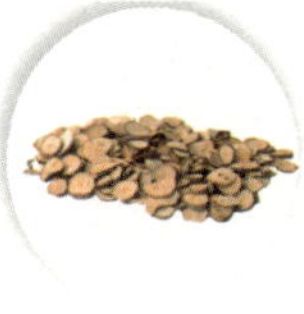

桂枝（去皮）9克

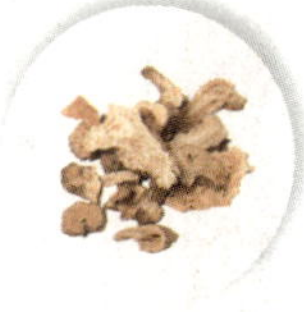

白术6克

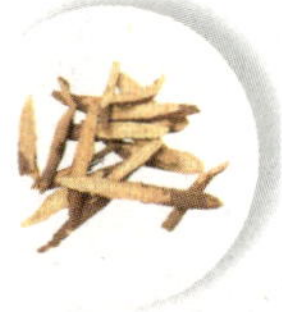

甘草（炙）6克

用法用量

煎服。每天3次。

方剂功效

温化痰饮，健脾利湿。

方剂主治

中阳不足，痰饮内停，证候表现为胸胁胀满、目眩心慌、咳而气短、舌苔白滑、脉弦滑。

方剂加减

咳嗽痰多者，配伍半夏、陈皮以燥湿化痰；心下痞或腹中有水声者，可加枳实、生姜以消痰散水；脾虚严重者，可加党参；兼有肌肤水肿者，可加车前子、泽泻、冬瓜皮等；关节疼痛者，可加乌蛇、威灵仙、羌活等。

注意事项

本方性偏温，夹有热邪或身体阴虚者不宜使用。同时，虽然本方具有健脾功效，但毕竟为祛除水饮而组方的，对于因肝肾不足、气血双亏所引起的眩晕、水肿，以及风寒、痰热、肺虚所引起的咳喘证都不适用。

现代应用

本方现代临床多用于慢性支气管炎、支气管哮喘、心源性水肿、慢性肾小球肾炎水肿、梅尼埃病、神经官能症等属水饮停于中焦者的治疗。

温胆汤

方剂出处：《三因极一病证方论》

方剂组成

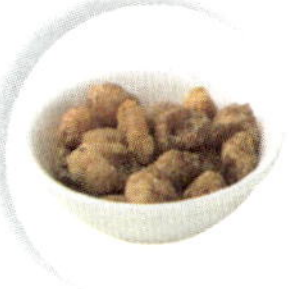

半夏6克

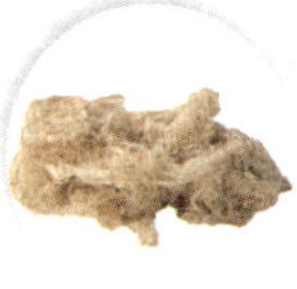

竹茹6克

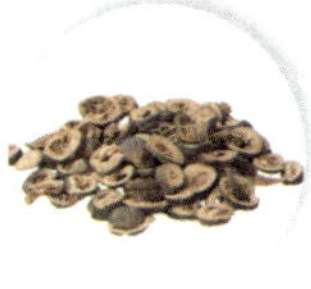

枳实6克

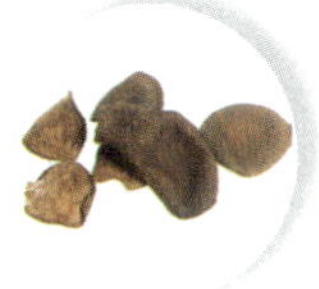

陈皮9克

茯苓5克

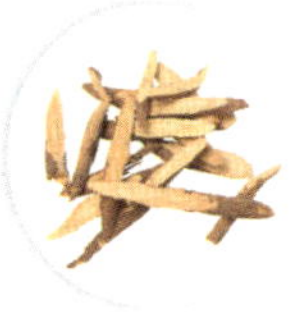

甘草（炙）3克

微信扫码

- 记方剂歌诀
- 查中医数据
- 学中医知识
- 承中华医脉

用法用量

加生姜5片、大枣2枚，煎服。

方剂功效

理气和胃，清热化痰。

方剂主治

胆怯易惊、头眩心悸、失眠、夜多异梦，或呕恶呃逆、眩晕、癫痫，舌苔腻、脉弦滑。

方剂加减

眩晕较重者，可加明天麻、菊花、刺蒺藜等；呕吐较重者，可加苏叶、黄连、代赭石等；邪热较重者，可加黄连、黄芩、栀子等以清热；痰热较重者，可加全瓜蒌、玄明粉、莱菔子、竹沥等；痰热扰心而失眠、心悸者，可加远志、生牡蛎、酸枣仁；癫痫发作者，宜加郁金、白矾、胆南星、石菖蒲等以息风止痉。

注意事项

温胆汤属温燥之剂，凡阴血不足之证不宜使用。火热较盛者一般都容易伤阴液，此时当酌加生地黄、沙参、石斛等清养阴液之品。

现代应用

现代临床上用于神经官能症、急慢性胃炎、慢性支气管炎、梅尼埃病、妊娠呕吐等属痰热内扰与胆胃不和者的治疗。

半夏白术天麻汤

方剂出处：《医学心悟》

方剂组成

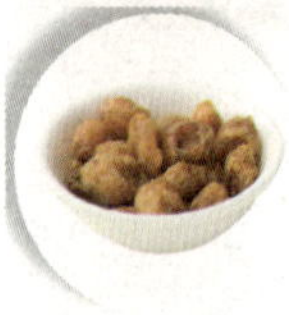

半夏9克

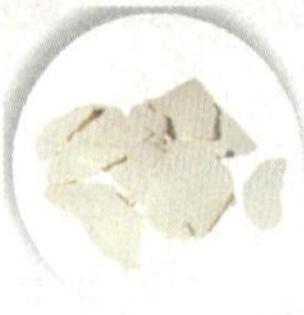

茯苓9克

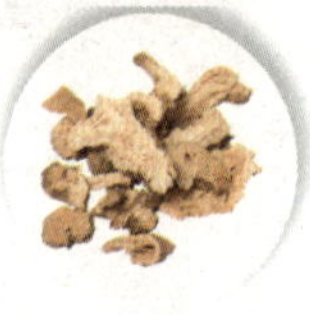

白术9克

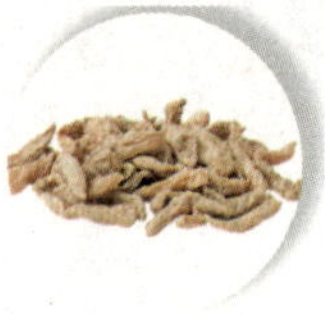

天麻6克

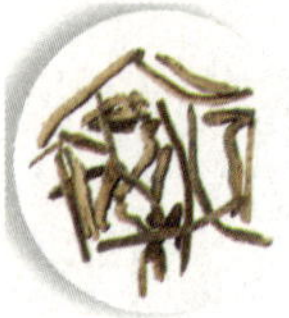

橘红6克

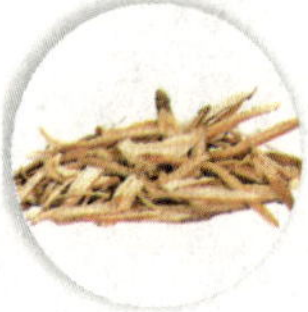

甘草3克

用法用量

煎服。加水800毫升，加生姜2片，大枣3枚。煎煮成250毫升，温服。再加水400毫升，煎煮成250毫升，温服。每天服2次。

方剂功效

祛湿化痰，息风健脾。

方剂主治

风痰上扰证，证候表现为眩晕头痛、胸闷呕恶、舌苔白腻、脉弦滑等。

方剂加减

眩晕较严重者，宜加僵蚕、钩藤、胆南星、石决明等；头痛厉害者，宜加全蝎、地龙、蜈蚣、蔓荆子等；脾虚运化力较弱者，加党参、黄芪等同用。

注意事项

临床上头痛、眩晕发生的原因很多，在内伤杂病中有肝阳、肾虚、气虚、血虚、瘀血等，而本方只适用于痰湿夹肝风所致者。肝风上逆特别严重而造成晕厥、不省人事者，当配合镇惊、开窍、息风之剂，本方效果差，不能单用。

现代应用

本方在现代临床上多用于耳源性眩晕、神经性眩晕属风痰而见上述证候者的治疗。

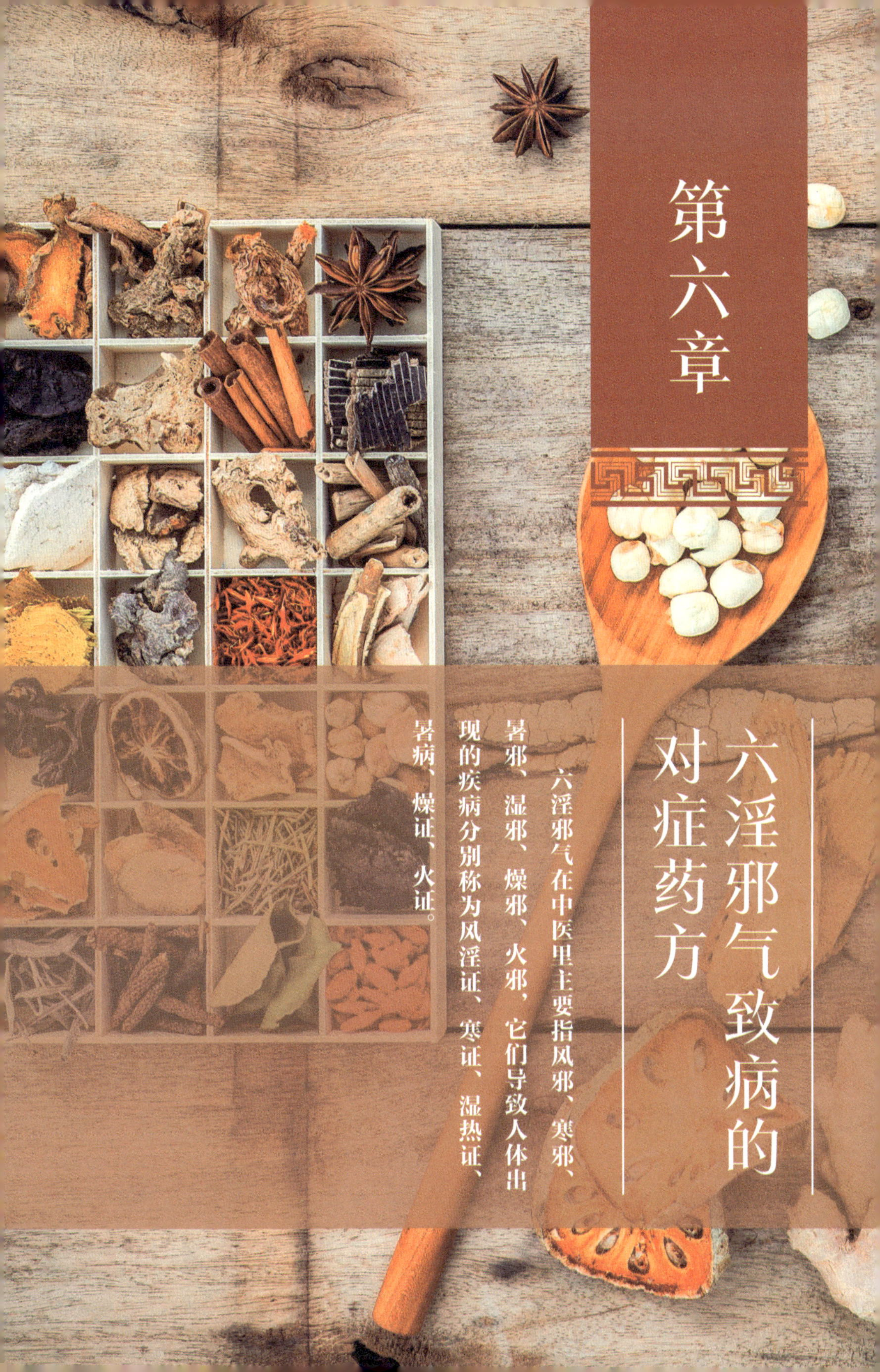

第六章

六淫邪气致病的对症药方

六淫邪气在中医里主要指风邪、寒邪、暑邪、湿邪、燥邪、火邪，它们导致人体出现的疾病分别称为风淫证、寒证、湿热证、暑病、燥证、火证。

风淫证的特征

风邪具有“善行而数变”的特点，容易侵犯人体的上部和表部，症状多变且迁移不定。风淫证在临床上涉及多种病症，主要包括感冒、头痛、眩晕、风湿痹证等。其特征主要体现在 5 个方面。

善行而数变：风邪致病具有迅速变化和迁移的特点，症状变动快，病位不固定。例如，头痛可以由前额转至后脑，再转至两侧太阳穴。

上先受之：风邪容易侵犯人体的上部，如头部、面部和上肢，常引起头痛、眩晕、面部麻木等症状。

多挟他邪：风邪常与其他邪气相结合，如风寒、风热、风湿等，表现出不同的病理特征。例如，风寒感冒中有风邪和寒邪的表现，风热感冒中则有风邪和热邪的表现。

发病急骤：风邪致病常发病急骤，症状来势迅猛，常表现为突然的头痛、恶风、发热等。

症状复杂多变：风邪致病的症状多样，常见有头痛、恶风、自汗、肢体疼痛、咳嗽、流涕、咽痛、面瘫、风疹等。

风淫证的类型

根据患者邪伤部位的不同，风淫证主要分为以下 3 种类型。

风寒感冒证

风寒感冒证在临床上，患者主要症状包括恶寒发热、头痛无汗、咽痒咳嗽、鼻塞流涕、全身酸痛等。

风热感冒证

风热感冒证在临床上，患者以发热重、微恶风、汗出、咽痛、咳嗽、痰黄、鼻塞流黄涕、口渴为主要症状。

风湿痹证

风湿痹证在临床上，患者以肢体关节疼痛、麻木、屈伸不利，或关节红肿热痛为主要症状。

风淫证的诊断要点

风淫证是中医学中的一种证，其诊断要点基于患者的症状表现、舌诊、脉诊及病因分析。

症状观察：注意患者头晕、头痛、眩晕、耳鸣、目眩、眼花、口苦、口干、咽干等表现。观察患者是否有发热、恶寒等全身性症状。

舌诊：检查舌体的颜色、形态、苔质等变化。风淫证舌质多呈红色，舌苔厚腻或黄腻。

脉诊：了解患者的脉搏情况，包括脉速、脉浮沉、脉滑涩等。风淫证多表现为脉象浮数。

病因分析：综合考虑患者的生活习惯、饮食情况、环境因素等可能影响因素。风淫证的病因常与外邪侵袭、体内湿热等因素有关。

辨证分型：根据患者的具体症状和体征，将风淫证分为不同的证型，如风湿证、湿热证等。针对不同的证型采取相应的治疗措施。

鉴别诊断：排除其他疾病，如中风、高血压等疾病，与风淫证进行鉴别诊断。

综上所述，风淫证的诊断要点包括综合观察患者的症状表现、舌诊、脉诊及病因分析，进而进行辨证分型和鉴别诊断，以制订合理有效的治疗方案。

风淫证的治疗原则

风邪的治疗需要辨证施治。首先，要明确风邪的表里关系，若表证较重，可采用祛风散寒的方法；若里证显著，应以清热疏风为主。其次，根据风邪在体内的分布情况，选择不同的治疗方法。表证可使用祛风通络的药物，里证可采用利小便或轻下的方法。最后，需注意避免过度使用汗、吐、下等剧烈疗法，以免损伤正气，使风邪难以彻底排除。治疗风邪要温和为主，缓解症状，保护正气的同时促进身体恢复。综合运用药物治疗、穴位按摩、艾灸等方法，加强治疗效果。

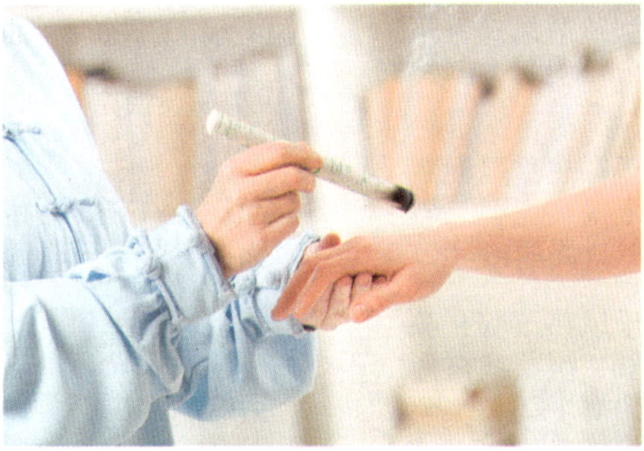

风淫证常用的中药

桑叶

疏散风热，清肺润燥

性味归经：味甘、苦，性寒；归肺、肝经。

使用剂量：5～10克。

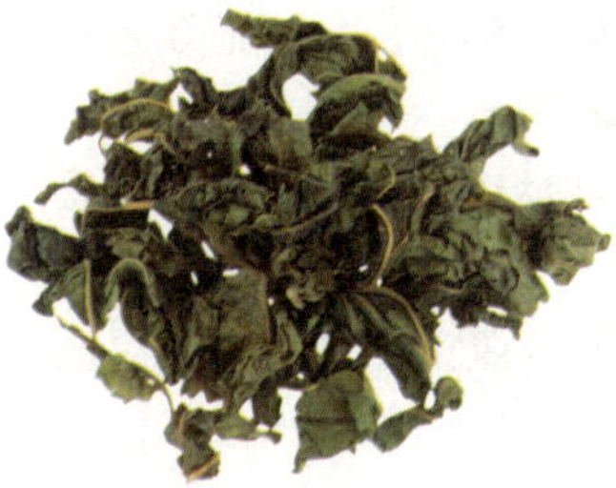

功效：疏散风热，清肺润燥，平抑肝阳，清肝明目。

临床应用：用于风热感冒、头痛、目赤、发热、高血压等，尤其适用于风热引起的感冒发热。

用药禁忌

脾胃虚寒者慎用，孕妇忌用。

常用配伍

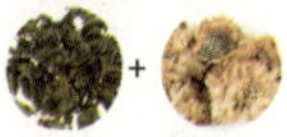

桑叶＋菊花

可增强疏散风热、平肝、清肝明目的功效。

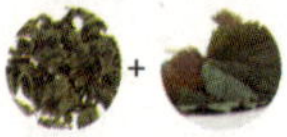

桑叶＋紫苏

可用于肺热受风而致咳逆上气、吐痰黏稠、气喘、口渴的治疗。

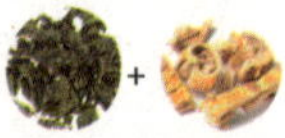

桑叶＋桑白皮

常用于风热蕴肺、咳嗽上气、痰黄或白而黏稠的治疗。

薄荷

清热解表，宣散风邪

性味归经：味辛，性凉；归肺、肝经。

使用剂量：干品3～10克，鲜品10～30克。

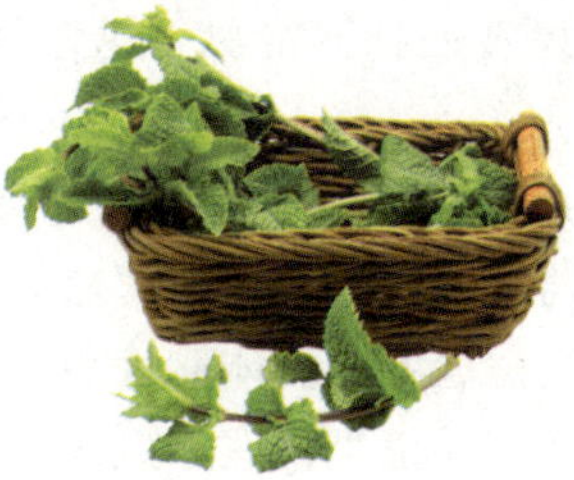

功效：清热解表，宣散风邪，利咽消炎，解郁开窍。

临床应用：用于风邪引起的头痛、鼻塞、咽喉肿痛、发热等，尤其适用于风热感冒。

用药禁忌

脾虚泄泻者慎用，孕妇忌用。

常用配伍

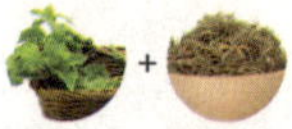

薄荷＋金银花

可增强发散风热的功效，还能利咽解毒。

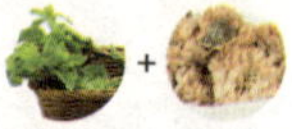

薄荷＋菊花

可治疗头痛目眩。提高清热解表、清热解毒的功效。

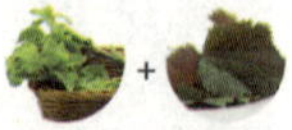

薄荷＋紫苏

可行气疏肝、发散风热。

麻黄

解表宣肺利水肿

性味归经：味辛、微苦，性温；归肺、膀胱经。

使用剂量：1.5~10克。

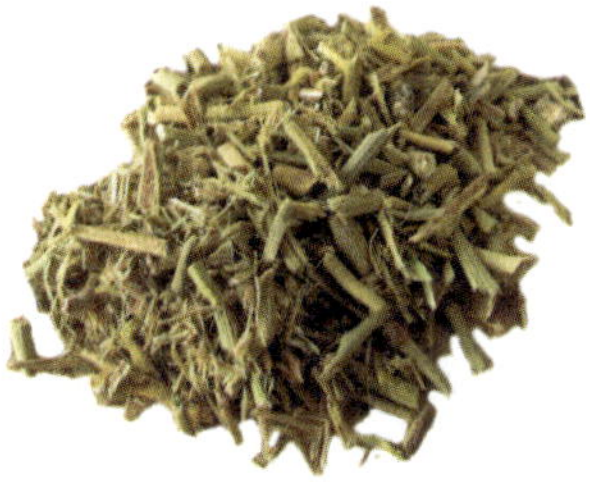

功效：发汗解表，宣肺平喘，利水消肿。

临床应用：用于伤寒表实、发热恶寒无汗、头痛鼻塞、骨节疼痛、咳嗽气喘、水肿、小便不利、风邪顽痹、皮肤不仁、风疹瘙痒。

用药禁忌

凡素体虚弱而自汗、盗汗、气喘者均忌用。

常用配伍

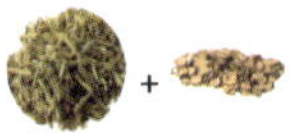

麻黄＋桂枝

发汗解表、温通经脉，适用于太阳伤寒表实证。

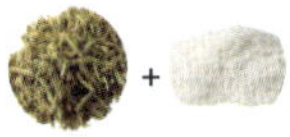

麻黄＋石膏

适用于外邪束表、里热壅肺之咳喘。

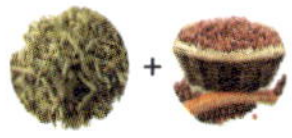

麻黄＋赤小豆

适用于伤寒表实无汗、湿热蕴郁于内而发身黄者。

桂枝

解肌通脉降气机

性味归经：味辛、甘，性温；归膀胱、心、肺经。

使用剂量：3~9克。

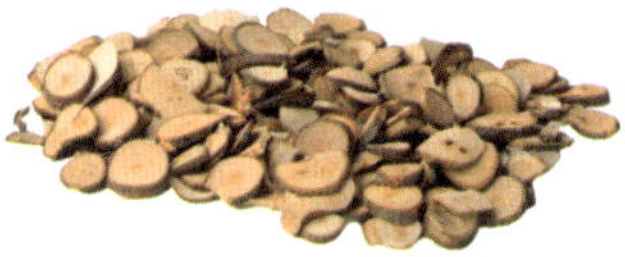

功效：发表解肌，温经通脉，助阳化气，平冲降气。

临床应用：用于风寒表证，症见肩背肢节酸痛、胸痹痰饮、经闭癥瘕。

用药禁忌

热病高热、阴虚火旺、血热妄行者禁用。

常用配伍

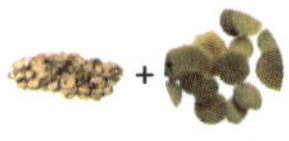

桂枝＋白芍

发散风寒、调和营卫，适用于外感风寒，表虚有汗，或营卫不和自汗者。

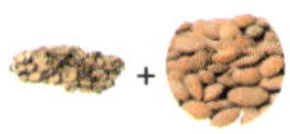

桂枝＋桃仁

活血通经，用于瘀血内阻所致痛经、闭经、头身疼痛等症的治疗。

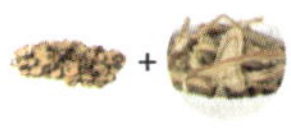

桂枝＋甘草

温补心阳、安神定悸，用于心阳虚、心下悸喜按等的治疗。

3个经典处方

麻黄汤

方剂出处：《伤寒论》

方剂组成

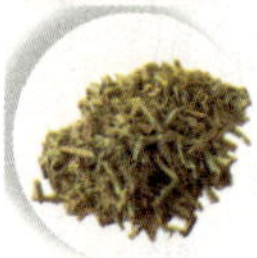

麻黄9克

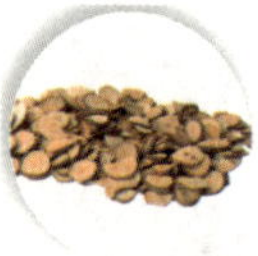

桂枝6克

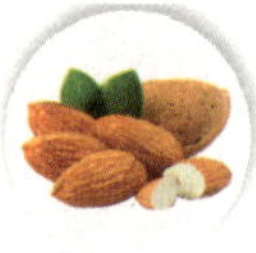

杏仁9克

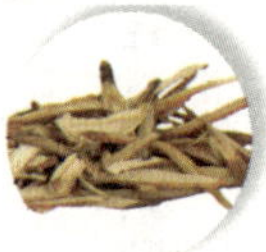

甘草3克

用法用量

将各药材加水煎煮，取汁分2次温服。

方剂功效

发汗解表，宣肺平喘。

方剂主治

适用于风寒感冒，临床表现为恶寒发热、无汗、头痛、身痛、咳嗽、气喘等。

方剂加减

外寒较重者，可加细辛、干姜以增强散寒解表之功效；咳嗽较重者，可加桔梗、紫苏子以增强止咳平喘之功效。

注意事项

适用于风寒表实证，表虚自汗者忌用。本方不宜久服，以防耗气伤阴。

现代应用

本方主要用于感冒、流行性感冒、支气管炎、哮喘等属于风寒表实证者的治疗。

桂枝汤

方剂出处：《伤寒论》

方剂组成

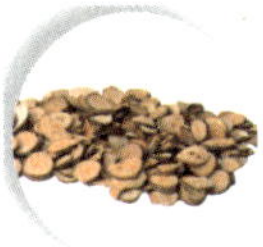
桂枝45克

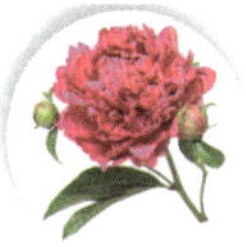
芍药45克

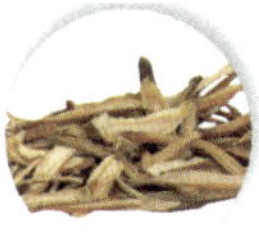
炙甘草30克

生姜45克

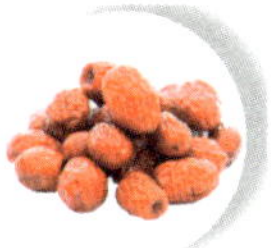
大枣12枚

用法用量

将各药材加水煎煮，取汁分3次温服。

方剂功效

解肌发表，调和营卫。

方剂主治

适用于风寒表虚证，临床表现为发热、恶风、自汗、头痛、鼻塞、干呕等。

方剂加减

汗出过多者，可加黄芪以益气固表；表寒较重者，可加防风、羌活以增强解表散寒之功效。

注意事项

适用于风寒表虚证，不宜用于无汗、表实证。

现代应用

主要用于感冒、过敏性鼻炎、荨麻疹、风湿性关节炎等属于风寒表虚证的治疗。

九味羌活汤

方剂出处：《此事难知》

方剂组成

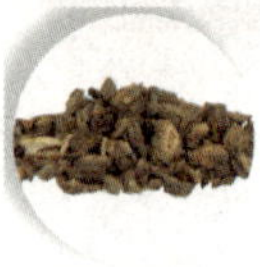
羌活5克

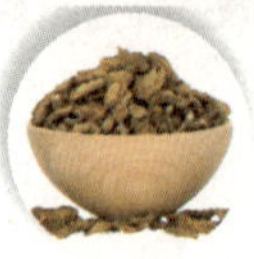
防风5克

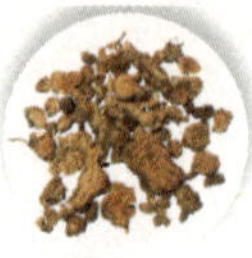
苍术5克

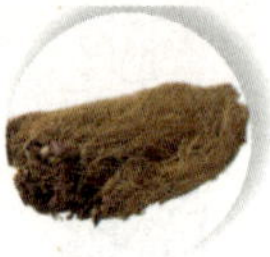
细辛1克

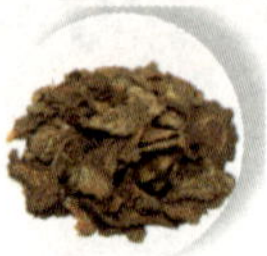
川芎3克

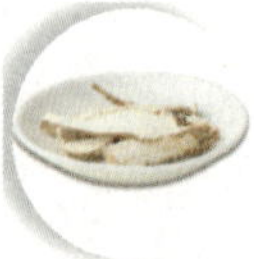
白芷3克

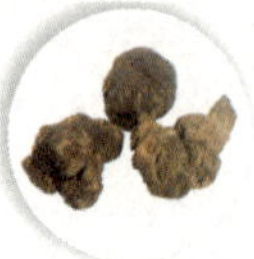
生地黄3克

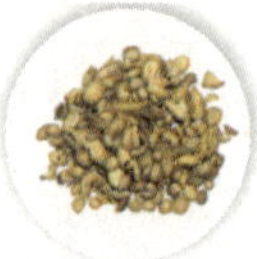
黄芩3克

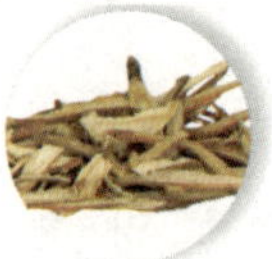
炙甘草3克

用法用量

将各药材加水煎煮，取汁分2次温服。

方剂功效

发汗解表，祛风除湿，兼清里热。

方剂主治

适用于外感风寒湿邪兼有里热，临床表现为恶寒发热、无汗、头痛、肢体酸痛、口苦微渴等。

方剂加减

表寒较重者，可加细辛、干姜以增强散寒解表之功效；湿重者，可加薏苡仁、茯苓以利湿。

注意事项

本方不宜用于无里热者，以免伤津耗气。体虚者慎用。

现代应用

主要用于感冒、风湿性关节炎、上呼吸道感染等属于风寒湿邪兼有里热者的治疗。

寒证的特征

寒冷太过，伤人致病则为寒邪。寒邪常见于冬季，当水冰地坼之时，伤于寒者为多，故冬多寒病；但寒邪为病也可见于其他季节，如气温骤降、贪凉露宿、空调过冷、恣食生冷等，亦常为感受寒邪的重要原因。

寒邪具有寒为阴邪、易伤阳气的致病特点。寒为阴气盛的表现，故称为阴邪。寒邪伤人后，机体的阳气奋起抵抗。阳气本可制阴驱寒，但若寒邪过盛，则阳气不仅不足以驱除寒邪，反为寒邪所伤，即阴盛则阳病。所以感受寒邪，最易损伤人体阳气。如外寒侵袭肌表，卫阳被遏，可见恶寒发热、无汗、鼻塞喷嚏等症状；寒邪直中脾胃，脾阳受损，可见脘腹冷痛、呕吐泄泻等症状；寒邪直中于少阴，损伤心肾阳气，则可见恶寒蜷卧、手足厥冷、下利清谷、小便清长、精神萎靡、脉微细等症状。

寒邪具有凝滞主痛的致病特点。凝滞，即凝结阻滞。寒性凝滞，指寒邪伤人，易使气血津液凝结、经脉阻滞。人身气血津液之所以畅行不息，全赖一身阳气的温煦推动。一旦阴寒之邪侵犯阳气受损，失其温煦，易使经脉气血运行不畅，甚或凝结阻滞不通，不通则痛。故疼痛是寒邪致病的重要临床表现。因寒而痛，一是有明显的受寒原因；二是疼痛特点是得温则减，遇寒增剧。由于寒邪侵犯部位不同，因而可出现多种疼痛症状。如寒客肌表经络，气血凝滞不通，则头身肢体关节疼痛；痹证中若以关节冷痛为主者，称为寒痹或痛痹；寒邪直中胃肠，则脘腹剧痛；寒客肝脉，可见少腹或外阴部冷痛等。

寒邪具有寒性收引的致病特点。收引，即收缩牵引。《素问·举痛论》记载：“寒则气收。”寒性收引，指寒邪侵袭人体，可使气机收敛，腠理、经络、筋脉收缩而挛急。如寒邪伤及肌表，卫阳郁遏不得宣泄，毛窍腠理闭塞，可见恶寒、无汗等；寒客血脉，则气血凝滞、血脉挛缩，可见头身疼痛、脉紧；寒客经络关节，则挛急作痛，屈伸不利，或冷厥不仁等。

寒证的类型

根据寒邪侵袭人体的程度不同，可分为表寒证、里寒证、虚寒证、寒实证等类型。

表寒证

表寒证，又称风寒束表证，指由风寒侵袭肌表所致的表证。《医学心悟·伤寒主治四字论》记载：“何谓表寒？伤寒初客太阳，头痛发热而恶寒者，名曰外感。”症见恶寒发热、头痛、舌苔薄白而润等。

里寒证

里寒证指脏腑阳气不足，阴寒内生，或寒邪直中脏腑，或寒邪由表传里。里寒证指伤寒阴证，即中寒。《医学心悟·伤寒主治四字论》记载："何谓里寒？凡伤寒不由阳经传入而直入阴经，手足厥冷，脉微细，下利清谷者，名曰中寒。"里寒证亦指慢性病的脏腑内寒证，症见脘腹冷痛、呕吐清水、大便溏泄、小便清长、畏寒肢冷、面色苍白、舌淡苔白滑、脉沉迟或微细等。

虚寒证

虚寒证，又称阳虚证，指阳气虚弱所致的证候，即以阳气不足，失去温煦、推动的功能，以畏寒肢冷、尿清便溏、舌淡胖、脉沉迟无力等为常见症状。

寒实证

寒实证指阴寒盛实所致的证候，多因寒邪入侵脏腑，或寒痰湿浊结滞所致。《伤寒论今释》记载："其证喘鸣气促，肢冷汗出，窒息欲死，故曰寒实。"

寒证的诊断要点

寒证是指寒邪侵袭机体，阳气被遏，以恶寒、无汗、局部冷痛、脉紧等为主要表现的证候。

表寒证

风寒束表，肺卫气郁，以恶寒重、发热轻、无汗、头痛、身体疼痛、鼻塞流清涕、咳嗽、舌淡红、苔薄白、脉浮紧等为常见症状。

里寒证

以形寒肢冷、面色苍白、口淡不渴、喜热饮、小便清长、大便溏泻、舌淡苔白润、脉沉迟等为常见症状。

虚寒证

以面白少华、食欲不振、得热则舒、小便清长、大便稀薄、舌淡苔白、脉沉迟缓弱等为常见症状。

寒实证

以胸腹胀满、身无热、口不燥渴、四肢冷或腹痛便秘、脉沉弦等为常见症状。

寒证的治疗原则

《素问·至真要大论》记载："寒者热之"。以表寒证和里寒证为例，表寒证需用辛温解表法治疗，里寒证需用温里法治疗。治疗表寒证首要任务是解表散寒。通过运用辛温解表的药物，如麻黄、桂枝、紫苏等，能够发散体表的寒邪，恢复体表正常的卫气功能。同时，这些药物还能促进汗液排出，从而缓解因寒邪闭阻导致的发热、头痛、无汗等症状。

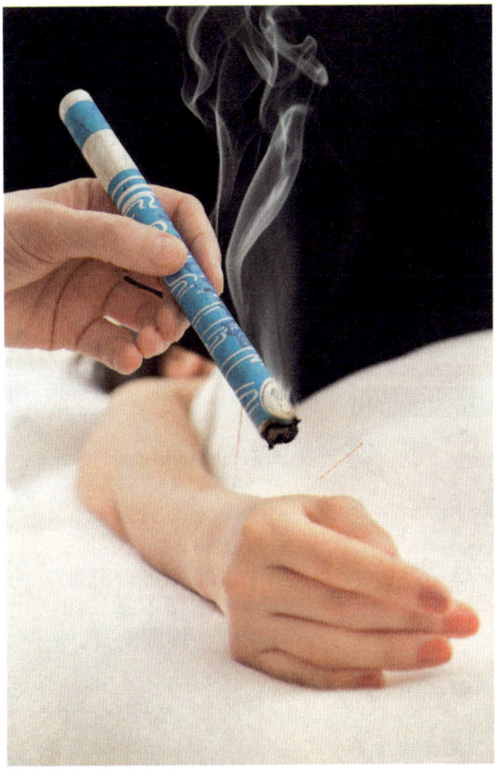

表寒证往往伴随经络痹阻、气血不畅，导致疼痛等症状。因此，治疗时需采用温通经络的方法运用温性的药物或疗法，如艾叶、红花等中药或艾灸等物理疗法，以疏通经络、温通气血，从而缓解疼痛。

温里法具有祛除寒邪、温补阳气、温通经络的作用，适用于外寒入里，深入脏腑经络，或阳气不足，寒从内生的里寒证。根据里寒证所在的脏腑经络的部位和病情轻重缓急的不同，温里法又有温中祛寒、回阳救逆、温经散寒、温阳利水等治法。由于寒为阴邪，易伤人体阳气，以及阳虚里寒证往往由气虚发展而来，故温里法除用温热药以外，常配合使用补气的药物；阴寒内盛、阳气欲脱、病情危急者，需配合补气固脱的药物。

寒证常用的中药

附子

回阳救逆温助阳

性味归经：味甘，性大热；有毒；归心、脾、肾经。

使用剂量：3~9克（炮制品）。

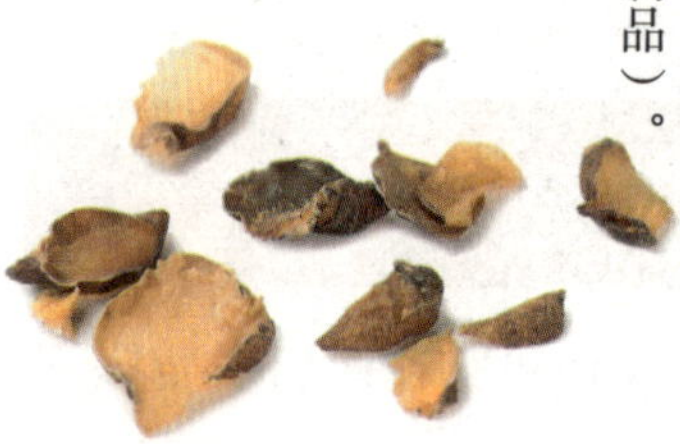

功效：回阳救逆，补火助阳，散寒止痛。

临床应用：用于阴盛格阳、大汗亡阳、吐痢厥逆、心腹冷痛、脾泄冷痢、脚气水肿、小儿慢惊、风寒湿痹、阳痿、宫冷阴、疽疮漏及一切沉寒痼冷之疾。

用药禁忌

阴虚阳盛、真热假寒者及孕妇均禁用。

常用配伍

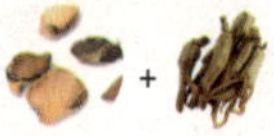
附子＋人参

主治回阳固脱。

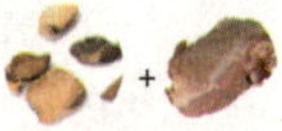
附子＋羊肉

温补脾肾，益气养血，用于脾肾阳虚、气血两亏、阳痿不举、四肢厥冷、体弱面黄。

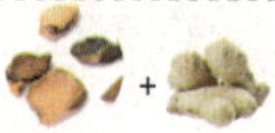
附子＋干姜

温补脾肾，散寒化湿。

干姜

散寒通脉温化饮

性味归经：味辛，性热；归脾、胃、肾、心、肺经。

使用剂量：3~10克。

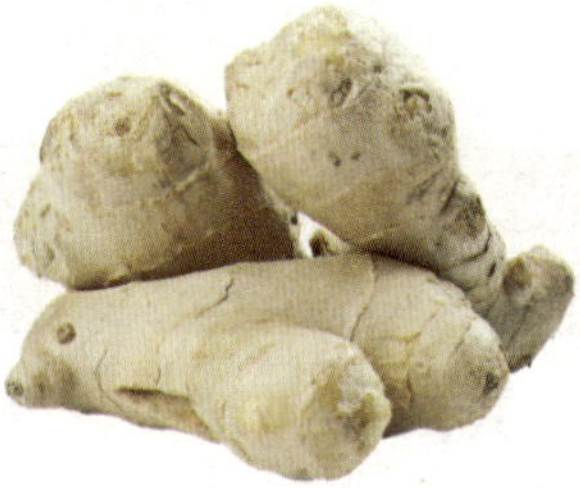

功效：温中散寒，回阳通脉，燥湿消痰，温肺化饮。

临床应用：用于心腹冷痛、吐泻、肢冷脉微、寒湿喘咳、风寒湿痹、阳虚吐衄、下血。

用药禁忌

阴虚内热、血热妄行者禁用。

常用配伍

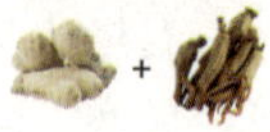
干姜＋人参

温中阳，培土生金。适用于脾胃虚寒之证。

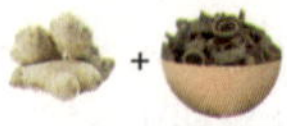
干姜＋厚朴

温中化湿，以祛中焦寒湿、行气消胀，治疗肠胃气滞。

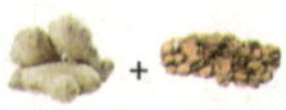
干姜＋桂枝

温补阳气、温化寒饮，适用于水饮内停之证。

肉桂

助阳温经散寒痛

性味归经： 味辛、甘，性大热；归肾、脾、心、肝经。

使用剂量： 2~5克。

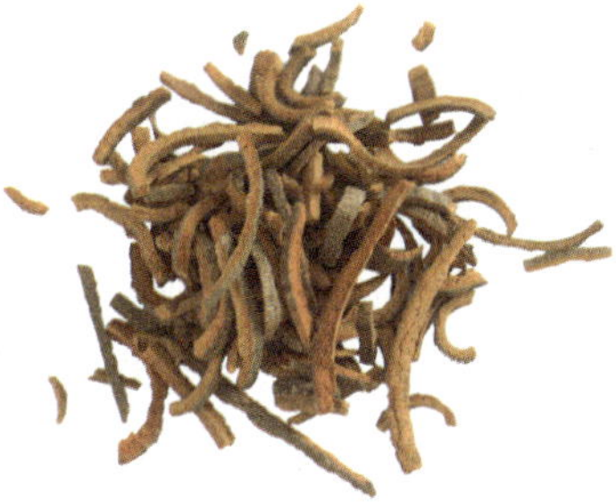

功效： 补火助阳，温通经脉，散寒止痛，活血通经。

临床应用： 用于命门火衰、肢冷脉微、亡阳虚脱、腹痛泄泻、寒疝奔豚、腰膝冷痛、经闭癥瘕、阴疽、虚阳浮越、上热下寒。

用药禁忌

阴虚火旺者忌用，孕妇慎用。

常用配伍

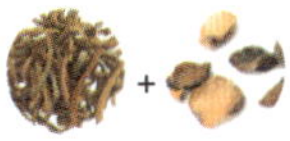
肉桂＋附子

补火助阳，散寒止痛。肾阳虚衰、脾肾阳衰及里寒重症可用。

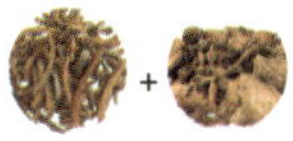
肉桂＋独活

温经行血，散寒止痛。治风寒湿痹，尤治寒痹腰痛。

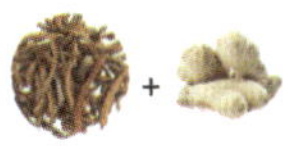
肉桂＋干姜

甘热助阳以补虚，辛热散寒以止痛。治寒邪内侵或脾胃虚寒的脘腹冷痛。

吴茱萸

止呕止泻散寒痛

性味归经： 味辛、苦，性热；有小毒；归肝、胃、脾、肾经。

使用剂量： 1.5~5克。

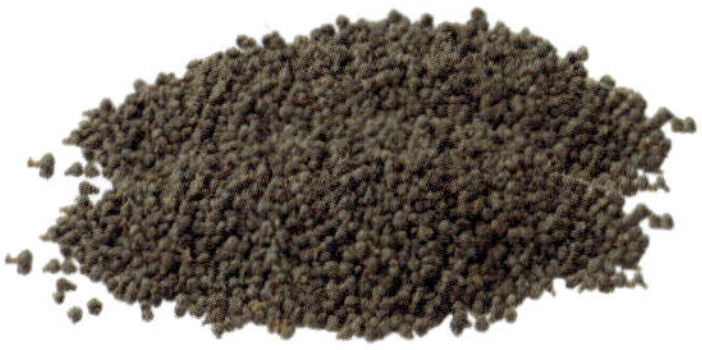

功效： 散寒止痛，降逆止呕，助阳止泻。

临床应用： 用于呕逆吞酸、厥阴头痛、脏寒吐泻、脘腹胀痛、经行腹痛、五更泄泻、高血压症、脚气、疝气、口疮溃疡、齿痛、湿疹、黄水疮。

用药禁忌

阴虚火旺者忌用。

常用配伍

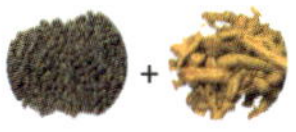
吴茱萸＋黄连

疏肝理气，降逆止呕。适用于肝胃不和的呕吐涎沫。

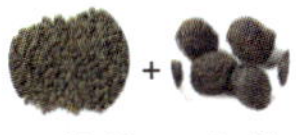
吴茱萸＋乌药

温散开郁，理气止痛。适用于寒疝少腹痛。

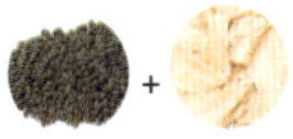
吴茱萸＋当归

散寒止痛。适用于女性少腹冷痛、经行后期。

2个经典处方

小建中汤

方剂出处：《伤寒论》

方剂组成

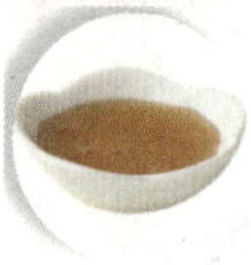

饴糖30克

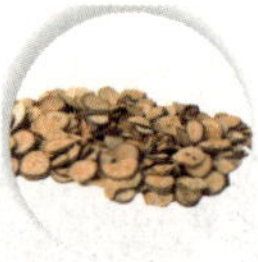

桂枝9克

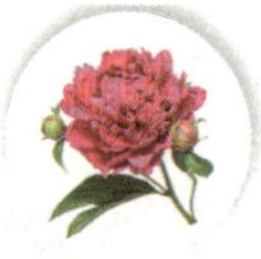

芍药18克

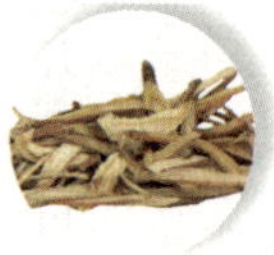

甘草6克（炙）

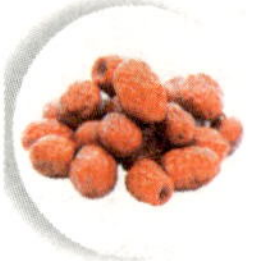

大枣4枚

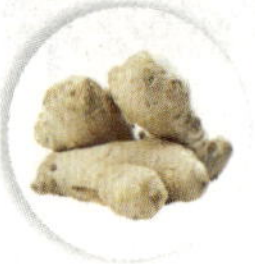

生姜10克（切）

用法用量

以上药物，以水7升，煮取3升，去滓，再放入饴糖，更上微火消解。温服1升，每天3次（现代用法：水煎取汁，兑入饴糖，文火加热溶化，分2次温服）。

方剂功效

温中补虚，和里缓急。

方剂主治

中焦虚寒，肝脾不和证，症见腹中拘急疼痛，喜温喜按，神疲乏力，虚怯少气；或心中悸动，虚烦不宁，面色无华；或伴四肢酸楚，手足烦热，咽干口燥；舌淡苔白，脉细弦。

方剂加减

中焦寒重者，可加干姜以增强温中散寒之力；兼有气滞者，可加木香以行气止痛；便溏者，可加白术以健脾燥湿止泻；面色萎黄、气短神疲者，可加人参、黄芪、当归以补养气血。

注意事项

呕吐或中满者不宜使用，阴虚火旺之胃脘疼痛者忌用。

现代应用

临床常用于胃十二指肠溃疡、慢性肝炎、神经衰弱、再生障碍性贫血、功能性发热属中气虚寒及阴阳气血失调者的治疗。

理中丸

方剂出处：《伤寒论》

方剂组成

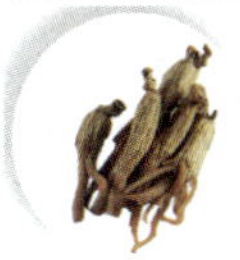
人参9克

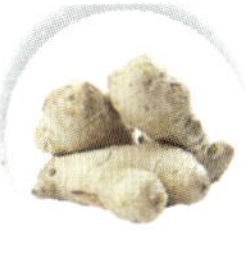
干姜9克

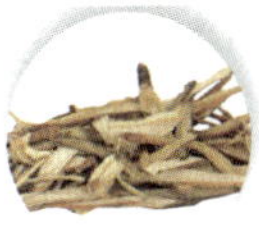
甘草（炙）9克

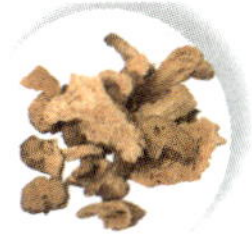
白术9克

用法用量

以上药物，炼蜜为丸，如鸡蛋黄大小。以沸汤数合，和为1丸，研碎，温服之，每天3次，每夜2次。腹中未热，益至三四丸。

方剂功效

温中祛寒，补气健脾。

方剂主治

脾胃虚寒、自利不渴、呕吐腹痛、不欲饮食、中寒霍乱、阳虚失血、胸痹虚证、病后喜唾、小儿慢惊。

方剂加减

脐上筑者，肾气动也，去白术，加肉桂；吐多者，去白术，加生姜，下多者，还用白术；心悸者，加茯苓；渴欲得水者，加用白术；腹中痛者，加用人参；寒者，加用干姜；腹满者，去白术，加附子。

注意事项

服药期间忌食生冷、辛辣油腻之物，感冒发热者慎用，孕妇慎用。

现代应用

现代医学认为本方有提高免疫力、增强消化吸收的功能。主要用于治疗慢性胃肠炎、胃十二指肠球部溃疡、小儿消化不良，症见腹痛喜温喜按、呕吐、泄泻。

暑病的特征

暑病在中医上可以从两个方面理解。一种是指夏日感受暑邪所导致的热性病证。如《杂证会心录》记载：“今夫夏日炎炎，为太阳之亢气，人触之者，则生暑病。”在《杂病源流犀烛·暑病源流》中也有暑病的记载：“人受暑邪，当时即发谓之暑病。”后人根据暑病形成的不同原因，将暑病又分为阳暑、阴暑、中暑、伤暑、暑迷、暑厥等病证。另一种是指邪伏于内，到夏季由高热高湿而引发的多种热病。《注解伤寒论》卷二记载：“中而即病者，名曰伤寒；不即病者，寒毒藏于肌肤，至春变为温病，至夏变为暑病。”中医认为，引起机体生病的外因有风、寒、暑、湿、燥、火 6 种因素，而得暑病的外因则是暑热之邪侵袭人体；除此之外，得暑病也有一定的内因，一般身体虚弱的人不能抵御外邪。这种外因与内因相结合，就会发生暑病。

暑是火热之气所化，其性质属阳，相当于热邪致病，使体内阳气偏盛，阴不制阳，阴阳失调，耗气伤津，并扰乱心神等。暑病的临床表现为高热、多汗、唇干口燥、面红心烦、神倦乏力、小便短赤、便秘等。

另外，暑邪自身也有一些致病的特点。暑邪虽然是外界六淫之邪，但暑病最初为气分热盛的证候，并没有表证阶段。夏季气候炎热，空气潮湿、多雨，湿热很重，再加上夏季人们多喜欢冷饮，最容易伤害脾胃，使湿从内生。这样内外结合，邪气加重，除了暑热内扰之外，还会出现湿滞中焦、胸脘痞闷、呕吐腹泻、食欲缺乏等症状，因此，我们才说把暑与湿结合在一起，称为暑湿。另外，夏季人们都比较贪图凉快，喜欢在外面露宿，或者睡觉不盖被子，机体腠理开泄，所以夏季除了容易患上暑湿，还容易感受风寒之邪，出现身热口渴、恶寒头痛、汗出、恶心呕吐、四肢无力、食欲缺乏、舌苔白、脉浮滑而数等。因此，暑病又有暑热夹湿、暑热内扰、暑伤气阴、暑兼外感等证的区别。

暑病的类型

按照暑病形成的原因不同，暑病可以分为阳暑、阴暑、伤暑、暑温等不同类型。

阳暑

阳暑是指在暑热或者高温环境下工作而患上的暑病，也就是人们常说的“中暑”。《景岳全书·杂证谟》这样记载阳暑：“阳暑者，乃因暑而受热者也，在仲景即谓之中。凡以盛暑烈日之时，或于长途，或于田野，不辞劳苦，以致热毒伤阴，而病为头痛，烦躁，肌体大热，大渴，大汗，脉浮，气喘，或无气以动等证。此以暑月受热，故名阳暑。治宜察气之虚实，火之微甚，或补或清，以固其气。”

阳暑通常发生在夏季气温高、天气高湿的时候。高温引起人的体温调节功能失调，体内的热量过度蓄积，从而引发人体脏腑神经受损。如果患上阳暑，会出现高热、皮肤干热无汗、口干、神志不清、脏腑功能衰竭等症状。因此，高温天气时一旦出现大汗淋漓、神志恍惚的症状，一定要注意降温。如果气不太虚弱，但伴有火证，宜服用白虎汤或益元散。

阴暑

中医上所说的阴暑主要是因为风、寒或湿邪侵袭机体而引发的一种暑病。明代医学家张景岳指出："阴暑者，因暑而受寒者也……故名阴暑。”阴暑经常出现在季节更替的时候，人们过于贪凉，导致风、寒、湿邪侵袭机体。夏季暑热湿盛，机体毛孔张开、腠理疏松，人们避热趋凉，在树荫下、水亭中或阳台上乘凉时间过长；夜间在室外露宿，或者在阴寒潮湿的地方坐卧；运动劳作后，马上用冷水浇头洗澡，或者快速喝下大量冷开水、冰镇饮料；晚上睡觉时一直开着电风扇强吹或空调温度过低等所致的热病，都可以导致风、寒、湿邪侵袭机体，俗称“中于寒”，从而引发阴暑。夏季不可过于避热贪凉，以免寒湿侵袭，引发阴暑。

伤暑

伤暑又被称为“感暑”，也是因为身体虚弱、抗病能力低下，对炎热的气候不能很好适应，使夏季热邪侵袭身体而中暑热形成。伤暑时患者会出现与阳暑相同的症状，如身热心烦、口渴气粗、身体疲乏、小便赤涩等，但症状又不如阳暑重。

暑温

暑温是夏季常发暑病之一，是一种急性外感热病，由感受暑热病邪而致。暑温的发生具有明显的季节性，一般情况下，多发于夏至到立秋这段时间。暑温发病急，热势克盛，初发时而见气分阳明热盛的证候，有壮热、汗多、面赤、脉洪、烦渴引饮等主要特点。暑温的病情变化比较快，会出现生痰、化火、生风等比较复杂的病机变化，容易出现津气欲脱、动风、动血、闭窍等危重症状。

本病所及脏腑部位主要是阳明胃、心营、厥阴肝等，由于发病突然，病机变化迅速，往往不易察觉，所以一旦犯病就会出现高热、汗多、口渴、脉洪大等。如果暑热病邪未及时化解，暑邪可侵入营分，出现心营热盛或者引动肝风；如果进入血分，会迫使血液妄行，出现斑疹或各种出血症。另外，由于暑温非常容易耗伤人体津气，所以在病变过程中，常会出现自汗、气促而喘、心烦口渴、肢倦神疲等症状。

暑病的诊断要点

暑为火热之气所化，暑病的发病非常突然，而且病情变化迅速。病初时就会表现发热、烦渴、脉洪大等症状。

暑病具有的证候特点，总的来说是由暑邪的特性决定的。暑邪的共同特点是火热炽盛，初起直入阳明，容易伤津耗气、闭窍动风，同时具有夹湿兼寒的特点。暑邪致病除了一般温热邪气邪热亢盛的特点以外，还有夹津气之虚的病机特点。但根据暑病形成的病因不同，证候也就不同，临床上也表现出不同的症状。

在诊断的过程中，要分清楚暑病的类型，辨别暑病的不同证候，才能对症下药。

阳暑

暑热内扰主要以暑热偏盛为主，体内热邪过重，阴不制阳。主要表现为身热汗出，面红目赤，心烦口渴，神智昏沉，并伴有恶心、肢体倦怠、胸闷喜饮、小便短赤、舌红苔黄、脉数等临床特点，治疗时以清热祛暑为主。

阴暑

暑湿内扰，外感风寒，也就是我们所说的“阴暑”，与暑热内扰有所差别。本证除了暑热，还夹湿证。夏季本就多湿、高温，湿邪极容易入侵人体，从而使脏腑功能失调。再加上高热使人贪凉，喜冷饮、在外露宿等，极容易使风、寒、湿邪侵袭机体。本证主要表现为发热、恶寒，无汗或少汗，头痛身重，恶心纳呆，腹痛吐泻，四肢困乏，舌红苔黄等，治疗时以祛暑解表为主。

伤暑

《医林绳墨》卷一这样定义伤暑：“伤暑者，由其暑热劳伤元气之所致也。其症日间发热，头疼眩晕，躁乱不宁，无气以动，亦无气以言，或身如针刺，小便短赤，此为热伤元气也。”

暑温

暑温，即暑热内扰、气阴两伤又表现出不同的证候。病证开始会出现里热证候，病变过程中、人体会因为出汗过多而耗气伤津。临床表现为发热、不恶寒、口渴喜饮、面赤舌红、心烦气粗、四肢倦怠无力、大便秘结、苔黄少津等。

暑病的治疗原则

中医把夏季感受暑热邪气而发生的多种急性热病统称为暑病，但一般意义上，多指的是中暑、感暑、暑温等，所以治疗暑病的基本原则就是清暑泄热。虽然治疗暑病多用凉药，但在夏季，机体为了适应自然的变化，会有阴阳升降浮沉的变化。再加上每个人的体质不同，暑病形成的具体原因不同，感邪环境有所差异，因此治暑病仅仅用“热者寒之”是不全面的。

暑病临床的兼变证有很多，需要准确辨证，同时分清主次及病情轻重。“夏暑发自阳明，古人以白虎汤为主方。”古人用辛甘大寒的白虎汤来祛暑热，而不是采用银翘散等辛凉表剂。但在具体治疗暑病时，需要辨证使用。

如果出现暑热夹湿证候，机体表现为暑重而湿轻，此时湿邪就容易从热化，所以用药就不能过于温燥，否则就会损伤津液；如果湿重但热清，则暑蕴湿中，此时用药就不能过于寒凉，否则容易使湿邪滞留体内。再比如，暑病仅在上焦，此时用药不宜太重，以轻剂量适宜；如果暑病弥漫三停，侵入脏腑，用药就需要稍重一些，否则就不能祛除暑热。如果暑伤气津，治疗时就要补气养阴，但也要注意邪气的主次和轻重；暑邪易伤津液，如果暑邪夹湿，就不宜使用甘寒、酸甘类药物，以免使湿邪滞留体内。

临床治疗时，如果暑热较盛，可加连翘、竹叶、银花、荷叶、西瓜翠衣等；因为暑多夹湿，因此在清暑热时还可加藿香、佩兰、滑石等佐药来化湿利水。如果津气受损，暑热仍然很重，应把清透暑热的药量加重，或者加入石膏、银花之类清暑热。如果津气耗伤很重，出现身热突然降低、汗出不止、喘喝欲脱、脉散大的症状，这是正气欲脱的症状，需要用酸甘类药物益气敛津，防止虚脱，生脉饮是其最好的代表方。虽然生脉饮并不是治疗暑病的方剂，但对于邪热已去而津气虚衰的病证，却有非常好的疗效。需要注意的是，如果暑热仍盛，不宜直接使用，可加入连翘、石膏、银花、知母等清暑除热。

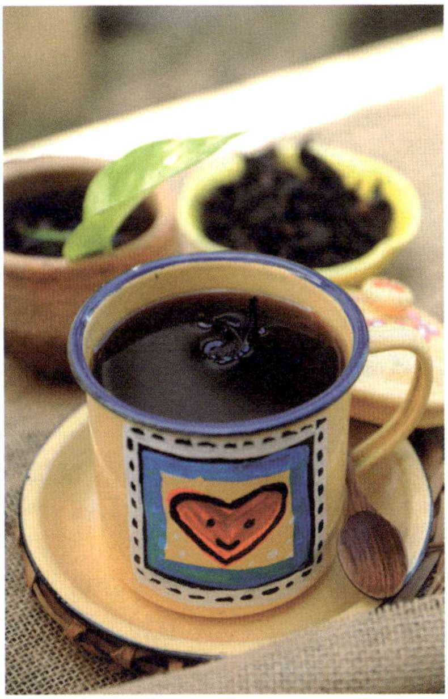

另外，暑热时间较长会耗伤肾阴，出现水火不济证，症见身热心烦、口渴喜饮、肢体麻痹、舌红、苔黄或薄黑而干、脉细数等特点，此时可用连梅汤。方中乌梅与黄连相配，酸苦泄热；乌梅与生地黄、麦冬相配，可酸甘化阴。连梅汤充分体现了暑温后期的“酸泄酸敛”的治疗原则。

暑病常用的中药

佩兰

芳香化湿解暑热

性味归经：味辛，性平；归脾、胃、肺经。

使用剂量：煎服，5~10克；鲜品加倍。

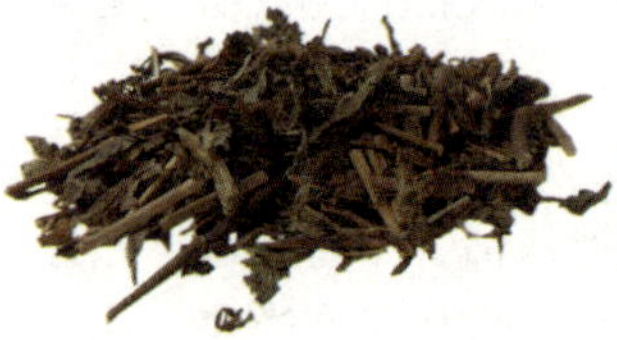

功效：芳香化湿，发表解暑，醒脾开胃。

临床应用：用于湿阻脾胃、脘腹胀满、湿温初起，以及口中甜腻等病症。

用药禁忌

阴虚血燥、气虚者慎用。

常用配伍

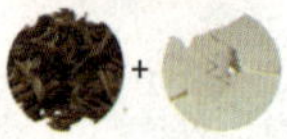

佩兰＋茯苓

两药合用，既祛暑邪，又健脾胃，故治暑湿内蕴引起的吐泻均有疗效。

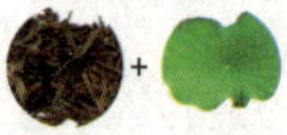

佩兰＋鲜荷叶

两药合用，清暑化浊，既清头目，又升阳止泻。

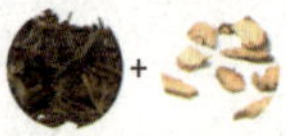

佩兰＋石菖蒲

可芳香开胃，能治肝胃不和、湿阻脾胃、气滞胁痛等症。

砂仁

化湿开胃又止泻

性味归经：味辛，性温；归脾、胃、肾经。

使用剂量：煎汤，3~6克，后下；或入丸、散。

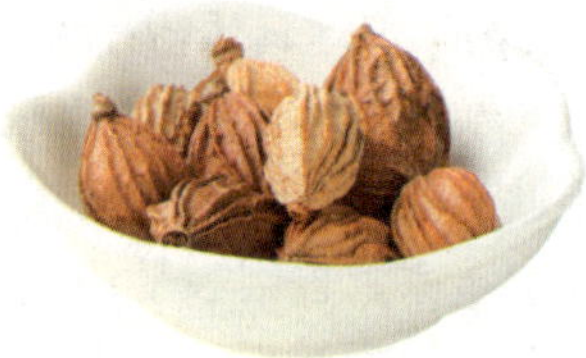

功效：化湿开胃，温中泻，理气安胎。

临床应用：用于腹痛胀满、肠鸣泄泻、宿食不化、呕吐清水、舌苔厚腻、孕妇妊娠恶阻反应，以及孕妇偶因跌仆以致胎动不安而腹痛等病症。

用药禁忌

阴虚血燥、火热内炽者慎用。

常用配伍

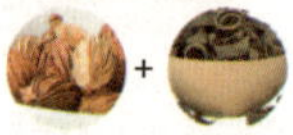

砂仁＋厚朴

可行气宽中、消满止痛，适用于气滞或湿郁的腹痛胀满。

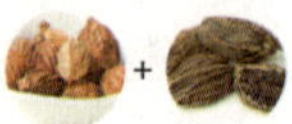

砂仁＋草果

两药伍用有祛寒湿开胃的功效，适用于寒湿停滞的腹胀等。

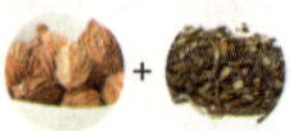

砂仁＋桑寄生

两药伍用安胎功效较好，适用于胎动不安的腰坠痛、腹胀满。

藿香

化湿止呕，发表解暑

性味归经：味辛，性温；归脾、胃、肺经。

使用剂量：3～10克。

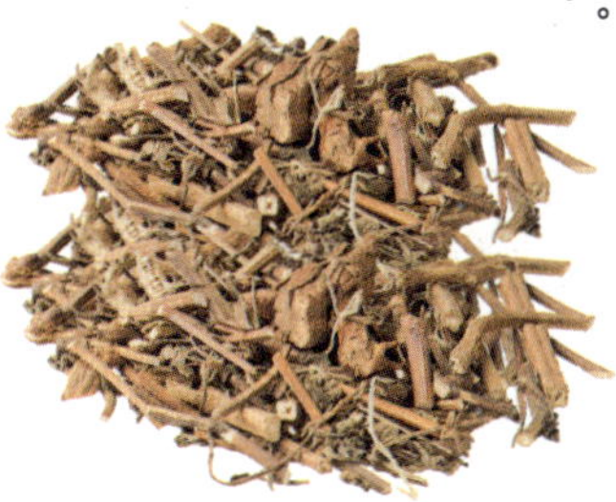

功效：化湿醒脾，降浊和中，解暑散邪。

临床应用：用于暑湿感冒、胸闷、腹痛、呕吐、腹泻等病症。

用药禁忌

阴虚火旺者忌用。

常用配伍

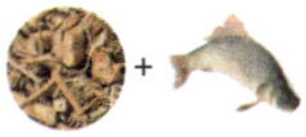
藿香 + 鲫鱼

可强脾胃、化湿浊。

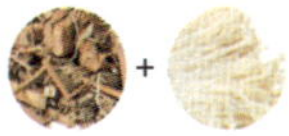
藿香 + 金针菇

可强健脾胃，缓解暑湿感冒之呕恶。

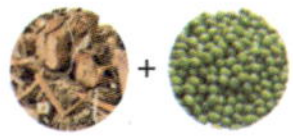
藿香 + 绿豆

可化湿醒脾、解暑散邪。

豆蔻

化湿行气止呕吐

性味归经：味辛，性温；归肺、脾、胃经。

使用剂量：煎服，3~6克，后下；或入丸、散。

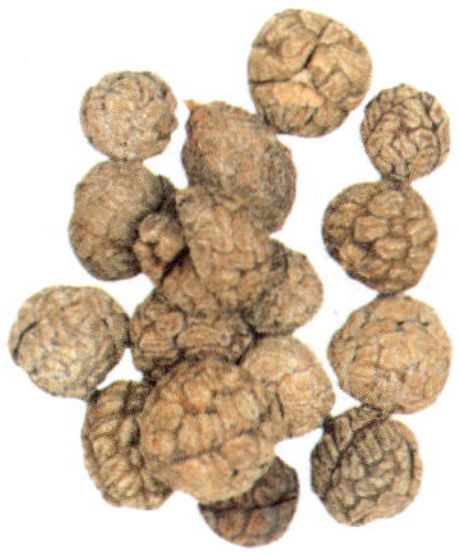

功效：化湿行气，温中止呕，开胃消食。

临床应用：用于湿浊中阻、不思饮食、湿温初起、胸闷不饥、寒湿呕逆、胸腹胀痛、食积不消。

用药禁忌

阴虚内热，或胃火偏盛，口干口渴，大便燥结者忌用。

常用配伍

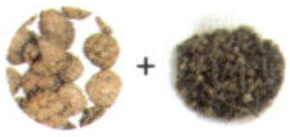
豆蔻 + 丁香

温中散寒、行气止痛，用于寒凝气滞所致的胃脘疼痛等。

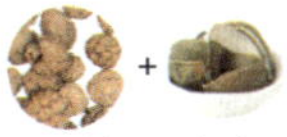
豆蔻 + 陈皮

有理气健脾化湿之功，用于脾胃虚弱、湿浊郁滞的胸腹满闷等。

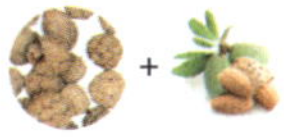
豆蔻 + 杏仁

可宣畅上中二焦之湿滞，用于胸闷不饥、头痛身重等。

夏枯草

清火明目散肿结

性味归经：味苦、辛，性寒；归肝、胆经。

使用剂量：10～15克。

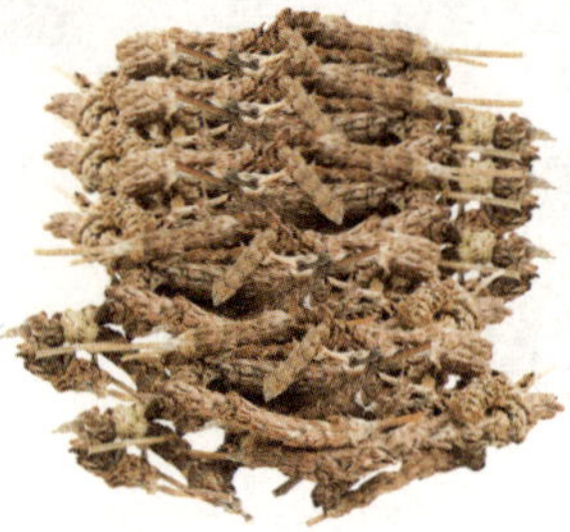

功效：清肝明目，散结消肿。

临床应用：用于目赤肿痛、头痛、眩晕、瘰疬、瘿瘤、乳痈、乳房胀痛等病症。

用药禁忌

脾胃寒弱者慎用。

常用配伍

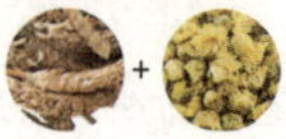

夏枯草＋菊花

清肝、凉肝、平肝，适用于肝火上炎、目赤肿痛、头痛。

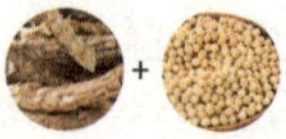

夏枯草＋黄豆

清热解毒，增强利尿之功效，对心脏病引起的水肿有益。

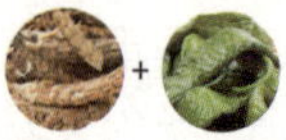

夏枯草＋海带

散结消肿，软坚化痰，对觉得喉有异物、吞之不下者有一定疗效。

黄连

清热燥湿泻火毒

性味归经：味苦，性寒；归心、肝、胃、大肠经。

使用剂量：2～10克。

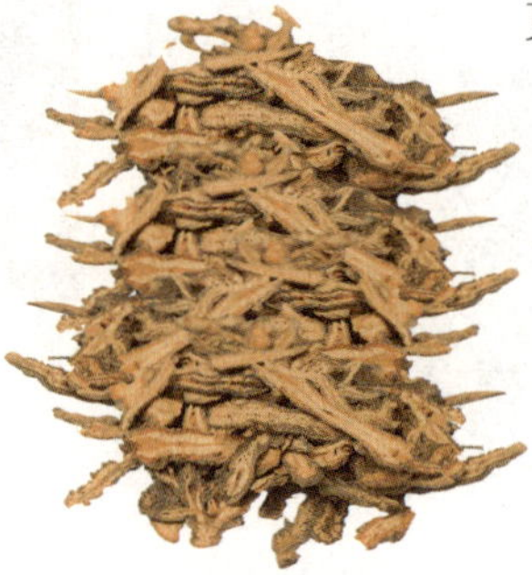

功效：清热燥湿，泻火解毒。

临床应用：用于湿热腹胀、呕吐、泻痢、黄疸、高热神昏、心火亢盛、心烦不寐、心悸不宁、牙痛、湿疹等病症。

用药禁忌

本品大苦大寒，过服久服易伤脾胃，脾胃虚寒者忌用；阴虚津伤者慎用。

常用配伍

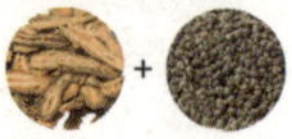

黄连＋吴茱萸

清热燥湿、调理肝脏，治疗肝火旺盛引起的诸症。

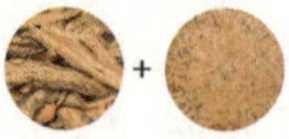

黄连＋大黄

清热解毒，增强通便、排肠毒的功效。

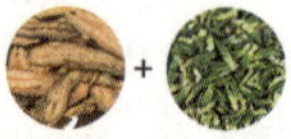

黄连＋莲子心

清心安神，缓解口舌生疮、心烦失眠等相关疾病症状。

4个经典处方

清络饮

方剂出处：《温病条辨》

方剂组成

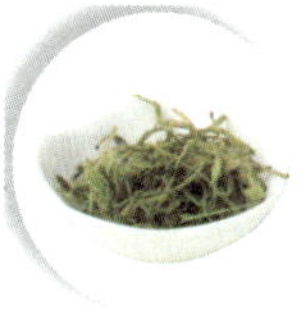
鲜金银花6克

鲜荷叶6克

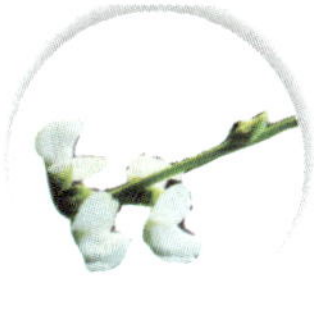
鲜扁豆花6克

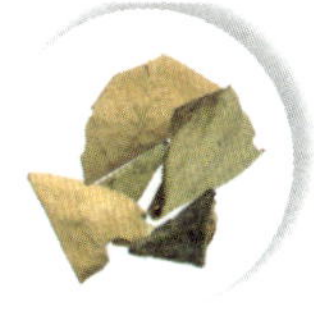
西瓜翠衣6克

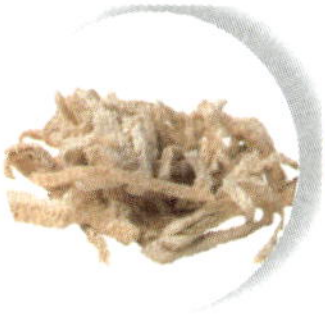
丝瓜络6克

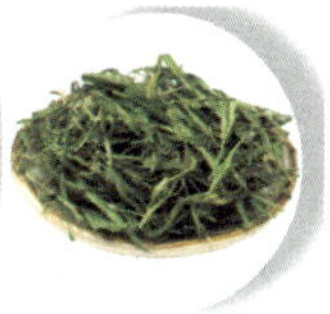
鲜竹叶6克

用法用量

用两杯水煎煮，煮成一杯水服用，每天2次。（现代用法：煎服。）

方剂功效

祛暑清肺、清热。

方剂主治

暑热轻微，邪浅病轻，津伤未甚。身热口渴不太严重，头晕目眩、微胀，舌淡红，苔薄白。

方剂增减

夏季炎热高温，为了预防暑病，可以用些方煎汤代茶饮。暑温伤肺，使肺腑的功能失调，出现咳嗽等症，如果咳嗽无痰，声音较高，可加麦冬、杏仁、沙参等以养肺阴、利肺气，也可加桔梗、甘草以清肺热、提肺气；体温较高者，也可加少许石膏；暑热偏盛，症状表现为身热面赤、汗出口渴、烦躁不安、舌红苔黄、脉数洪大者，可加知母、石膏、青蒿等清热泻火的药物；暑热伤津比较严重者，可酌情加知母、葛根、白茅根或者麦冬、生地黄等药物来滋阴生津。

注意事项

本方适应于暑热伤肺较轻之证，如果暑温表寒较重，或者出现热渴大汗、汗多脉散大等症状，都不宜使用本方。

现代应用

在临床上，清络饮可用于预防中暑、小儿夏季热、风湿热等暑热症状比较轻的病症。

新加香薷饮

方剂出处:《温病条辨》

方剂组成

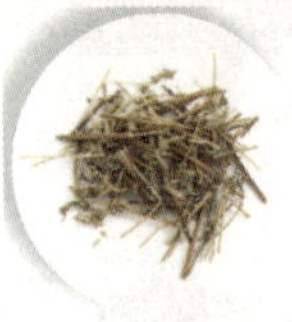
香薷6克

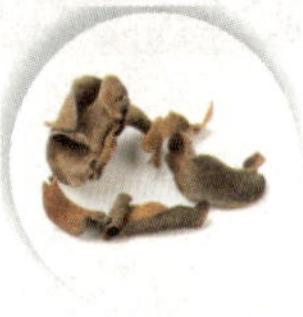
厚朴花6克

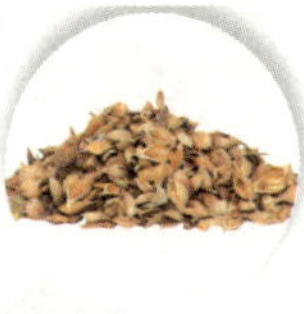
连翘6克

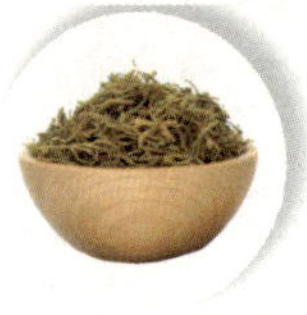
金银花9克

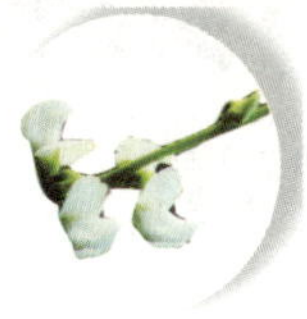
鲜扁豆花9克

用法用量

取5杯水煎煮至2杯，先服用一杯，出汗后待到汗收，再服用一杯；服用一杯后如果不出汗，接着服用，直到汗出为止。

方剂功效

祛暑解表，清热化湿。

方剂主治

暑温初起又感染风寒，证候表现为恶寒发热，头痛无汗，心烦面赤，口渴喜饮，小便短赤涩痛，舌红，苔白，脉右洪大，左小、浮而数。

方剂加减

暑热较重者，可加滑石、青蒿以清热解暑；表邪较重者，可加解表药防风、荆芥等；湿气偏重者，可加化湿利水药藿香、茯苓；湿阻气滞者，可加行气消胀药枳壳、砂仁、陈皮等。

注意事项

从药物属性和临床表现上看，如果自行出汗，就不能用本方；如果用后汗就出来，就不宜再服用，以免汗出过多伤阴。由于本方是解表清热之方，所以最好放凉之后再服用。方中的药物具有挥发性成分，所以煎煮时间不宜过长。

现代应用

本方对夏季感冒、急性胃肠炎、细菌性痢疾等属暑湿兼寒者都有较好的疗效。

六一散

方剂出处：《黄帝素问宣明论方》

方剂组成

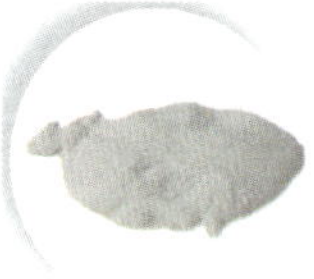

滑石180克

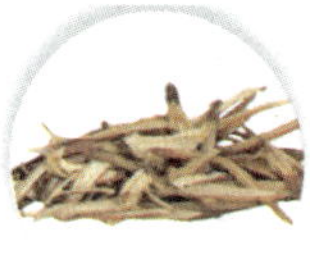

甘草30克

用法用量

煎服。也可共研为细末，温开水调服。每次12克，每天2～3次。

方剂功效

清暑利湿。

方剂主治

暑湿证，临床表现为身热烦渴、小便不利或呕吐泄泻；膀胱炎、尿道炎等湿热所致的小便赤涩淋痛及砂淋等；皮肤湿疹、湿疮、汗疹等。

方剂加减

阳明热盛者，可加石膏以清热；需要祛暑清热者，可加适量西瓜翠衣、丝瓜络等药物；小便炽热涩痛或有砂淋者，可加一些利水涌淋的药物，如瞿麦、海金沙、萹蓄、琥珀、冬葵子、鸡内金等；出现血淋症状者，则需要加凉血通淋止血的药物，如侧柏叶、白茅根、生藕节、蒲黄等；兼有表证者，可加薄荷等药物以解表清热；暑湿伴有肝火旺盛者，症状表现为口舌生疮、目赤咽痛等，可加碧玉散清肝火；暑热伤津、口渴舌红者，可加清热生津止渴的药物，如沙参、石斛、麦冬、知母等，再配以竹叶、黄连、莲子等药物以清心除烦；暑热较重使气津两伤者，这时需要加人参、西洋参等补气类药物以益气生津。

注意事项

本方适用于阳明、暑湿内扰证，因此如果阴虚、内无湿热，或者有小便清长等症状，不宜使用本方。另外，因为滑石有寒滑之性，因此孕妇忌用。

现代应用

从现代临床表现来看，本方不仅对暑湿内扰证有很好的疗效，还对湿热引起的中暑、膀胱炎、尿道炎、泌尿系统结石、胃肠型感冒、胃肠炎、皮肤病等病症有较好的疗效。另外，把滑石和甘草共研为细末，外用涂抹在皮肤上，可治疗痱子。夏季服用也可预防暑病。

清暑益气汤

方剂出处：《温热经纬》

方剂组成

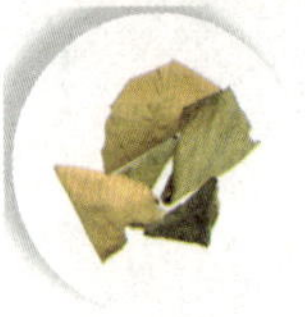
西瓜翠衣30克

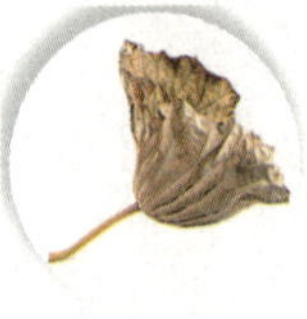
荷梗15克

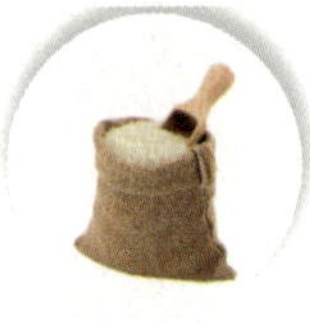
粳米15克

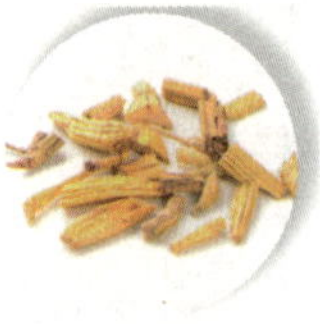
石斛15克

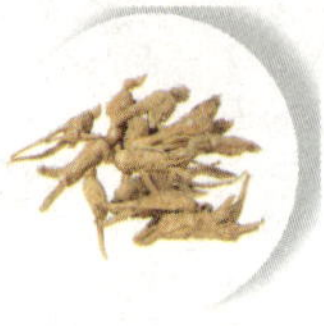
西洋参6克

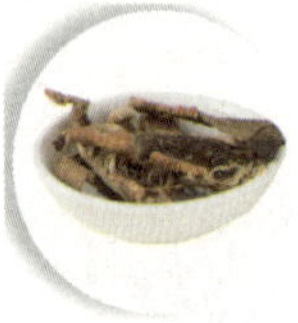
知母6克

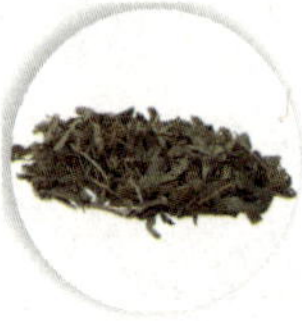
竹叶6克

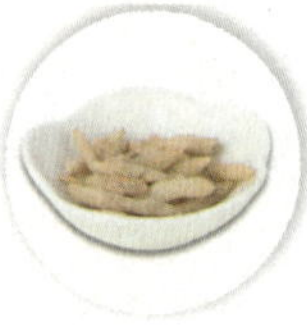
麦冬9克

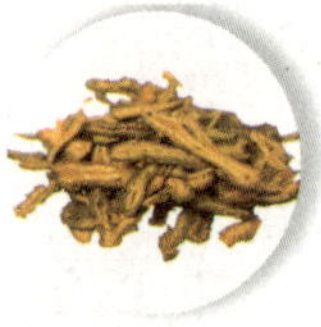
黄连4克

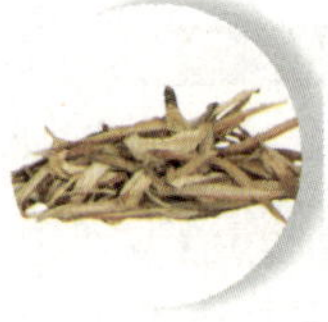
甘草4克

用法用量

将所有药材浸泡水中半小时，水位高出药材约2厘米。大火煮沸后微火再煎煮半小时，去渣空腹温服。服用药物可以根据病情而定，也可少量多次饮用。

方剂功效

清暑益气，养阴生津。

方剂主治

暑热内扰、气津两伤证，症状表现为身热多汗、口渴心烦、小便短赤、体倦少气、精神不振、脉虚数。

方剂加减

暑热不严重者，可去掉黄连；暑热较重者，可加石膏、六一散、金银花以增强清暑解热的功效；暑热或暑夹湿者，症状表现为苔白腻，则可用藿香、六一散代替麦冬、知母、石斛，可清热化湿；津伤口渴者，可加天花粉、熟地黄、玄参等以养阴生津；汗多不止者，可加浮小麦、糯稻根以收敛止汗；如果治疗小儿夏季发热，可用白薇、地骨代替黄连、知母。

注意事项

本方的清暑之力较强，主要以补益元气、养阴生津为主。因此，如果邪热较盛，方中许多阴柔之品药效不力，不宜使用。方中还有滋腻药，所以暑病夹湿者不宜直接使用。

现代应用

本方可用于中暑、夏季热、久热不退、烦渴体倦。现代临床实践证明，本方对于治疗夏季外感、小儿夏热等暑伤气阴之证也有很好的疗效。

湿热证的特征

湿热证的临床主要表现为胸脘痞闷、身热不扬、身困肢重、小便色黄、淋沥灼热、大便黏腻不爽、舌苔黄腻等。湿热证临床涉及的病证非常广泛，如痹证、湿温、水肿、呕吐、癃闭、淋证、带下、泄泻、痢疾、风疹、黄疸、胃脘病、肠痈、湿疹等。临床常见的胃炎、肠炎、胆囊炎、尿道炎、阴道炎、膀胱炎、前列腺炎、盆腔炎等疾病中也包含了湿热证的临床表现。

湿热证的类型

根据邪伤部位的不同，湿热证主要分为以下几种类型。

湿热淋证

湿热淋证在临床上主要表现为尿频尿急、溺时涩痛、淋沥不畅、小便混赤，严重的会出现癃闭不通、小腹急满、口燥咽干、舌苔黄腻、脉滑数等症状。

暑温夹湿证

暑温夹湿证在临床上患者会出现头痛如裹、身体疼痛、肢体倦怠、口干不渴，或是渴不欲饮、痞闷胀满、或胀又痛、纳差泛恶、便溏不爽、小便短赤、面色淡黄、舌苔白腻、脉弦细而濡等症状。

湿热下注证

湿热下注证在临床上患者主要表现为筋骨疼痛、两足痿软无力，或是足膝红肿热痛，或是湿热带下、阴部瘙痒，又或阴部湿疮、湿疹，小便短黄，舌苔黄腻等。

湿热证的诊断要点

湿热证的症状复杂多样，在临床诊治时要根据邪伤部位来辨别。如果是湿滞人体经络筋骨，患者以肢体疼痛困重或是红肿为主要表现；如果是湿热郁滞人体经脉，症见肢体痿软无力；假如湿蕴人体肌肤，症见黄汗、痤疮或是皮肤出疹瘙痒，搔之渗出黄水；如果是湿热中阻的病证，症见恶心呕吐、脘痞腹胀、腹痛、泄泻痢疾等；如果是肝胆湿热的病证，症见胁痛、黄疸、口苦、口臭、阳痿、不育不孕等；如果是湿热犯肺的病证，症见咳嗽、哮证、喘证等；假如是湿热下注的病证，症见小便频数、淋沥涩痛、痔疮便血、黄带、阴痒、阴汗等。

湿热证的治疗原则

《金匮要略》中提出治疗湿邪的两大法则——发汗、利小便。“若治风湿者，发其汗，但微微似欲汗出者，风湿俱去也。”微发汗，使湿邪缓缓蒸发，营卫畅通，以达风湿俱去而愈之效。“湿痹之候，小便不利，大便反快，但当利其小便。”“但当利其小便”含义有三层：一是应用利尿药物以开水道；二是恢复膀胱气化以使小便通利（健脾、温肾诸法皆寓其中）；三是湿兼表里，当以复人身之阳气为主。

临床在治疗湿热证时，首先，应当注意分清湿和热哪个轻、哪个重。如果湿偏重，就以祛湿为主，兼以清热；假如热偏重，就要以清热为主，兼以祛湿。

其次，应辨清湿热证的病位，结合临床病变部位的不同，来进行灵活配伍。例如，膀胱湿热就可通过利小便以祛除，大肠湿热可使用轻下以祛除，对于邪在经脉的患者，就可配入祛风通络的药物等。

第三，当湿热蕴蒸人体，患者临床可见恶寒、脘痞腹胀等症状，这时要注意与表证和里实证相鉴别，千万不可妄用汗、吐、下法来进行治疗，以防湿热上蒸、蒙蔽人体清窍，或是伤损中阳，致使湿热留着不化。由于湿邪黏腻重浊不易速去，因此治湿如抽丝剥茧，就不适宜使用峻猛的方剂以祛邪，而是适宜缓图其功，以顾护人体的正气。

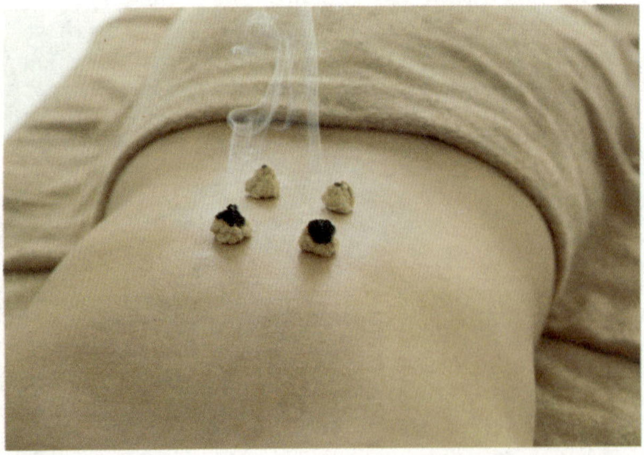

湿热证常用的中药

茯苓

益气健脾又利温

性味归经：味甘、淡，性平；归心、肺、脾、肾经。

使用剂量：10~15克。

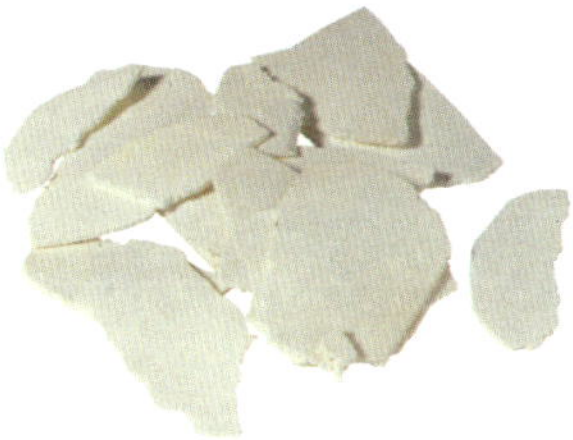

功效：利水渗湿，健脾宁心。

临床应用：用于水肿尿少、痰饮眩悸、脾虚食少、便溏泄泻、心神不安、惊悸失眠。

用药禁忌

阴虚火旺者忌用。

常用配伍

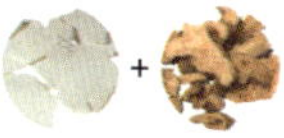

茯苓＋白术

无论脾虚气弱致生内湿，或外湿困中致脾虚不健均可选用。

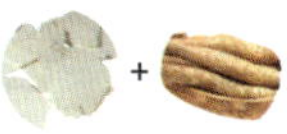

茯苓＋山药

补中有利，利中有补，合为平补缓利之剂，可补中益气。

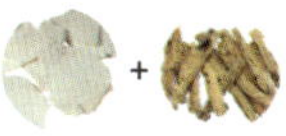

茯苓＋党参

既可用于气弱脾虚之证，也可用于脾虚所致的水肿、白浊、白带等。

车前草

清热利尿，凉血解毒

性味归经：味甘，性寒；归肝、肾、膀胱经。

使用剂量：9~30克。

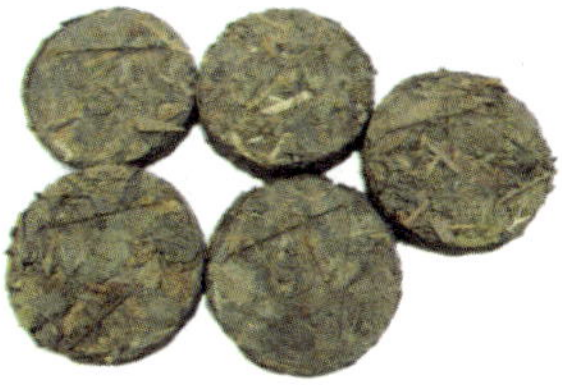

功效：利水，清热，明目，祛痰。

临床应用：用于小便不通、淋浊、带下、尿血、黄疸、水肿、热肉、泄泻、鼻出血、目赤肿痛、喉痹乳蛾、咳嗽、皮肤溃疡。

用药禁忌

虚滑精气不固者禁用。

常用配伍

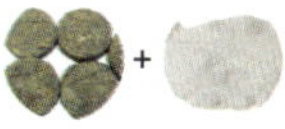

车前草＋滑石

治疗湿热下注、小便淋沥涩痛等症。

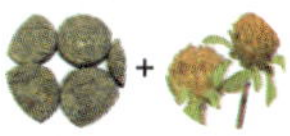

车前草＋旱莲草

治疗尿急、尿频、尿痛、小便不利，以及血淋、石淋、砂淋等。

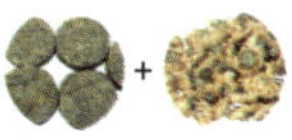

车前草＋菊花

治疗肝火上炎所致的目赤肿痛。

泽泻

利水渗湿降血脂

性味归经：味甘、淡，性寒；归肾经、膀胱经。

使用剂量：6~12克。

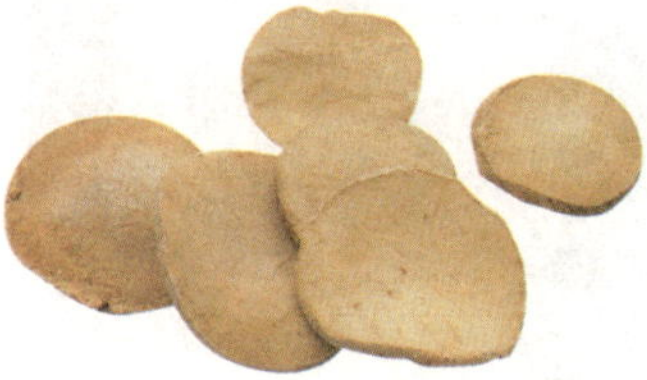

功效：利水渗湿，泄热，化浊降脂。

临床应用：用于小便不利、水肿胀满、呕吐、泻痢、痰饮、脚气、淋病、尿血等病症。

用药禁忌

肾虚精滑无湿热者禁用。

常用配伍

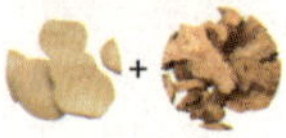

泽泻＋白术

用于心下有支饮，其人苦眩冒者；也用于水泻小便短少者。

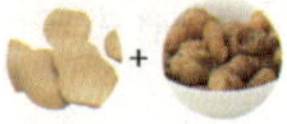

泽泻＋半夏

治疗湿浊蕴阻中焦所导致的脘腹胀满、小便短少。

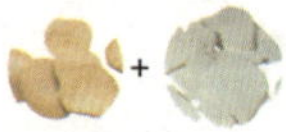

泽泻＋茯苓

治疗水湿停蓄之水肿、小便不利。

薏苡仁

健脾利湿排脓毒

性味归经：味甘、淡，性凉；归脾、胃、肺经。

使用剂量：9～30克。

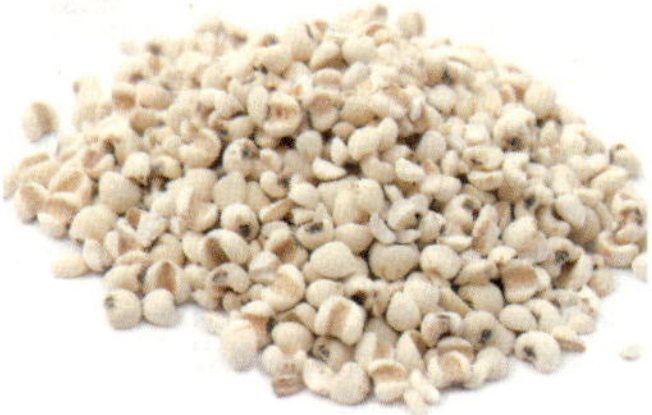

功效：利水渗湿，健脾止泻，清热排脓。

临床应用：用于水肿、脚气、小便不利、脾虚泄泻、肺痈、肠痈等病症。

用药禁忌

脾虚无湿、大便燥结者及孕妇慎用。

常用配伍

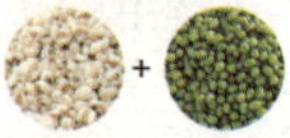

薏苡仁＋绿豆

利水消肿、健脾祛湿、清热消暑。

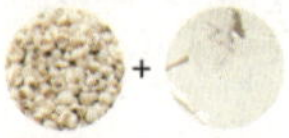

薏苡仁＋茯苓

利水渗湿、清热的同时还能治疗湿热内停。

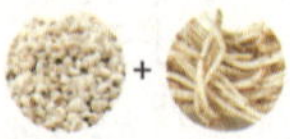

薏苡仁＋鱼腥草

泻热排毒，适合肺痈及肠痈者服用。

3个经典处方

甘露消毒丹

方剂出处：《医效秘传》

方剂组成

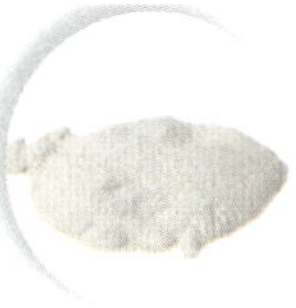
滑石450克

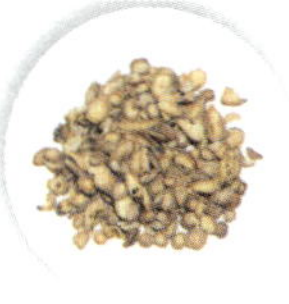
黄芩300克

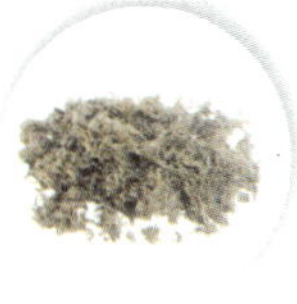
茵陈300克

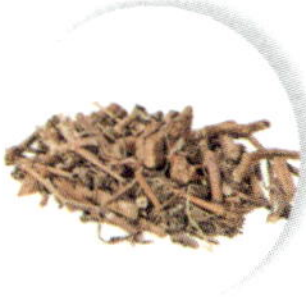
藿香120克

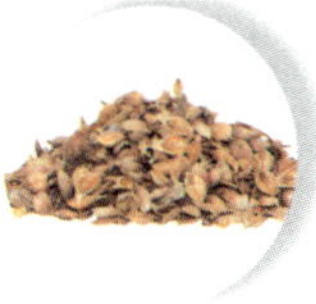
连翘120克

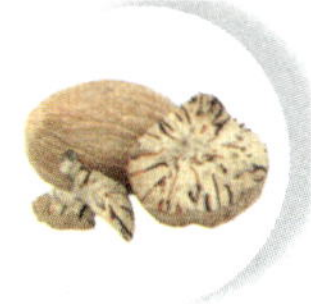
白豆蔻仁120克

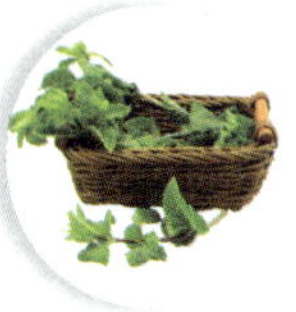
薄荷120克

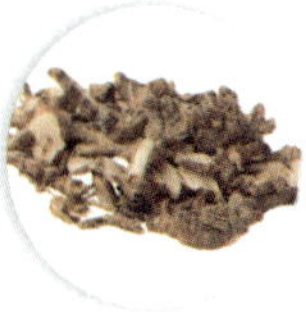
射干120克

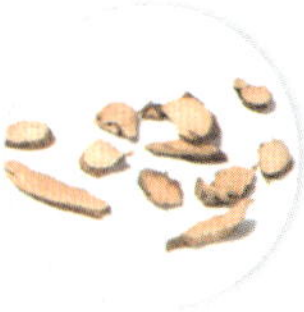
石菖蒲180克

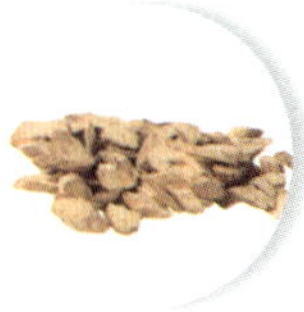
木通150克

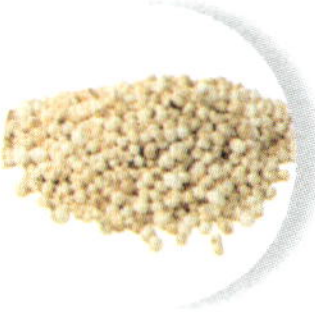
川贝母150克

用法用量

上述药物生晒后研末，每次开水服用9克。也可用神曲糊成弹子大小的药丸，开水化服（现代用法：煎服）。

方剂功效

利湿化浊，清热解毒。

方剂主治

湿温时疫，邪在气分证，证候表现为发热倦怠、午后身热、胸闷腹胀、咽喉肿痛、四肢酸痛、身目发黄、泄泻淋浊、舌苔厚腻或黄腻或干黄、脉濡数或滑数。也可治水土不服证。

方剂加减

临床使用本方的时候，可根据相关病证加减变化治疗。黄疸重者，可加栀子、大黄以泄热退黄；咽肿厉害者，可加清热解毒利咽的山豆根、板蓝根等。

注意事项

本方是治疗湿温时疫，邪在气分证的常用方剂。湿热入营、谵语舌绛者不宜使用本方。阴虚津伤或脾肾阳虚者也不适宜使用本方。

现代应用

本方在现代常用于肠伤寒、病毒性肝炎、流行性出血、钩端螺旋体病等属湿热疫毒证者的治疗。

茵陈蒿汤

方剂出处:《伤寒论》

方剂组成

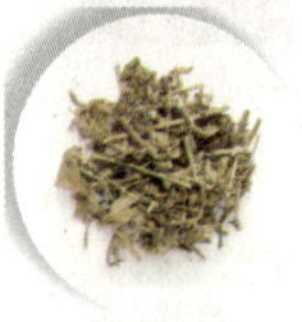
茵陈蒿18克

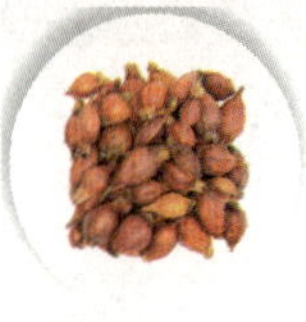
栀子12克

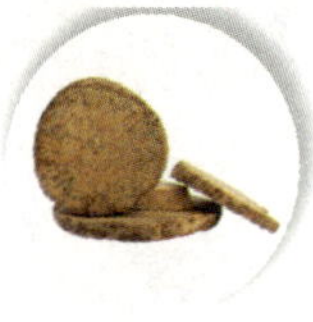
大黄6克

用法用量

以上三味药加水先煮茵陈蒿，再加入栀子、大黄，分3次温服。

方剂功效

清热、利湿、退黄。

方剂主治

湿热黄疸证，证候表现为皮肤、眼珠发黄，黄色鲜明，发热，口渴欲饮，恶心呕吐，或腹微满，汗出不彻底但头出汗或无汗，大便不爽或便秘，小便黄赤，舌红苔黄腻，脉沉数或滑数有力。

方剂加减

在临床使用本方时可随证加减。胁痛者，可加郁金、柴胡、川楝子、延胡索等以行气止痛；胸胁苦满、呕吐者，可加黄芩、柴胡、半夏、生姜来和胃降逆；口里发苦者，加黄芩、龙胆草以清热燥湿；兼有恶寒、身痛、无汗等症状，可加杏仁、麻黄、连翘以解表散邪；热毒内陷所致高热、烦躁，有严重的神志不清、抽搐、出血等，可加牡丹皮、黄连、牛黄、赤芍、郁金等以凉血解毒。

注意事项

本方中的大黄是苦寒泻下的药物，因此临床上不宜久用或是大量应用。因为大黄含有鞣质，所以患者泻后大部分再次出现便秘，临床应注意。同时大黄具有活血化瘀的作用，容易引起流产，孕妇应慎用。

现代应用

本方在现代用于湿热内蕴所致的病毒性肝炎、肝硬化、肝损伤、肝癌、肝炎综合征、酒精性肝损伤、钩端螺旋体病、急慢性胆囊炎、胆道蛔虫症、胆结石等病症的治疗。

八正散

方剂出处：《太平惠民和剂局方》

方剂组成

滑石15克

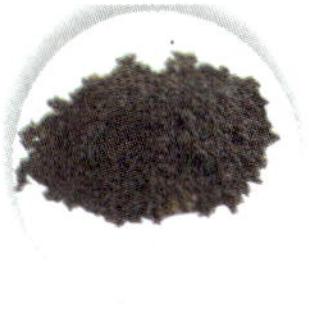

车前子12克

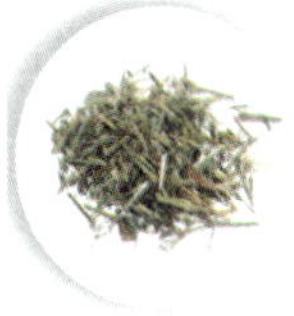

瞿麦9克

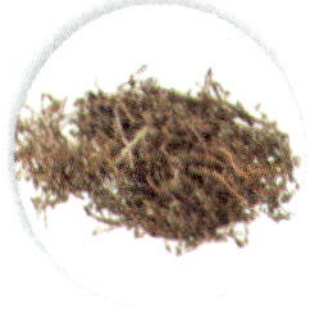

萹蓄9克

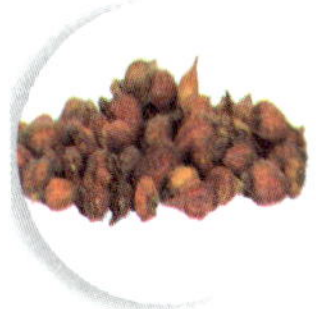

山栀子仁9克

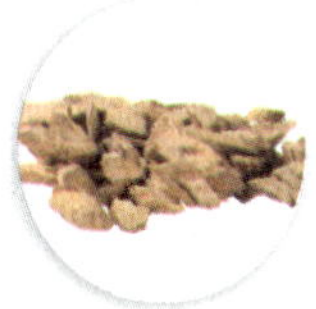

木通9克

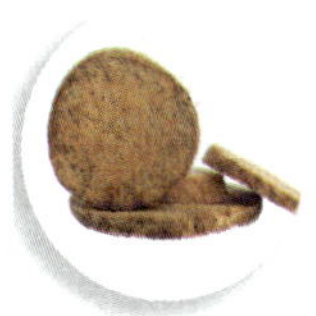

大黄9克

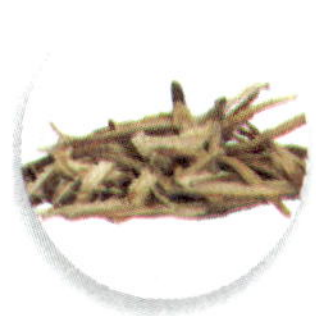

炙甘草6克

用法用量

以上药物共同研成细末，每次服用6克，每天2～3次，用水冲服，也可煎服，使用量按照原方比例酌减。

方剂功效

清热泻火、利水通淋。

方剂主治

湿热淋证，证候表现为尿频尿急，淋沥不畅、涩痛，尿色混赤，严重者会出现癃闭不通，小腹急满，口燥舌干，舌苔黄腻，脉滑数等。还可治疗心经热毒证，证候表现为烦躁不宁、口渴引饮、目赤睛痛、口舌生疮、咽喉肿痛、唇焦鼻衄等。

方剂加减

在临床应用时，可在本方的基础上灵活加减。尿痛明显者，可加赤芍和生地黄以凉血养阴止痛；出现血淋者，可加大蓟、小蓟、白茅根、石韦以凉血止血；石淋涩痛者，可加海金沙、金钱草、琥珀、鸡内金、石韦、冬葵子等以化石通淋；热毒炽盛、发热寒战者，可加清热解毒药蒲公英、金银花等；湿热带下、色黄味腥、腰腹胀痛、口苦咽干者，可加苍白术、黄芩、薏苡仁来消除湿热；心烦明显者，可加竹叶、知母以清心除烦。

注意事项

本方苦寒通利，不宜久服，寒湿淋证者慎用本方；虚弱的患者要慎用。

现代应用

本方在现代常用于急性膀胱炎、尿道炎、急性输尿管炎、急性肾盂肾炎、急性前列腺炎、急性肾衰竭，以及术后尿潴留、丝虫病、乳糜尿、泌尿系统结石等属湿热淋证者的治疗。

燥证的特征

燥邪是中医病因学中的六淫之一，具有独特的病理性质和致病特点。主要特征是干燥，容易损伤津液。燥邪常通过皮毛入侵，导致皮毛失润，从而引起干裂、瘙痒、脱屑等问题。燥邪侵入人体后，会导致体内津液耗损，出现各种干燥症状，如口干、咽干、皮肤干燥、大便干结等。正如《温热论》所记载："温邪上受，首先犯肺，逆传心包。"中医认为，肺主气、司呼吸，且肺为娇脏，喜润恶燥。因此，燥邪入侵肺脏，会导致肺失润降，出现咳嗽、气喘、痰少而黏或无痰、鼻干等症状。燥邪多伴有热象，特别是温燥邪，表现为发热、烦渴、咽喉肿痛、舌红少津等。寒燥邪则多见于寒冷干燥的环境，主要表现为咳嗽少痰、痰黏不易咳出等症状。

燥邪致病多见于秋季，尤其是初秋和深秋。《重订通俗伤寒论·秋燥伤寒》记载："久晴无雨，秋阳以曝。感之者多病温燥。"秋季气候干燥，容易形成燥邪，侵袭人体，可以通过呼吸道、皮肤、口鼻等多种途径侵入人体，呼吸道是最主要的途径，因此常表现为呼吸系统症状。燥邪致病可单独存在，也可与其他邪气合并，形成复合性病症。例如，燥热邪气合并可以表现为咳嗽、发热、咽痛等症状；燥寒邪气合并则可能表现为咳嗽、痰少而黏等。燥邪侵袭人体后，最显著的病理变化是伤津耗液。津液不足，内外皆干，故各种干燥症状明显。

燥证的类型

根据燥邪的性质不同，可分为温燥证、凉燥证、燥热伤肺、燥邪伤胃、燥邪伤阴等。

温燥证

温燥证是指温燥邪气侵袭人体，尤其是肺部，导致津液耗损，出现以干燥和热象为主的一系列临床症状。温燥证的主要特点是干燥和热象并存，常见于春秋早期气候干燥而温暖的时候。温燥证的病因主要是秋季初期气候温暖干燥，空气湿度低，导致温燥邪气侵袭人体，特别是肺部，进而引发津液耗损和一系列干燥、热象的症状。温燥的实质是外感风热之邪耗伤津液。风性开泄，使人腠理疏松，加速津液蒸发；热为阳邪，容易灼伤津液。

凉燥证

凉燥证的病因病机主要源自秋季后期气候逐渐转凉，此时外邪风寒侵袭肺部，使得肺失宣降之能，进而导致肺气郁滞，促使咳嗽等症状的出现。与此同时，气候干燥也使得津液易于耗损，加重了肺部的干燥感，呈现出口鼻干燥、咽干等症状。综合来看，凉燥证的病因在于外邪风寒侵袭肺部，导致肺气郁滞，同时伴随气候干燥使得津液耗损，这两者相互作用，共同引发了以寒凉和干燥为主要表现的临床症状。津液不足的干燥类症状和寒束肺卫的伤寒类似症状同时出现，是本证的重要特征，也是与伤寒相鉴别的重要之处。

燥热伤肺

燥热伤肺的机制主要源自燥邪侵袭肺部，导致肺失宣降之能，气道干燥，津液耗损，从而影响肺部的正常功能。首先，燥邪具有燥热的特性，侵袭肺部后，会造成肺络阻塞，影响肺气宣降的功能。燥邪侵袭肺部后，会导致气道干燥，使得肺部组织失去充足的润滑和保护，易受损伤。其次，燥邪还会耗伤肺部的津液，导致肺部津液不足。肺主气，津液是气化的基础，若津液不足，肺失润滑滋润之源，容易导致肺燥咳嗽、咽干口渴等症状。病理机制在于外邪燥热侵袭肺部，导致肺气不畅、气道干燥和津液耗损。

燥邪伤胃

燥邪犯胃的原因主要与胃属于湿腑而燥邪具有干燥的特性有关。首先，燥邪在气候干燥的条件下易于侵袭人体，而胃作为湿润的器官，特别容易受到燥邪的侵袭。其次，饮食不节或过量食用辛辣食物，容易损伤胃部黏膜，使其失去湿润的功能，进一步增加了胃受燥邪侵袭的可能性。因此，气候干燥和不良的饮食习惯是导致燥邪犯胃的主要原因。

燥邪伤阴

燥邪伤阴的致病特点主要表现为燥邪侵袭导致肝肾阴液耗损，使体内阴阳失调、阴虚火旺。其病因病机在于燥邪侵入人体后，优先损伤肝肾阴液，导致肝肾阴虚。这种阴虚火旺的状态不仅使得体内阴阳失衡，也会影响生理功能的正常运行。因此，燥邪伤阴所导致的病理变化，应着重关注对肝肾阴液的耗竭，进而影响阴阳平衡的失调。

燥证的诊断要点

温燥证

温燥证主要表现为发热、口干咽燥、皮肤干燥、干咳少痰等，同时伴有脉浮数或浮而数。患者常感到身体发热不适、咽喉肿痛，甚至出现干咳连声、皮肤干燥疼痛等不适感觉。脉象的特征表现反映了体内燥热邪气的侵袭。

凉燥证

凉燥证主要表现为恶寒发热、头身疼痛、咳嗽、脉浮等太阳伤寒类似症状，患者同时有口鼻、咽唇干燥，咳嗽声音干涩。

燥热伤肺

燥热伤肺主要表现包括咳嗽、气喘、咽干口渴等肺部症状，伴有舌质红、舌苔少或黄干、脉浮数等特征。

燥邪伤胃

燥邪伤胃主要表现包括胃部出现不适症状，如口干口渴、咽干、胃脘疼痛、消化不良等，伴有舌质红、舌苔少或黄干、脉浮数等特征。

燥邪伤阴

燥邪伤阴主要表现出阴液耗损导致的一系列阴虚症状，如常感到口干口渴、咽干不适，尿量减少且颜色较深，眩晕耳鸣，潮热盗汗，腰酸乏力等，同时伴有舌质红、舌苔少、脉细数等特征。

燥证常用的中药

麦冬

养阴生津，润肺止咳

性味归经：味甘、微苦，性微寒；归心、肺、胃经。

使用剂量：6~12克。

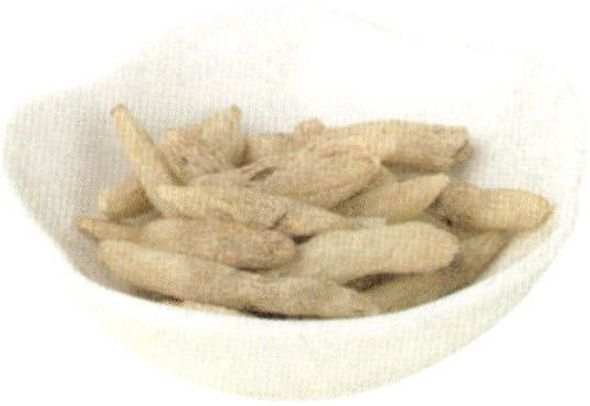

功效：养阴生津，润肺清心。

临床应用：肺燥干咳，症见虚痨咳嗽、津伤口渴、心烦失眠、内热消渴、肠燥便秘、咽白喉。

用药禁忌

脾胃虚寒泄泻、胃有痰饮湿浊及暴感风寒咳嗽者忌用。

常用配伍

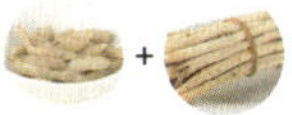
麦冬＋沙参

滋阴润燥，养肺生津。

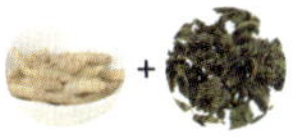
麦冬＋桑叶

清肺止咳，润燥生津。

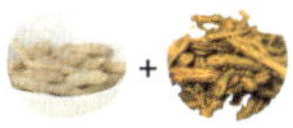
麦冬＋黄连

清心除烦，养阴润燥。

生地黄

清热凉血，养阴生津

性味归经：味甘，性寒；归心、肝、肾经。

使用剂量：9~15克。

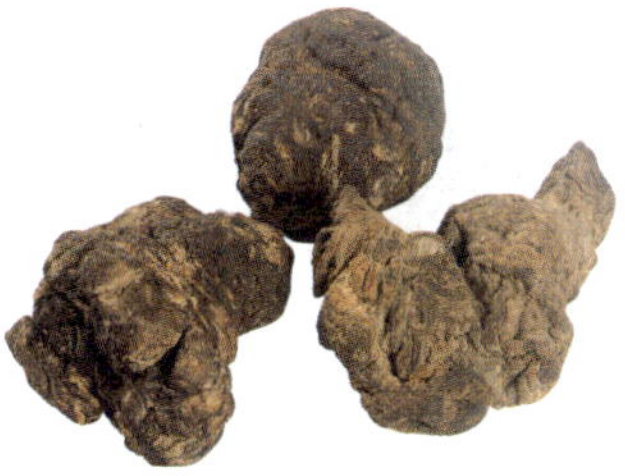

功效：清热凉血，养阴生津。

临床应用：用于热病舌绛烦渴、阴虚内热、骨蒸劳热、内热消渴、吐血衄血、发斑发疹等症状。

用药禁忌

脾虚、腹泻、胃虚食少者忌用

常用配伍

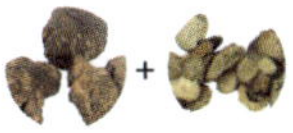
生地黄＋赤芍

凉血止血，养阴散瘀。

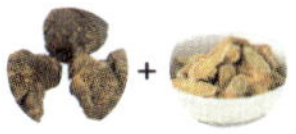
生地黄＋黄芪

滋阴凉血，益气培元。

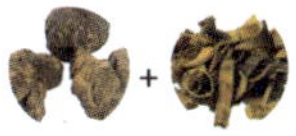
生地黄＋黄柏

滋阴降火，益肾养肝。

龟甲

养血补心强筋骨

性味归经：味咸、甘，性微寒；归肝、肾、心经。

使用剂量：9~24克。

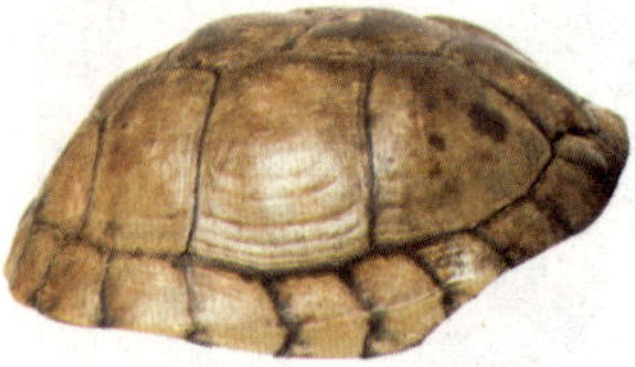

功效：滋阴潜阳，益肾强骨，养血补心。

临床应用：用于阴虚潮热、骨蒸盗汗、头晕目眩、虚风内动、紧固微软、心虚健忘等病症。

用药禁忌

脾胃虚弱、呕吐泄泻、腹胀便溏、咳嗽痰多者慎用。

常用配伍

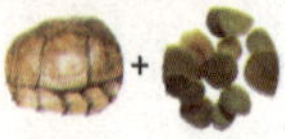

龟甲＋白芍　滋补肝肾，柔肝息风。

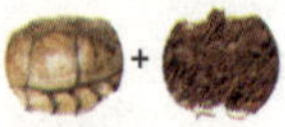

龟甲＋茜草　滋阴清热，凉血散瘀。

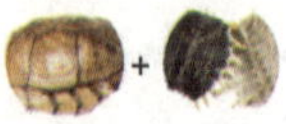

龟甲＋鳖甲　滋阴潜阳，清热除蒸。

鳖甲

滋阴清热补肝肾

性味归经：味咸，性微寒；归肝、肾经。

使用剂量：9~24克，捣碎，先煎。

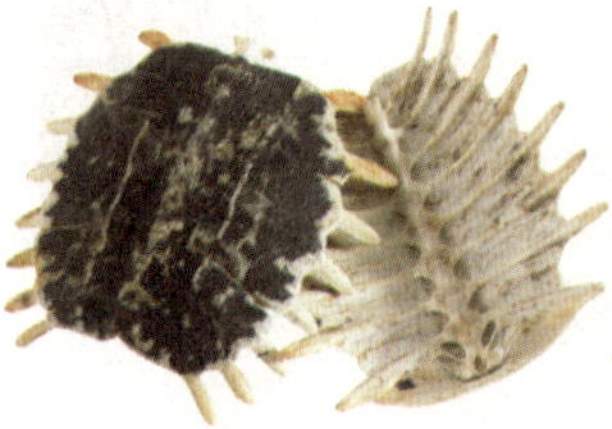

功效：滋阴潜阳，软坚散结，退热除蒸。

临床应用：用于阴虚发热、劳热骨蒸、虚风内动、闭经、癥瘕、久疟疟母等病症。

用药禁忌

脾胃虚弱、呕吐泄泻、腹胀便溏、咳嗽痰多者慎用。

常用配伍

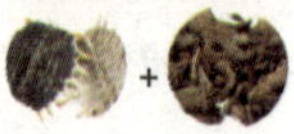

鳖甲＋地骨皮　滋阴清热，除骨蒸。

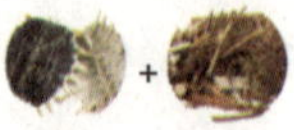

鳖甲＋青蒿　透热养阴，滋阴潜阳。

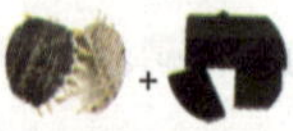

鳖甲＋阿胶　滋阴润燥，养血补血。

4个经典处方

桑杏汤

方剂出处：《温病条辨》

方剂组成

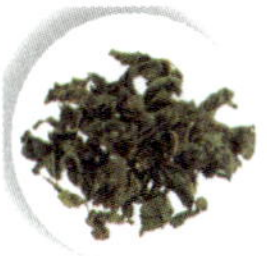

桑叶3克

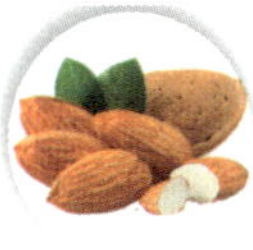

杏仁4.5克

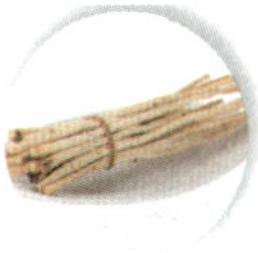

沙参6克

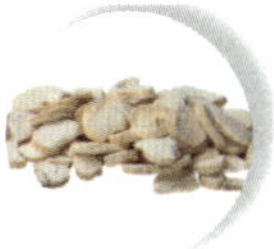

浙贝母3克

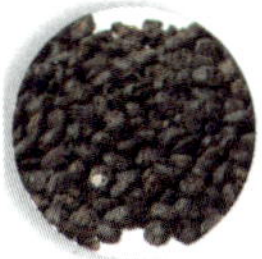

香豉3克

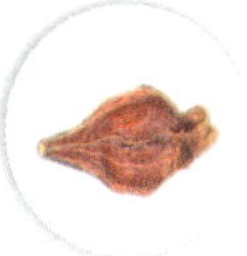

栀子皮3克

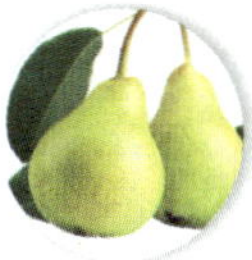

梨皮3克

用法用量

水400毫升，煮取200毫升，顿服之。重者再作服。

方剂功效

清宣凉润。

方剂主治

外感温燥证，症见头痛、身热不甚、口渴咽干鼻燥、干咳无痰或痰少而黏、舌红、苔薄白而干、脉浮数而右脉大者。

方剂加减

无。

注意事项

痰湿内盛、脾胃虚寒者禁用；服药期间注意饮食调理，避免食用辛辣、油腻食物，以免加重咳嗽症状。

现代应用

桑杏汤常用于上呼吸道感染、慢性支气管炎、支气管扩张、咯血、百日咳等属外感温燥、灼伤肺津者的治疗。

清燥救肺汤

方剂出处：《医宗金鉴》

方剂组成

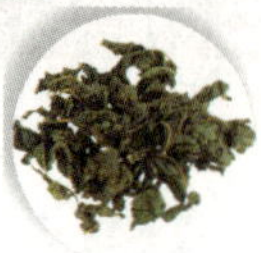

桑叶（经霜者，去枝、梗）9克

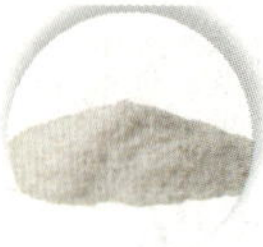

石膏（煅）8克

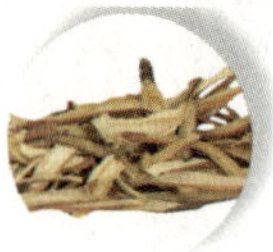

甘草3克

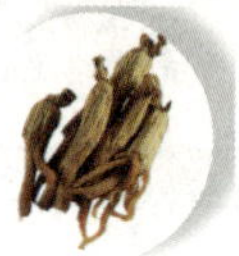

人参2克

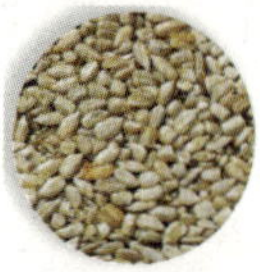

胡麻仁（炒，研）3克

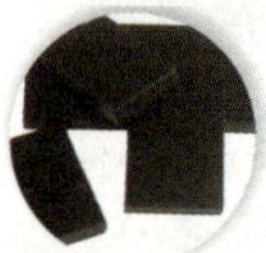

阿胶3克

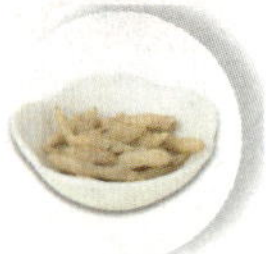

麦冬（去心）4克

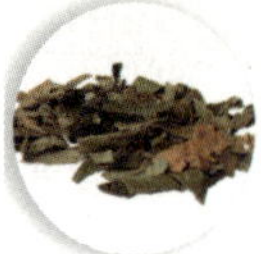

枇杷叶（刷去毛，蜜涂炙黄）3克

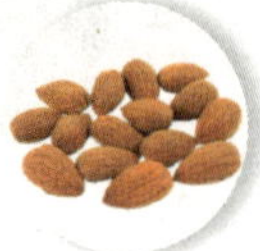

杏仁（泡，去皮、尖，炒黄）2克

用法用量

以水一碗，煎六分，频频2~3次，滚热时服用。

方剂功效

清燥润肺。

方剂主治

温燥伤肺，症见头痛身热、干咳无痰、气逆而喘、咽喉干燥、鼻燥、胸满胁痛、心烦口渴、舌干少苔、脉虚大而数。

方剂加减

痰多者，可加川贝母、瓜蒌；血枯者，可加生地黄；热甚者，可加犀角、羚羊角，或加牛黄。

注意事项

痰湿内盛、脾胃虚寒者禁用；服药期间注意饮食调理，避免食用辛辣、油腻食物，以免加重咳嗽症状。

现代应用

清燥救肺汤适用于肺炎、支气管哮喘、急慢性支气管炎、肺气肿、肺癌等属燥热壅肺、气阴两伤者的治疗。

养阴清肺汤

方剂出自：《重楼玉钥》

方剂组成

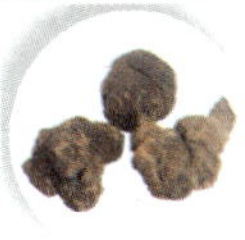
大生地黄6克

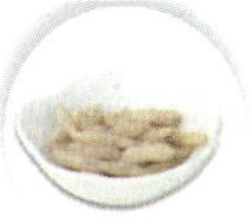
麦冬3.6克

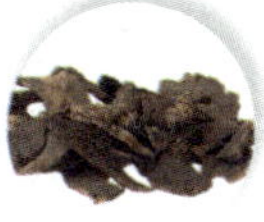
玄参4.5克

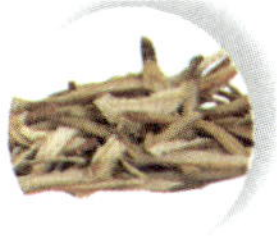
生甘草1.5克

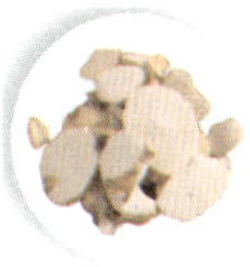
贝母2.4克

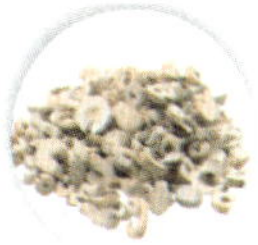
牡丹皮2.4克

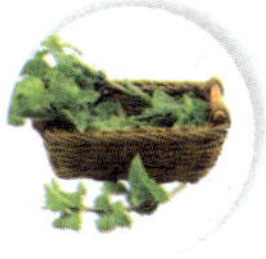
薄荷1.5克

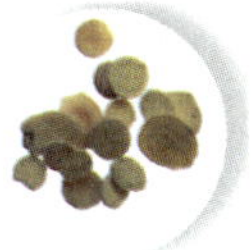
炒白芍2.4克

用法用量

水煎服。糖浆：每次10毫升，每天2次。膏剂：每次15克，每天2次。

方剂功效

养阴清肺，解毒利咽。

方剂主治

阴虚肺燥之白喉，症见喉间起白如豆腐，不易拭去，咽喉肿痛，初起或发热或不发热，鼻干唇燥，或咳或不咳，呼吸有声，似喘非喘，脉数无力或细数。

方剂加减

体虚者，加大熟地黄；热甚者，去白芍，加连翘；燥甚者，加天冬、茯苓。

注意事项

如有内热及发热，不必投表药，照方服用，其热自除。

现代应用

在现代养阴清肺汤可用于急性扁桃体炎、急性咽喉炎、白喉、鼻咽癌等属阴虚燥热者的治疗。

增液汤

方剂出自：《重楼玉钥》

方剂组成

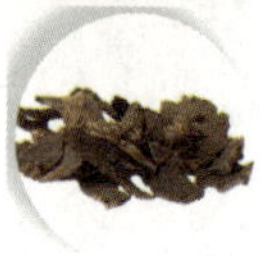

玄参30克

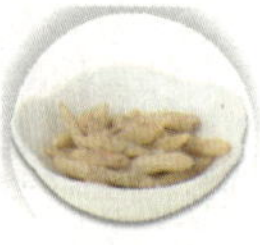

麦冬24克（连心）

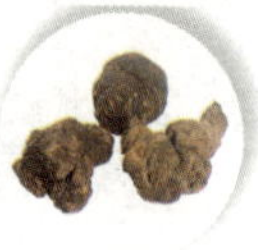

生地黄24克

用法用量

用水2500毫升，煮取900毫升，口干则与饮令尽，不便再作服。

方剂功效

滋阴清热，增液润燥。

方剂主治

热病伤阴，或阴虚不足，津少口渴，大便秘结，舌干红，脉细稍数或沉而无力。

方剂加减

五心烦热者，加连翘心、竹叶心；呕吐者，加竹茹、枇杷叶；舌光红无苔、口干唇燥者，加天花粉、沙参、石斛等以养阴生津；夹风热头痛者，加桑叶、菊花；阴虚燥热，虚火上炎，发为牙痛者，加川牛膝、牡丹皮等以降火凉血；若津亏燥热较甚，本方大便不下者，加生大黄、芒硝以清热泻下。

注意事项

实热便秘者禁用，明确诊断为阳明实热便秘，即伴有大便干结、腹胀拒按、口臭苔黄等实热证候者，不宜服用增液汤。

现代应用

肛裂、慢性牙周炎、慢性咽喉炎、复发性口腔溃疡、糖尿病等属阴津不足者，均可加减用增液汤。早期文献报道本方可治疗鼻出血、唇炎、口腔溃疡、急腹症术后真菌感染、高血压、糖尿病、甲状腺功能亢进、萎缩性胃炎、慢性咽喉炎等病。

火证的特征

火具有炎热特性，旺盛于夏季，春分、清明、谷雨、立夏4个节气由火气主导。由于夏季主火，因此火与心气相应。然而，火并不像暑那样具有明显的季节性，也不受季节气候的限制。温、暑、火、热四者性质相似但有区别。温为热之初，热为温之极，两者仅程度不同，无本质区别，故常混称温热。在温病学中，温邪泛指一切温热邪气，无程度差别。暑为夏季的主气，由火热所化，但暑仅见于夏季，属外邪，无内暑之说。火（热）为病则无明显季节性。火与热本质皆为阳盛，常混称为火热，但热纯属邪气，无正气之说，而火既指正气的“少火”，也指病邪的“壮火”。火与热主要区别在于热多属外感，而火常自内生，多由脏腑阴阳气血失调所致。温、热、火虽同为一气，但程度上有差别：温能化热，热能生火，温为热之微，热为温之极；热为火之初，火为热之极。

根据火的性质，可以将其分为生理火和病理火，以及内火和外火。生理火是维持人体正常生命活动的阳气，称为“少火”，属正气范畴。病理火则是阳盛太过，耗散人体正气的病邪，称为“壮火”。外火由感受温热邪气或风寒暑湿燥等外邪转化而来，称为“五气化火”。内火则多因脏腑功能紊乱、阴阳气血失调所致，情志过极亦可久郁化火，称为“五志化火”。

火邪具有燔灼、炎上、耗气伤津、生风动血等特性。燔灼是指火热邪气焚烧熏灼，导致机体阳气过盛，临床表现为高热、恶热、脉洪数等热盛之证。炎上则指火为阳邪，其性升腾向上，多表现于上部。耗气伤津是指火热邪气蒸腾，迫使津液外泄，导致口渴喜饮、咽干舌燥、小便短赤、大便秘结等症状。生风动血是指火热邪气侵袭，燔灼肝经，劫耗津血，致使肝风内动，症状急迫，表现为高热、神昏谵语、四肢抽搐等。火热灼伤脉络，血行加速，易引起各种出血，如吐血、衄血、便血、尿血等。火热邪气入于血分，聚于局部，腐肉败血，容易导致痈肿疮疡，表现为局部红肿热痛。火与心气相应，伤于人体易扰乱神明，出现心烦失眠、狂躁妄动等症状。

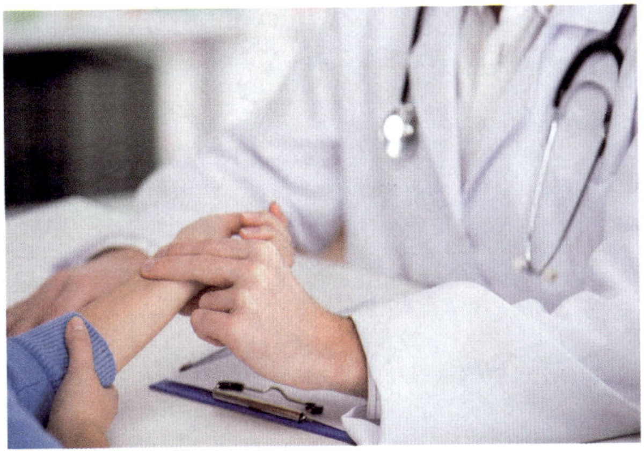

火证的类型

火证是指广义火热病邪所致的一类病证。因火热之邪，其性燔灼急迫，为病常见全身或局部有显著热象，容易耗伤阴津，使筋脉失于滋润而动风，亦可迫血妄行而出血。

火证的诊断特点

火热之邪侵入气分，症见壮热、口渴、面红目赤、脉洪数。若邪气在气分不解，进入营血，耗血动血，逼血妄行，则出现吐血、衄血、发斑发疹等症状。火热壅盛，心肝受灼，则躁扰发狂。火毒壅于血肉之间，积聚不散，则肉腐血败而见痈脓。舌红绛、脉数是火热深入营血之证候。

火证的临床表现

壮热、口渴、面红目赤、心烦、汗出，或烦躁谵妄、衄血、吐血、发斑发疹，或躁扰发狂，或见痈脓，舌质红绛、脉象洪数或细数。

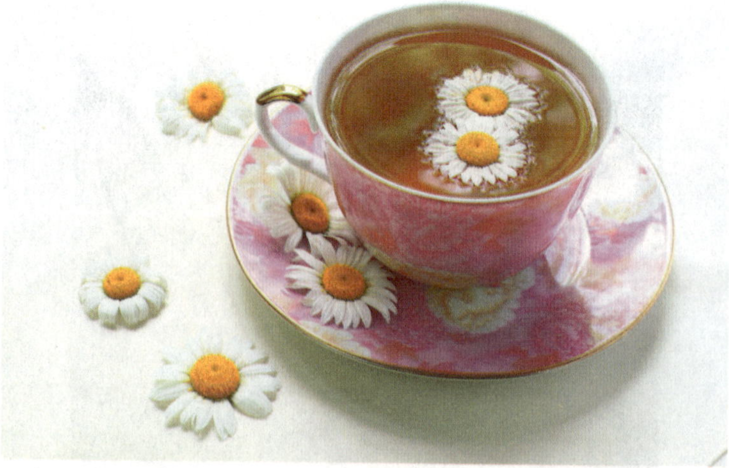

火证常用的中药

黄芩

泻火解毒又止血

性味归经： 味苦，性寒；归肺、胆、脾、大肠、小肠经。

使用剂量： 3~9克；外用适量。

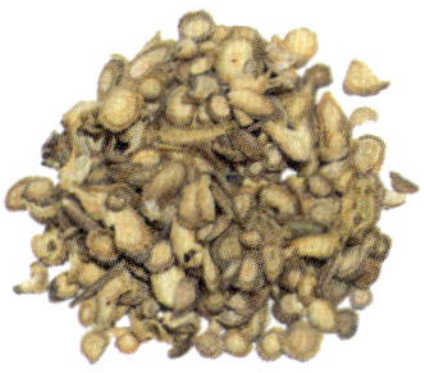

功效： 清热燥湿，泻火解毒，止血，安胎。

临床应用： 用于湿温、暑温所致的胸闷呕恶、湿热痞满、泻痢、黄疸、肺热咳嗽、高热烦渴、血热吐衄、痈肿疮毒、胎动不安等病症。

用药禁忌

脾胃虚寒者忌用。

常用配伍

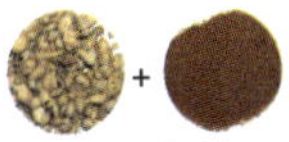

黄芩＋葶苈子

清肺化痰，泻肺平喘。

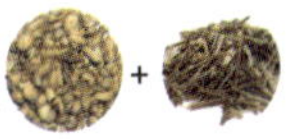

黄芩＋柴胡

和解少阳，透热解表。

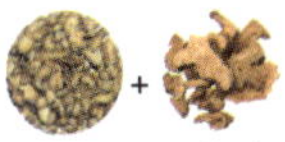

黄芩＋炒白术

清热燥湿，健脾安胎。

黄连

清热燥湿泻火毒

性味归经： 味苦，性寒；归心、脾、胃、肝、胆、大肠经。

使用剂量： 2~5克；外用适量。

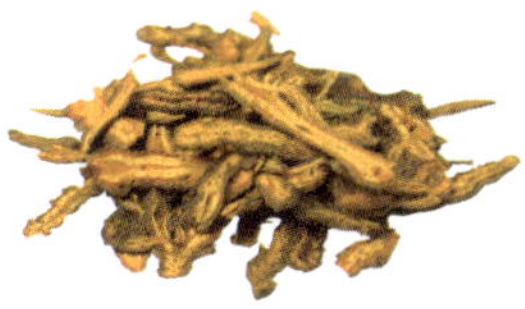

功效： 清热燥湿，泻火解毒。

临床应用： 用于湿热痞满、呕吐吞酸、泻痢、黄疸、高热神昏、心火亢盛、心烦不寐、血热吐衄、目赤、牙痛、消渴、痈肿疔疮等病症；外治湿疹、湿疮、耳道流脓。酒黄连善清上焦火热，用于目赤、口疮等病症。姜黄连清胃和胃止呕，用于寒热互结、湿热中阻、痞满呕吐等病症。

用药禁忌

脾胃虚寒者忌用。

常用配伍

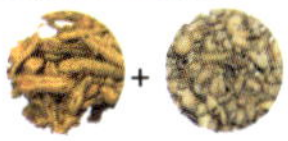

黄连＋黄芩

清热燥湿，泻火解毒。

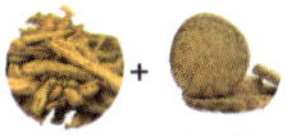

黄连＋大黄

清热燥湿，泻火通便。

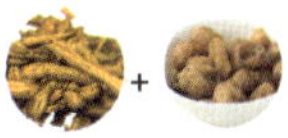

黄连＋半夏

清热燥湿，降逆止呕。

黄柏

泻火解毒疗疮

性味归经：味苦，性寒；归肾、膀胱经。

使用剂量：3~12克；外用适量。清热燥湿解毒多生用，泻火除蒸退热多盐水炙用，止血多炒炭用。

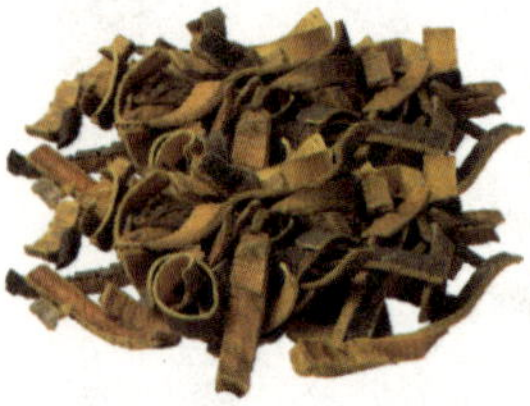

功效：清热燥湿，泻火除蒸，解毒疗疮。

临床应用：用于湿热泻痢、黄疸、带下、热淋、脚气痿躄、骨蒸劳热、盗汗、遗精、疮疡肿毒、湿疹瘙痒。盐黄柏滋阴降火，用于阴虚火旺、盗汗骨蒸。

用药禁忌

脾胃虚寒者忌用。

常用配伍

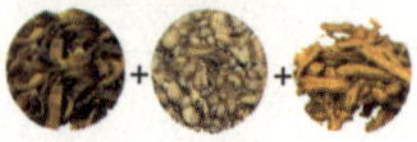

黄柏＋黄芩＋黄连　清热燥湿止痢。

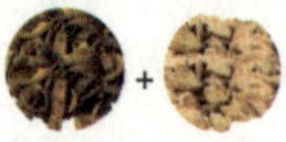

黄柏＋木通　清热燥湿，利尿通淋。

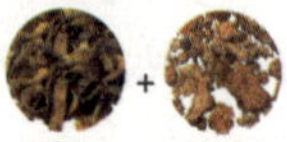

黄柏＋苍术　清热燥湿，治疗足膝肿痛。

鱼腥草

清解、排脓、利尿

性味归经：味辛，性微寒；归肺、膀胱经。

使用剂量：9~50克，煎服，因本品含有挥发油，故不宜久煎；外用适量。

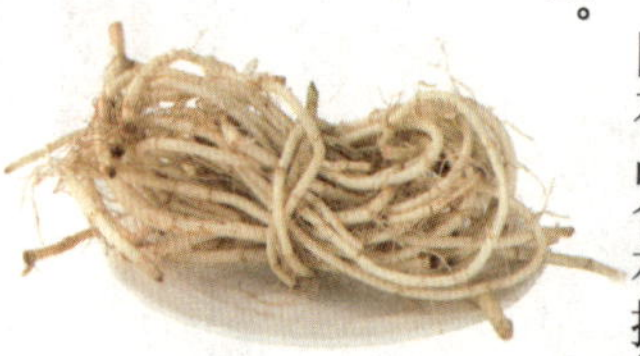

功效：清热解毒，消痈肿。

临床应用：用于肺痈、痰热壅滞、咳吐脓血、百日咳等病症的治疗。用于各种实热性的痈毒肿痛等病症的治疗。本品清热解毒而消痈肿，故适用于热毒痈肿，可单味煎汤内服，也可用鲜草捣烂外敷。

用药禁忌

虚寒证及阴性外疡者忌用。

常用配伍

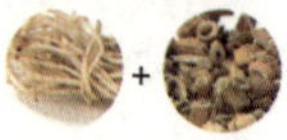

鱼腥草＋芦根　清肺排脓，止咳消痈。

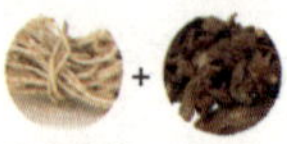

鱼腥草＋百部　清热解毒，下气止咳。

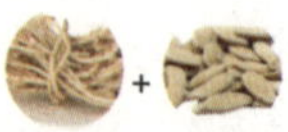

鱼腥草＋冬瓜子　清肺化痰，止咳排脓。

4个经典处方

泻黄散

方剂出处:《小儿药证直诀》

方剂组成

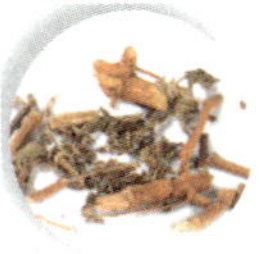

藿香叶21克

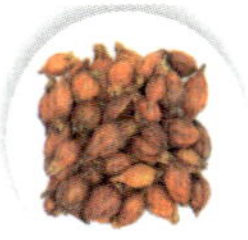

山栀子仁3克

石膏15克

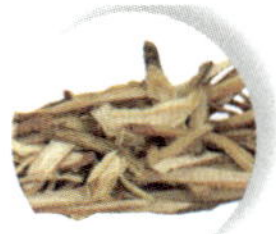

甘草90克

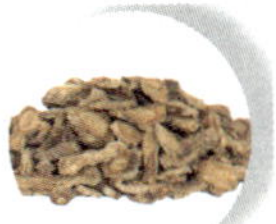

防风120克（去芦，切，焙）

用法用量

上锉，同酒、蜜微炒香，为细末；每服3~6克，用水200毫升，煎至100毫升，温服清汁，不受时间的限制。

方剂功效

泻脾胃伏火。

方剂主治

因脾经郁热而导致的脾胃伏火病证，症见口燥唇干、口疮口臭、烦渴易饥；或小儿身凉身黄睛黄、疳热口臭唇焦、泄泻黄沫、脾热口甜、胃热口苦、不吮乳；舌红、脉数、因脾热弄舌等。

方剂加减

小便短黄、淋涩不通畅者，加白茅根、车前子、赤茯苓以清热利尿；大便秘结者，加大黄以泻热通腑；口渴甚者，加知母以清热生津。

注意事项

阴虚火旺之口疮及脾虚、大便溏泄者不可用。

现代应用

本方现代常用于复发性口疮、小儿鹅口疮等属脾胃伏火的治疗。

大黄牡丹汤

方剂出处:《金匮要略方论》

方剂组成

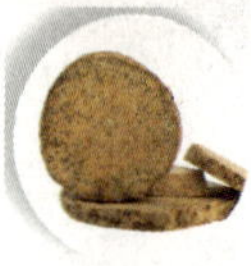
大黄12克

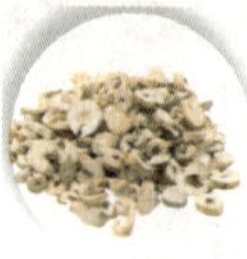
牡丹皮3克

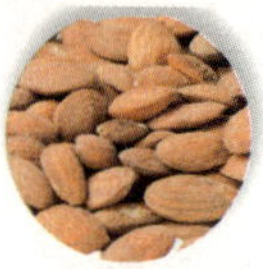
桃仁9克

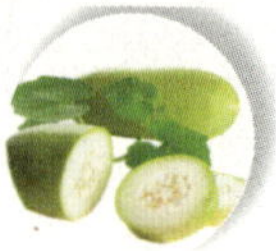
冬瓜仁30克

芒硝（冲服）9克

用法用量

上五味药用水600毫升，煮取200毫升，去滓；放入芒硝，再煎沸，顿服之，有脓当下，如无脓当下血。

方剂功效

泻热破瘀，散结消肿。

方剂主治

主治肠痈初起，右少腹疼痛拒按，甚则局部有痞块，发热恶寒，自汗出，或右足屈而不伸，苔黄腻，脉滑数。

方剂加减

热毒较甚者，加蒲公英、金银花、败酱草、红藤等以加强清热解毒之力；血瘀较重者，加丹参、赤芍、三棱、莪术等以活血祛瘀。

注意事项

凡重型急性化脓或坏疽性阑尾炎、阑尾炎并发腹膜炎（或有中毒性休克，或腹腔脓液多者）、婴儿急性阑尾炎、妊娠阑尾炎合并弥漫性腹膜炎、阑尾寄生虫病等，肠痈溃后，以及老年人、孕妇及产后，均不宜用本方。

现代应用

急性单纯性阑尾炎属实热血瘀者应用本方效果最佳，亦可用于妇科急性盆腔炎、输卵管结扎后感染等属血分瘀热者的治疗。

黄连解毒汤

方剂出处：《外台秘要》

方剂组成

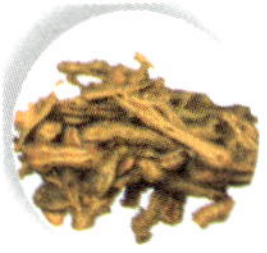

黄连9克

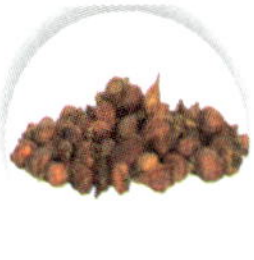

栀子9克

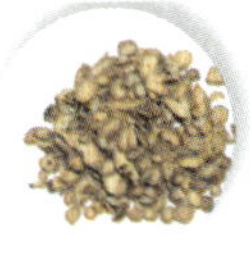

黄芩6克

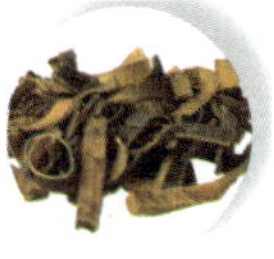

黄柏6克

用法用量

水6升，煎取2升，分2次服用。

方剂功效

泻火解毒。

方剂主治

三焦热盛、大热烦狂、口燥咽干、错语不眠，或吐衄发斑、痈肿疔毒，舌红苔黄、脉数有力。

方剂加减

兼便秘者，可加大黄以泻下实热；吐衄发斑者，加生地黄、玄参、牡丹皮、赤芍或合犀角地黄汤以清热凉血化斑；瘀热发黄者，加茵陈、大黄、金钱草以清热祛湿退黄。

注意事项

黄连解毒汤为大苦大寒之剂，久服多服易伤脾胃，非火盛之证不宜用之；阴虚火旺者忌用。

现代应用

黄连解毒汤适用于败血症、脓毒血症、痢疾、肺炎、泌尿系统感染、流行性脑脊髓膜炎、乙型脑炎、感染性炎症等属热毒者的治疗。

金铃子散

方剂出处：《太平圣惠方》

方剂组成

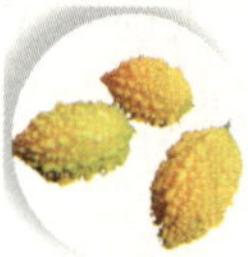

金铃子30克

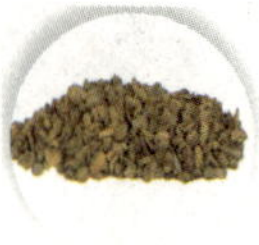

延胡索30克

用法用量

上述药物研为末，每服6~9克，酒调下，或水煎服。

方剂功效

行气疏肝泻热，活血止痛。

方剂主治

肝气郁结、气郁化火之肝郁化火证，症见热厥心痛；肝气郁热之胃脘、胸胁痛，疝气疼痛；女性经行腹痛，其痛时发时止，口苦，舌红苔黄，脉弦数；或作或止，久不愈者。

方剂加减

如用于治疗胸胁疼痛，可酌加郁金、柴胡、香附等；脘腹疼痛者，可酌加木香、陈皮、砂仁等；女性痛经者，可酌加当归、益母草、香附等；少腹疝气痛者，可酌加乌药、橘核、荔枝核等。

注意事项

孕妇忌用，其他如胆结石、肝胆病、胃溃疡穿孔等均非本方适应证。

现代应用

金铃子散现代常用于慢性肝炎、慢性胆囊炎及胆石症、慢性胃炎、消化性溃疡等属肝郁化火者的治疗。

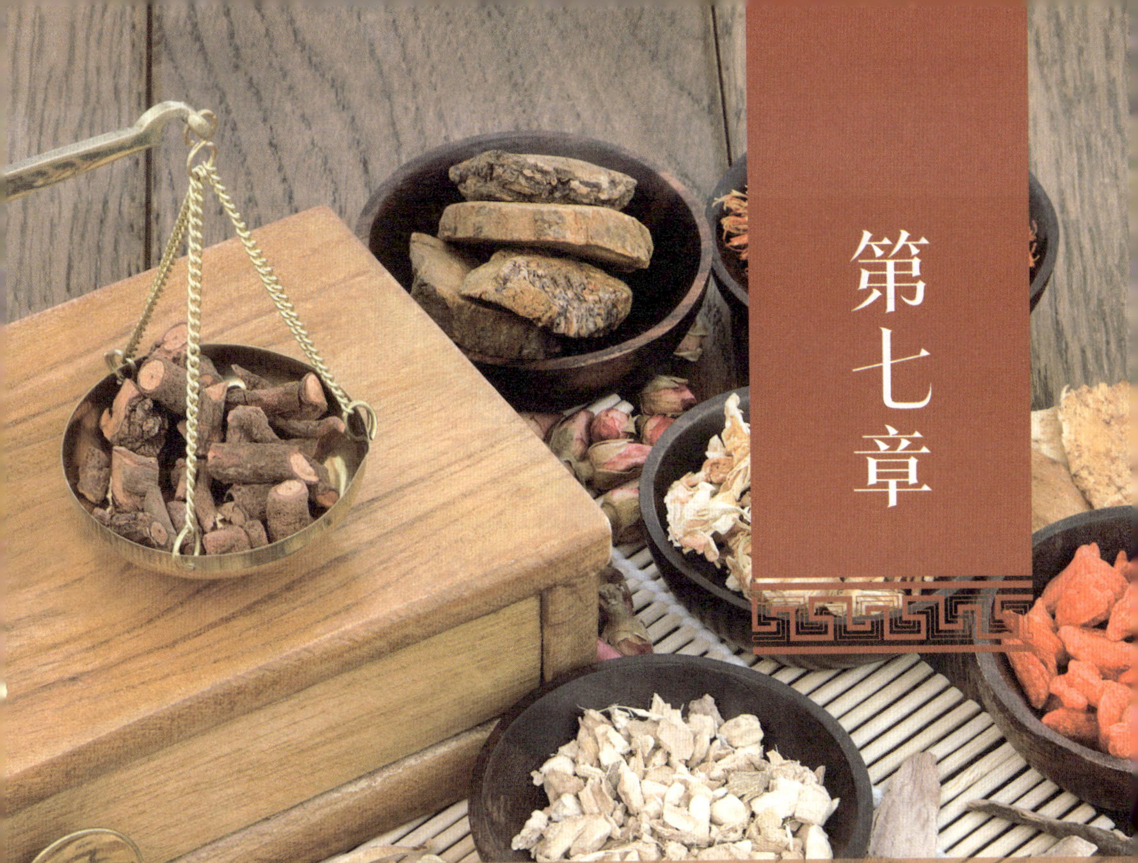

第七章

常见疾病的对症药方

中医历史悠久，中药方剂就像是一个『大宝库』，有些不为人知的绝世妙方在名医的临床实践中使用并逐渐流传，因为历经岁月的沉淀和无数代人的验证，它们的功效也是经得起考验的，在安全性和有效性上有很大的优势。

《呼吸系统疾病的对症药方》

风寒感冒，寒邪外袭，“荆防败毒散”祛风散寒

病因 风寒感冒是风寒之邪外袭、郁遏卫阳、腠理闭塞、肺气失宣所致。其起因通常为劳累，再加上吹风或受凉。秋冬季为风寒感冒的高发季节。

临床表现

1.后脑强痛，即头后部疼痛，连带颈部转动不灵活。

2.怕寒怕风，通常要穿很多衣服或盖大被子才觉得舒服。

3.流涕，白色或稍微带点黄，如果鼻塞不流涕，多饮热水后流清涕，也属于风寒感冒。

4.恶寒重，不发热或发热不甚，无汗，周身酸痛，打喷嚏，时流清涕，咽痒，咳嗽，痰白质稀，舌苔薄白，脉浮或浮紧。

荆防败毒散配方

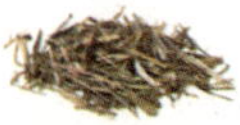
荆芥 10克

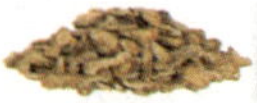
防风 10克

茯苓 10克

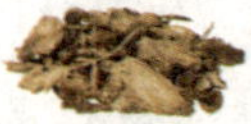
独活 10克

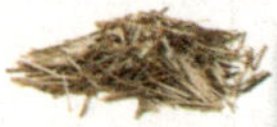
柴胡 10克

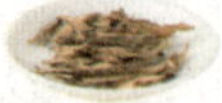
前胡 6克

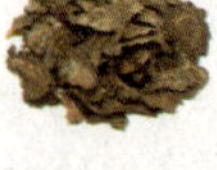
川芎 6克

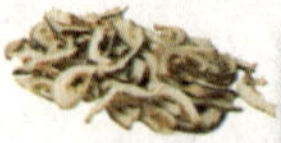
枳壳 6克

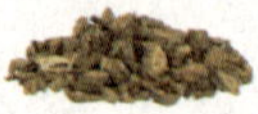
羌活 6克

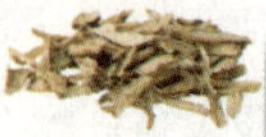
桔梗 6克

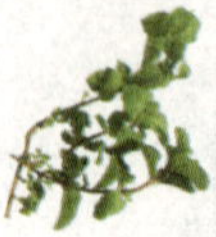
薄荷 6克

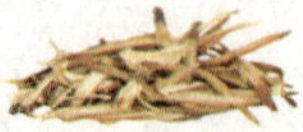
甘草 3克

具体功效 辛温解表，宣肺散寒。

主治范围 流行性感冒、感冒等病症初起出现恶寒、发热、无汗、剧烈头痛、肌肉关节酸痛者。本方亦可用于痢疾、疮痈初起而有表寒证者。

用法 水煎温服。当今，药房也可以买得到此方的中成药散剂或丸剂，没时间煲药饮用的患者也可选购中成药。

感冒期间，脱水症是感冒的并发症之一，饮用大量的水可以将病毒从身体中带走，防止脱水症。在容易感冒的季节，要注意保温，不要受凉，天气变化时要及时增减衣服，若出现了风寒感冒的苗头，要及时将它扼杀在摇篮中，不妨试试简易的食疗方。

葱姜红糖茶

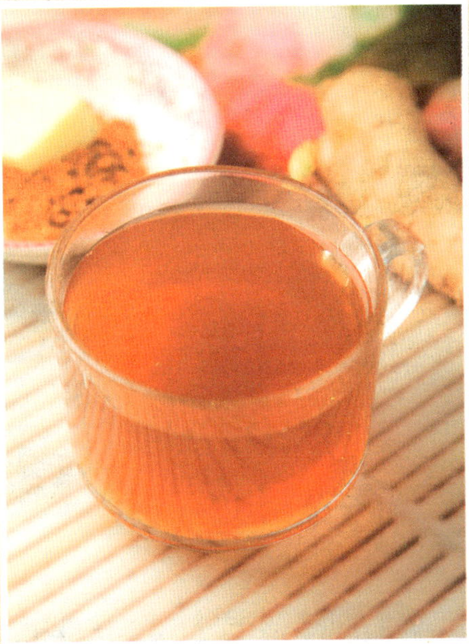

所需材料

生姜10克，葱白适量，红糖20克。

制作方法

洗净的葱白切成长段，生姜先切片再切成细丝。将葱白、生姜一起放入锅中，加水煮沸，加入红糖搅匀。趁热一次服下，盖被微取汗。

风热感冒，风热犯表，“银翘散”疏风散热

病因 风热感冒是风热犯表、热郁肌腠、卫表失和、肺失清肃所致。其起因通常为抵抗力下降、慢性呼吸道疾病再受风热之邪。风热感冒常见于春夏季。

临床表现

1.咽干，甚至咽痛：感受风热之邪后，恶寒或不恶寒，后可出现发热、咽干，甚至出现咽部疼痛。

2.流浊涕，通常为黄色黏稠涕。

3.舌象：舌苔薄黄，或是薄白干，舌尖或舌体红。

4.脉象：脉浮数，数为脉搏比正常稍快。

5.其他症状：身热较明显，微恶风，汗泄不畅，鼻塞，头胀痛，咳嗽，痰黏或黄，口干欲饮。

银翘散配方

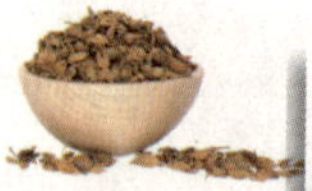

连翘 30克

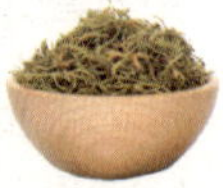

金银花 30克

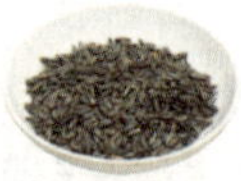

牛蒡子 18克

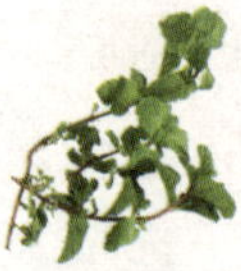

薄荷 18克

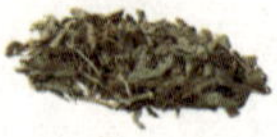

竹叶 12克

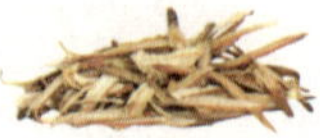

生甘草 15克

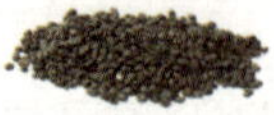

淡豆豉 15克

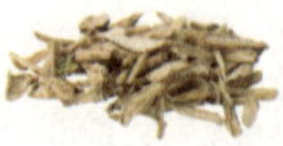

苦桔梗 18克

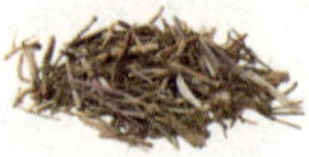

荆芥穗 12克

具体功效 辛凉透表，清热解毒。

主治范围 温病初起，症见发热、微恶风、无汗或汗出不畅、头痛口渴、咳嗽、咽喉疼痛等。

用法 水煎温服。本方在药房亦可买到中成药丸剂或散剂，不愿煲药饮用的患者也可选购中成药。

风热感冒的风热之邪客于肌表，治当辛凉疏风解表，一般忌用补敛药物，防止闭门留寇；若误用辛温药物，则有助热燥液动血之弊，或引起传变。

易于感冒者，生活上应起居有常，加强体育锻炼，室内保持干净通风，去室外人流密集处要佩戴口罩；感冒者应多休息，多饮温水，饮食要清淡。若有风热感冒的苗头不妨试试简易的食疗方。

杭菊冰糖茶

所需材料

杭菊花30克，冰糖适量。

制作方法

取干净的茶杯，放入杭菊花，根据个人口味加入适量的冰糖，倒入沸水中冲泡2～3分钟，可看到茶水渐渐变成微黄色。每次喝时，不要一次喝完，要留下三分之一杯的茶水，加上新水再喝，直至冲泡至茶味淡为止。

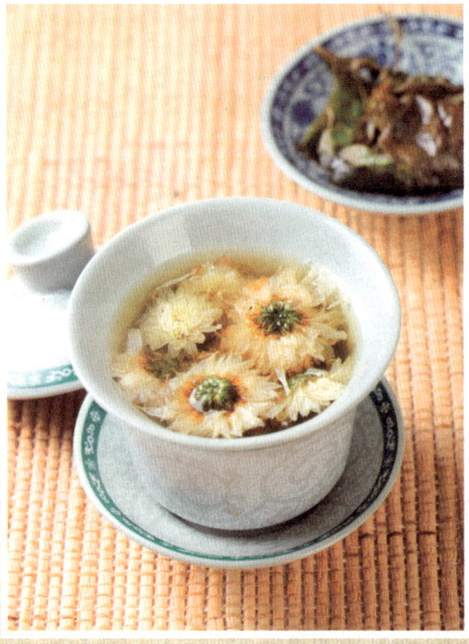

自汗不停，易感冒，“玉屏风散”固肺卫

病因 自汗属于中医汗证范畴，常见于病后体虚，禀赋不足，或久患咳喘，耗伤肺气，肺与皮毛相表里，肺气不足之人，肌表疏松，表虚不固，腠理开泄而致自汗。

临床表现

1.白天汗出：不受环境影响，白天时时汗出，活动则汗出甚者为自汗，多见于气虚、阳虚。

2.其他表现：汗出恶风，面色㿠白。

3.舌象、脉象：舌淡，苔薄白，脉浮虚。

4.低血压或低血糖时也可有自汗的表现，症状发生时应先平卧休息，确定病因后施治。

玉屏风散配方

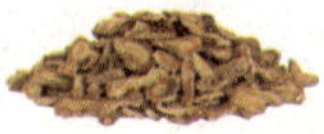

防风
30克

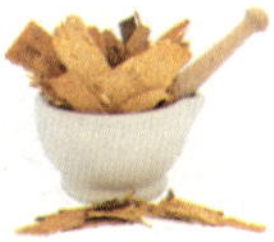

黄芪
60克

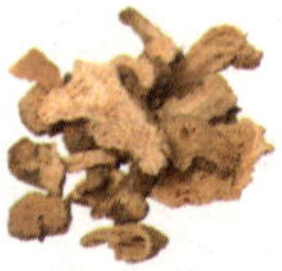

白术
60克

具体功效 益气固表止汗。

主治范围 表虚自汗，症见汗出恶风，面色㿠白，舌淡苔薄白，脉浮虚。亦治虚人腠理不固，易感风邪。

用法 药物研为末，每日2次，每次6～9克，水煎服，用量按原方比例酌减。

若使用本方后自汗缓解较轻，可加麻黄根、浮小麦、煅牡蛎以固表止汗。若要缓解不是感冒引起的自汗，需要充分辨证论治，根据不同的证型进行施治。

本方与桂枝汤的出汗需要进行鉴别。本方用于表虚而导致的自汗，而桂枝汤用于外感风寒表虚或营卫失和导致的汗出，病机不同，治法不同。平素体质虚弱、容易感冒的人要注意加强身体锻炼。

党参白术茶

所需材料

白术15克，黄芪15克，党参15克，红枣20克。

制作方法

砂锅中注入适量清水烧开。放入洗净的白术、黄芪、党参、红枣，搅拌均匀。盖上盖，煮约30分钟至药材析出有效成分。揭盖，略煮片刻。关火后盛出煮好的药茶，装入碗中即可。

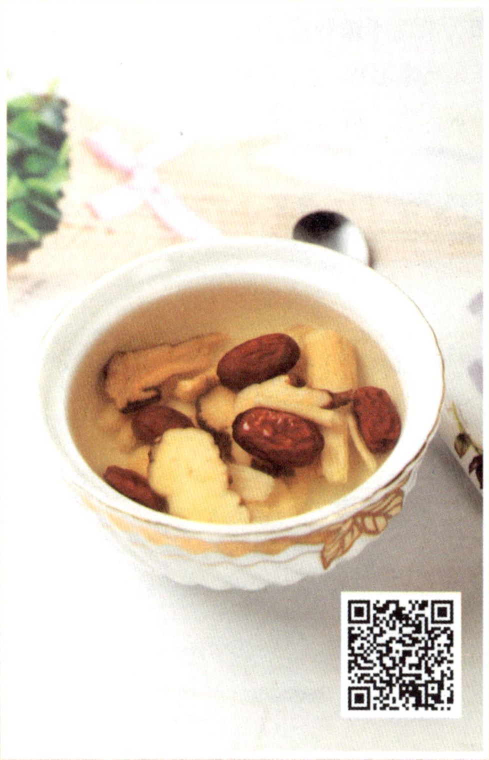

感冒咳不停，“止嗽散”宣利肺气

病因 咳嗽起因于外感淫邪、饮食不节、情志内伤、脏腑自病等，分为外感和内伤两大类。不论邪从何起，均可引起肺失宣肃、肺气上逆而导致咳嗽。

临床表现

1.起居不慎，气候失常，冷暖失宜或过度疲劳正气不足会导致肺的卫外功能减退或失调，邪从外入，故在寒冷季节或秋冬气候转变时发病较多。

2.咳嗽因原发疾病不同，表现亦有差异，可有恶寒发热、肢体酸痛、打喷嚏、流涕、咽部不适等症状。

3.咳嗽咽痒、咳痰不爽，或微有恶风发热。

4.舌象、脉象：舌苔薄白，脉浮缓。

止嗽散配方

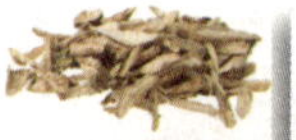
桔梗 10克

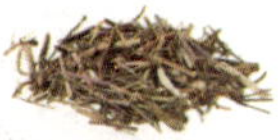
荆芥 10克

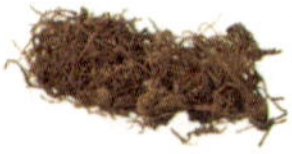
紫菀 10克

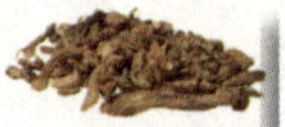
百部 10克

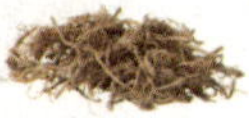
白前 10克

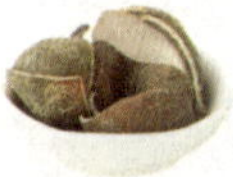
陈皮 5克

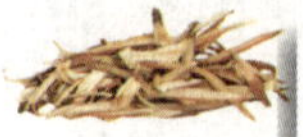
甘草 4克

具体功效 宣利肺气，疏风止咳。

主治范围 风邪犯肺证，症见咳嗽咽痒、咳痰不爽，或微有恶风发热、舌苔薄白、脉浮缓等。

用法 药物研为末，每服9克，食后或临卧服，开水调下；初感风寒，生姜汤调下。

气温骤降，人的抵抗力也随之下降，咳嗽病程可长可短。由外感引发者多起病急、病程短，常伴有恶寒发热等表证；由外感反复发作或其他脏腑功能失调引发者多病程长，可伴有喘或其他脏腑失调的症状。

在气温变化大的季节，要注意防寒保暖。饮食要规律，要多喝水，不要吃生冷和油腻的食物。在咳嗽感冒流行时，少去人群密集的公共场所，可戴上口罩，以免感染。容易咳嗽的人平时可以选择一些食疗方。

冰糖雪梨

所需材料

新鲜雪梨1个，大枣2个，枸杞、冰糖、银耳适量。

制作方法

银耳洗净剪小泡发，雪梨洗净去皮去核，果肉放入锅中加少许清水和冰糖大火煮开。煮开后放入泡发好的银耳、红枣、枸杞转小火再炖煮30分钟左右，稍待冷却后服用。

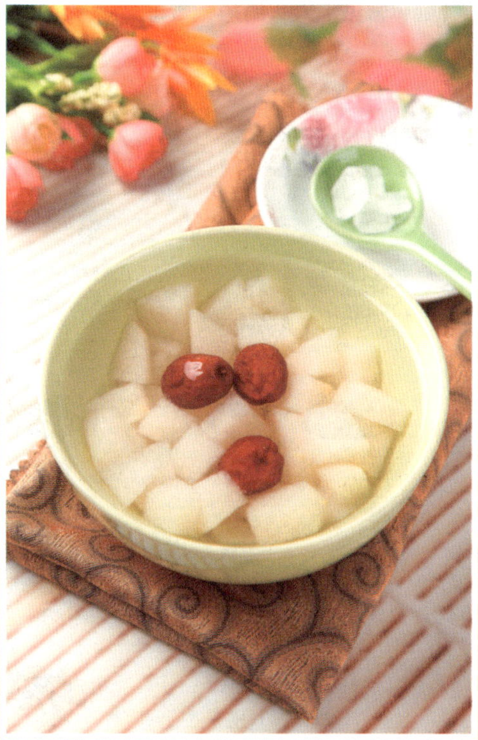

严重咽喉肿痛，“普济消毒饮”清热解毒

病因 咽痛是由于实热上攻或虚火上炎于咽所致，常见于实证的风热侵袭、肺胃热盛，虚证的阴虚火旺。常表现为咽部的干涩、红肿、疼痛，严重者可影响正常饮食和作息。

临床表现

1.风热壅于上焦：恶寒发热，舌燥口渴，舌红苔白兼黄，脉浮数有力。

2.咽喉不利：咽干咽痒、红肿疼痛，甚至声嘶、吞咽困难，伴有咽部堵塞感。

3.面颊肿痛：头面部红肿疼痛，眼睛不能张开。

4.临床常见于大头瘟病、丹毒、腮腺炎、急性扁桃体炎等风热邪毒。

普济消毒饮配方

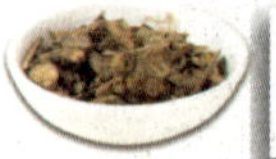
黄芩 15克

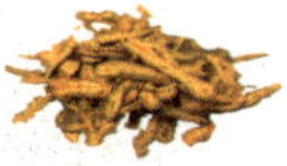
黄连 15克

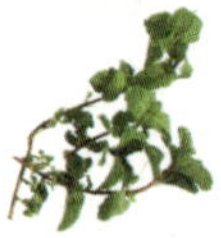
薄荷 10克

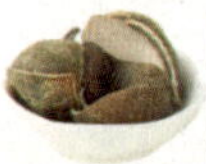
陈皮 6克

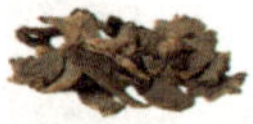
玄参 10克

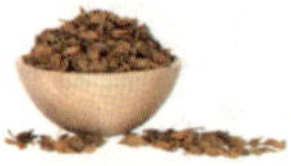
连翘 15克

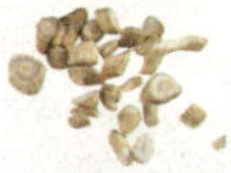
板蓝根 15克

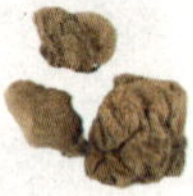
马勃 10克

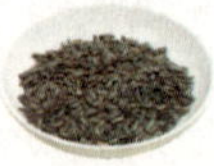
牛蒡子 10克

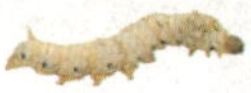
僵蚕 10克

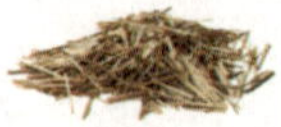
柴胡 6克

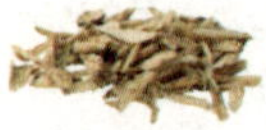
桔梗 10克

具体功效 清热解毒，疏风散邪。

主治范围 大头瘟，症见发热恶寒、头面腮颊红肿疼痛、眼睛不能张开、咽喉不利、舌燥口渴、舌红苔黄、脉浮数有力。

用法 药物研为末，汤调，时时服之，或蜜拌为丸口服；也可水煎服。

咽喉肿痛很常见。在过度使用咽喉后喝一剂普济消毒饮，有助于改善咽喉的不适症状。

咽喉肿痛患者平时要调整饮食，少吃油腻、辛辣、刺激食物，戒烟，保持良好的作息习惯，保持口腔清洁，及时治疗牙周疾病，合理用嗓。咽喉炎患者要注意预防上呼吸道感染，防止慢性咽炎急性发作。

清咽茶

所需材料

干柿饼35克，罗汉果7克，胖大海10克。

制作方法

把柿饼切成小块，备用。将胖大海拍裂，待用。砂锅中注入适量清水烧开，倒入备好的罗汉果、胖大海。放入切好的柿饼，搅拌均匀。盖上盖，烧开后用小火煮约15分钟至药材析出有效成分即可。

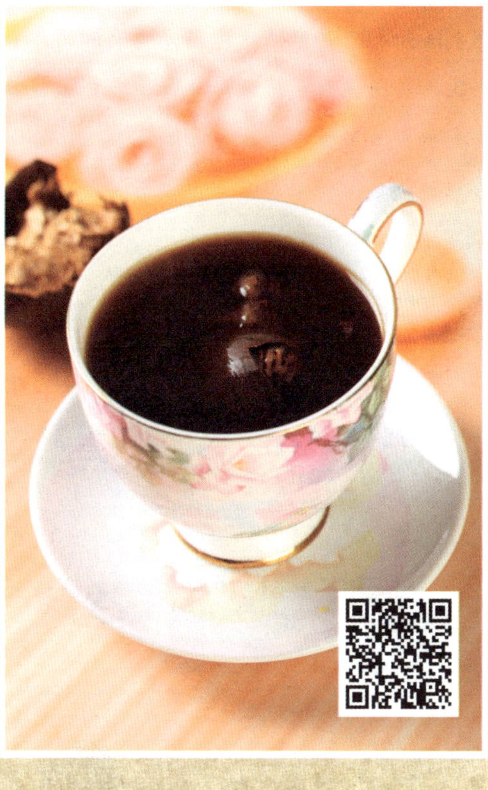

过敏性鼻炎，用“小青龙汤”来断根

病因

过敏性鼻炎有3个病因：一是家族性遗传因素；二是鼻黏膜受到刺激；三是接触变应原，例如尘螨、真菌、昆虫、花粉和柳絮，某些食物如鱼、虾、牛奶、蛋类等，或某些接触物如化妆品、汽油、油漆、乙醇、甲醛等，以及动物的皮毛、羽毛等。

临床表现

1.阵发性喷嚏：每天数次阵发性发作，喷嚏每次多于3个，多在晨起或者夜晚，或接触变应原后立刻发作。

2.流涕：流大量清水样鼻涕，有时可不自觉从鼻孔滴下。

3.鼻塞：间歇或持续鼻塞，单侧或双侧，轻重程度不一。

4.鼻痒：大多数患者鼻内发痒，花粉症患者可伴眼痒、耳痒、咽痒，以及咳嗽、哮喘发作等下呼吸道症状。

小青龙汤配方

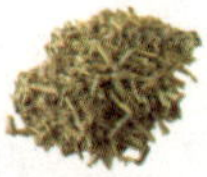

麻黄 9克

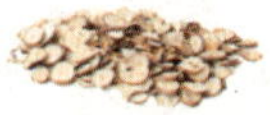

桂枝 9克

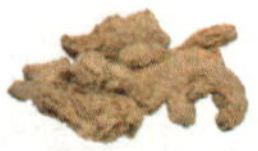

干姜 6克

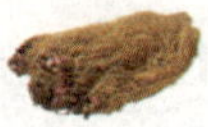

细辛 3克

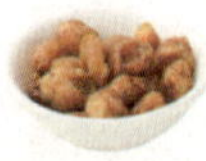

半夏 9克

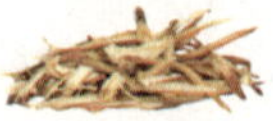

甘草 6克

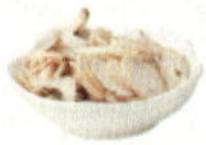

芍药 9克

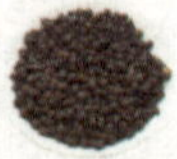

五味子 9克

具体功效 解表散寒，温肺化饮。

主治范围 外寒里饮证，症见恶寒发热，头身疼痛，无汗咳喘，痰涎清晰而量多，胸痞或干呕，或痰饮喘咳，不得平卧，或身体疼痛，头面四肢水肿，舌苔白滑，脉浮。常用于支气管哮喘、过敏性鼻炎、卡他性眼炎等的治疗。

用法 水煎服。

春季是最容易诱发过敏性鼻炎的季节，应该更加注意。在这个季节，每日1剂小青龙汤，有助于缓解过敏性鼻炎的不适症状。

鼻炎患者出门时应关注气候变化，遇冷及时增添御寒的衣物，尤其是迎风时需戴口罩。尽量避免接触香水、化妆品等刺激鼻腔黏膜的物品。不能吃引起过敏的食物，尽量避免进食辛辣、生冷油腻、刺激的食物。有许多食疗方对鼻炎的防治很有效果，不妨试一试。

辛夷花鸡蛋汤

所需材料

鸡蛋2个，辛夷花15克，冰糖15克。

制作方法

锅中清水大火烧开，倒入备好的辛夷花，大火煮10分钟至药性析出。掀开锅盖，打入鸡蛋，煮至成形。倒入少许冰糖，搅拌至溶化，撇去浮沫，将鸡蛋汤盛出，装入碗中即可食用。

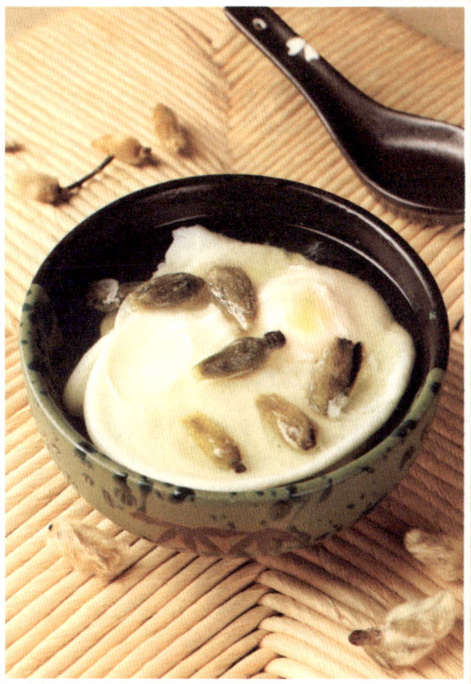

老人喘促、痰多，用“三子养亲汤”来改善

病因 久咳伤肺，气失所主，久病及肾或年老肾虚，或劳欲伤肾，肾失摄纳；或肾阳衰微不能化气行水，水凌心肺，而引起哮喘。

临床表现

1.咳喘：咳嗽、咳痰、气短及夜间阵发性喘息发作，发作时伴有哮鸣音。

2.呼吸困难：发作时呼吸困难，甚则张口抬肩，不能平卧，或口唇、指甲发绀。

3.呈反复发作性：常因气候突变、饮食不当、情志失调、劳累等因素诱发，发作前多有鼻痒、喷嚏、咳嗽、胸闷等症状。

4.有过敏史或家族史。

三子养亲汤配方

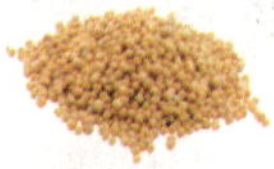

白芥子 9克

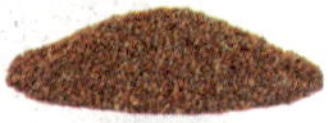

苏子 9克

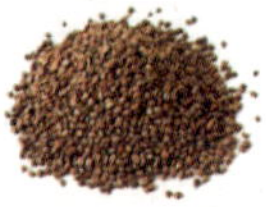

莱菔子 9克

具体功效 降气消食，温肺化痰。

主治范围 痰壅气证食滞，症见咳嗽喘逆，痰多胸痞，食少难消，舌苔白腻，脉滑，尤以老年人为宜，常用于顽固性咳嗽、支气管哮喘、慢性支气管炎等的治疗。

用法 三药微炒，捣碎，纱布包后微煮，频服。

三子养亲汤有温化痰饮的功效，在哮喘严重的时候可做代茶饮，有助于缓解症状。

老年哮喘患者家中应常备药品，避免哮喘诱发因素或促发因素，如家庭新装修，新家具的购进，动物绒毛制成的床上用品，喷洒有关的室内杀虫剂，地毯枕头可能存在的尘螨，某些食物、花等。同时还要注意加强身体锻炼，增强身体免疫力。平时可选择一些食疗方来预防。

冰糖白果化痰豆浆

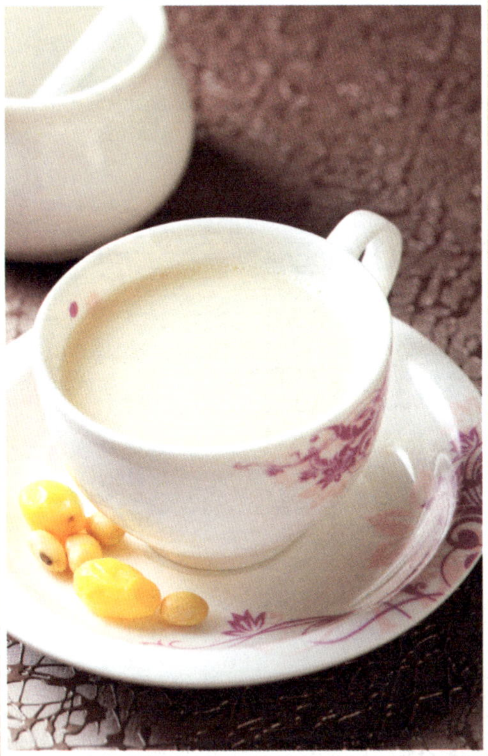

所需材料

白果10克，水发黄豆50克，冰糖适量。

制作方法

将白果、黄豆、冰糖倒入豆浆机中，注入适量清水，至水位线即可。盖上豆浆机机头，开始打浆。待豆浆机运转约15分钟，即成豆浆。把煮好的豆浆倒入滤网，滤取豆浆，用汤匙撇去浮沫即可。

顽固老年人慢性支气管炎，用“川贝板蓝根饮”

病因 顽固老年人慢性支气管炎的病因为表寒未解，内已化热，或肺有蕴热，寒邪外束，热不得泄，热为寒郁，或热蒸津液成痰，痰热壅肺，肺失宣降，气逆而喘。

临床表现

1.喘促气短：呼吸困难，甚至张口抬肩，鼻翼扇动，不能平卧，口唇发绀。

2.多有慢性病史，如慢性咳嗽、哮喘、肺结核、心悸等病史，每遇外感、情志刺激及劳累而诱发。

川贝板蓝根饮配方

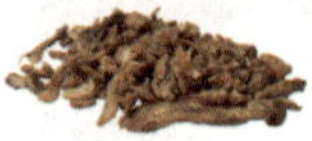
百部
200克

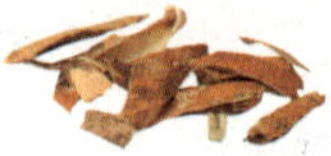
全瓜蒌
200克

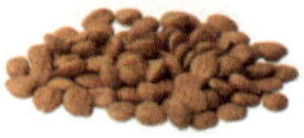
杏仁
200克

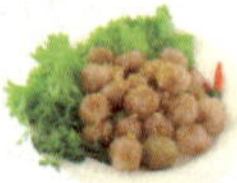
龙眼肉
100克

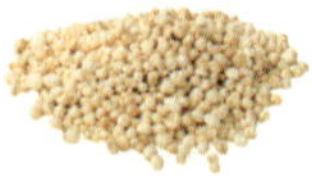
川贝母
150克

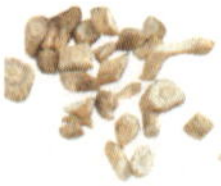
板蓝根
250克

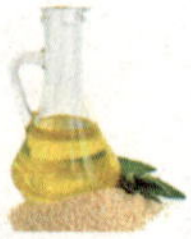
竹油
70克

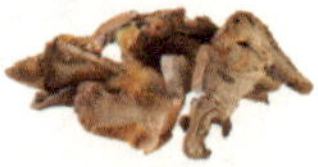
金毛狗脊
80克

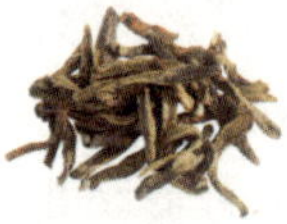
猴姜
150克

具体功效 润肺止咳，平喘化痰。

主治范围 慢性支气管炎、肺痈、痰热咳喘等病症。

用法 药物研为末，开水冲服，每日2次，每次10克。

老年人慢性支气管炎患者在秋冬季得千万注意疾病的发生，在这个疾病高发的季节尤其要避免吸烟。吸烟为慢性支气管炎发病的主要因素，老年人慢性支气管炎患者应戒烟或避免接触烟雾。

日常生活中忌烟酒，避免进食辛辣、刺激、高温、油炸或寒凉食物，避免喝浓茶、咖啡等刺激性饮品，饮食宜低盐、低脂、清淡、温和，减少对气管、支气管黏膜的刺激。

川贝杏仁粥

所需材料

水发大米75克，杏仁20克，川贝母少许。

制作方法

砂锅中注入适量清水烧热，倒入备好的杏仁、川贝母。盖上盖，用中火煮约10分钟。揭开盖，倒入大米，拌匀。再盖上盖，烧开后用小火煮约30分钟至食材熟透。揭开盖，搅拌均匀。

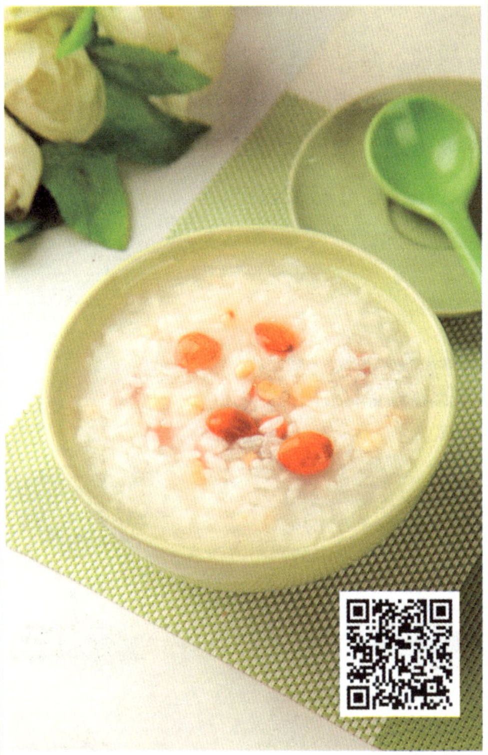

换季诱发哮喘，用“射干麻黄汤”

病因 因外邪侵袭，内合于肺，“伏痰”遇感引触，痰随气升，气因痰阻，相互搏结，壅塞气道，而致气息喘促；或寒温失调，失于表散，邪蕴于肺，壅阻肺气，气不布津，聚液生痰而发。

临床表现

1.反复发作性：发作前会有鼻塞、喷嚏、干咳等症状，常因气候突变、饮食不当、情志失调、劳累等因素诱发。

2.咳痰：部分患者咳痰，多于发作趋于缓解时痰多，如无合并感染，常为白黏痰、质韧，有时呈米粒状或黏液柱状。

3.呼吸困难：发作时伴有哮鸣音，轻者仅有胸部紧迫感，持续数分钟，重者极度呼吸困难，持续数周或更长时间。

4.有过敏史或家族史。

射干麻黄汤配方

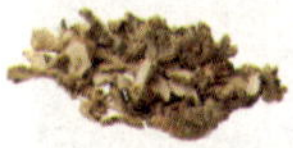
射干 9克

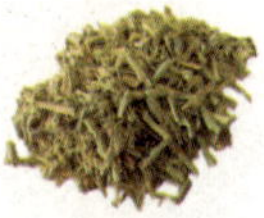
麻黄 12克

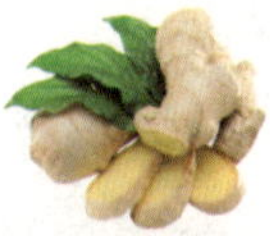
生姜 12克

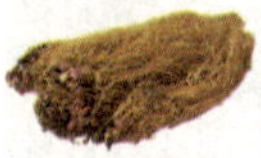
细辛 9克

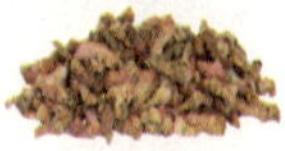
款冬花 9克

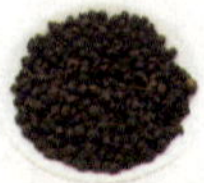
五味子 3克

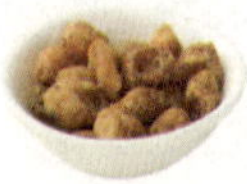
半夏 9克

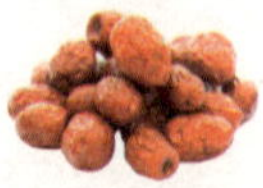
大枣 7枚

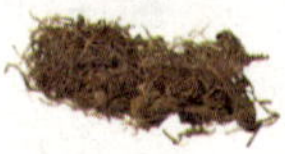
紫菀 9克

具体功效 温肺化饮，下气祛痰。

主治范围 寒痰郁肺结喉证，症见咳嗽、气喘，喉间痰鸣似水鸡声，或胸中似水鸣音，或胸膈满闷，或吐痰涎，苔白腻，脉浮紧。临床常用于支气管哮喘、慢性支气管炎、慢性阻塞性肺疾病、肺源性心脏病等的治疗。

用法 水煎服，每日1剂，分3次温服。

本方所治证属肺感风寒，宣降失常，津聚成痰，或内有痰饮，外受风寒，寒饮上逆。在气候寒冷或季节交替的时候，要做好保暖措施；日常饮食要多加注意，不要嗜食辛辣、刺激食物；要定时清洗床单和被褥，并经过暴晒消毒之后再使用；家中的卫生死角要经常清洁，并保持室内的湿度。哮喘患者除了药物治疗外，食疗方也是不错的选择。

麻黄五味子汤

所需材料

大枣20克，射干9克，五味子8克，麻黄8克，细辛7克，紫菀5克，款冬花6克，半夏7克，姜片适量。

制作方法

砂锅注水，倒入姜片。放入大枣、射干、五味子、麻黄、细辛、紫菀、款冬花、半夏。加盖，用大火煮开后转小火续煮90分钟，至药材有效成分析出。

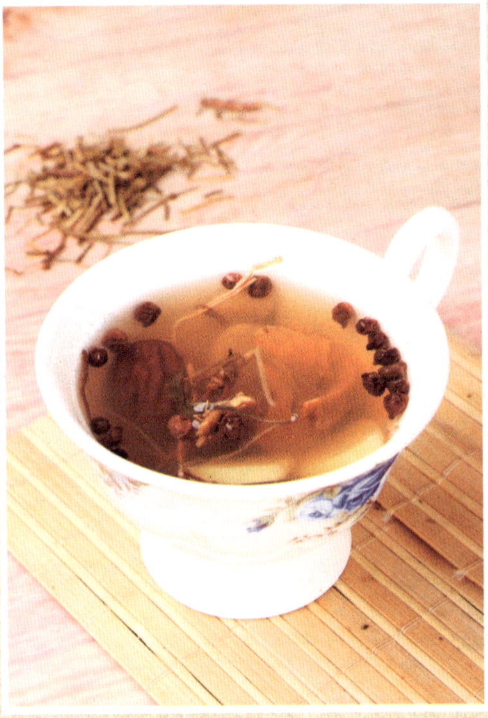

《消化系统疾病的对症药方》

胃寒而呃逆不止，“丁香散”温胃止呃

病因 过食生冷，或过服寒凉药物，寒气蕴结中焦；或进食过快或过饱，使食滞于胃，中焦气机壅滞，致胃失和降，气逆于上，膈间之气不利，动膈冲喉而成呃逆。

临床表现

1.吸气时声门突然关闭发出一种短促的声音。可发于单侧或双侧的膈肌。

2.正常健康者可因吞咽过快、突然吞气或腹内压骤然增高而引起呃逆。

3.多可自行消退，有的可持续较长时间而成为顽固性呃逆。

丁香散配方

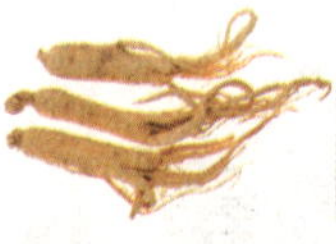

人参 15克

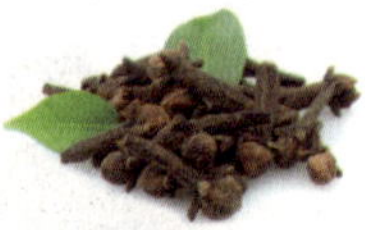

丁香 0.3克

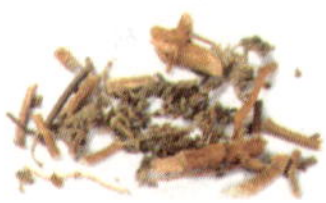

藿香叶 0.3克

具体功效 温胃降逆。

主治范围 胃虚气逆、呕吐不定、精神羸困、霍乱不安。

用法 水煎服，每日1剂。

胃寒的人容易发生呃逆不止的症状，丁香散就可很好地缓解这种症状，方药中的丁香有温中降逆的作用，藿香叶可理气和胃，人参可补元气。

正常人发生一过性呃逆多与饮食有关，特别是饮食过快、过饱，摄入很热或冷的食物、饮料、酒等，外界温度变化和过度吸烟亦可引起，因此要多加注意。如果打嗝频繁或持续24小时以上可能是某些疾病的表现，应及早就医诊治。

另外，如果经常打嗝，建议去医院寻求专业人士的帮助。

苹果姜蜜奶

所需材料

苹果100克，豆浆60毫升，蜂蜜20克，姜片适量。

制作方法

洗净的苹果切开去核、去皮，切成小块，待用。备好榨汁机，倒入苹果块、姜片。倒入豆浆。盖上盖，榨取果蔬豆奶。打开盖，将榨好的果蔬豆奶倒入杯中。再浇上备好的蜂蜜即可。

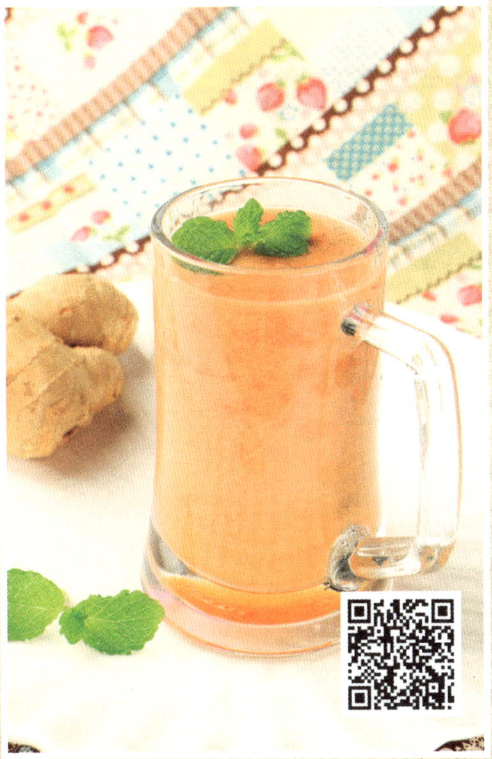

清胃火，止打嗝，防口臭，用“竹叶石膏汤”

病因 中医认为，口臭是胃病的症状之一。若要治口臭，先得治胃病。胃病始见于《黄帝内经》中的“邪气藏府病形”篇，泛指胃的病变，胃火炽盛而上逆，以致胃失和降。

临床表现

主要症状为胃脘胀痛、呕吐恶心、口臭嗳气。

竹叶石膏汤配方

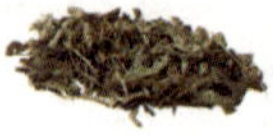
竹叶 6克

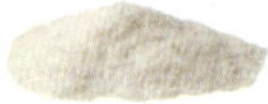
石膏 50克

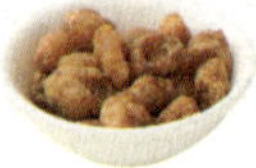
半夏 9克

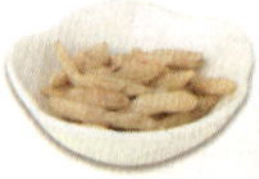
麦冬 20克

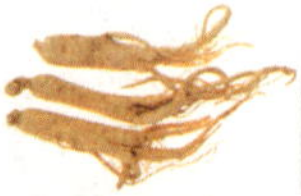
人参 6克

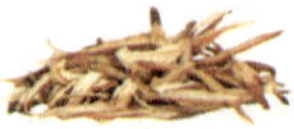
炙甘草 6克

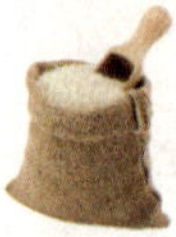
粳米 10克

具体功效 清热生津，益气和胃。

主治范围 胃火炽盛、胃火上逆，症见口舌糜烂、口渴、口臭、呃逆不止、舌质红绛而干、脉细数。

用法 用水煎汁，去渣，放入粳米，煮米熟，汤成去米，温服。

有口气就要处处小心，上火总会造成口臭。治疗口臭的主要方法就是清胃火。竹叶石膏汤就有很好的清胃火功效。

另外，保持口腔清洁卫生是改善口臭最为有效的基本方法。掌握正确的刷牙方法，及时清除滞留于牙面、牙缝、颊唇沟等处的食物残渣、软垢，控制口腔细菌的生长繁殖。忌烟酒、甜食及辛辣助火之物，回避异味食物。

丝瓜竹叶粥

所需材料

大米100克，薏米100克，竹叶少许，丝瓜30克。

制作方法

丝瓜洗净，切成滚刀块，待用。砂锅中注入适量清水烧热，倒入竹叶，煮开后转小火煮30分钟，将竹叶捞干净。倒入大米、薏米，搅拌均匀，煮开后转小火煮1小时至食材熟透。倒入丝瓜，略煮一会儿至其熟软即可。

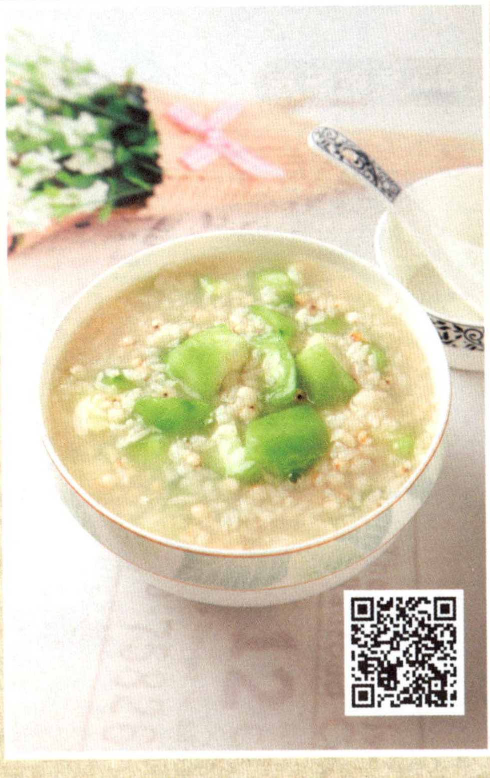

夏季暑湿伤脾胃，“藿香正气散”解表化湿

|病因| 中医认为，病多因感受外邪，如湿热、暑湿之邪，而致卫外不固，中焦气机失司，脾胃运化腐熟功能失常。

临床表现

1.急性感染性腹泻起病急，可伴发热、腹痛。

2.小肠病变的腹泻无里急后重，粪便不成形，可呈液状，色较淡，量较多。

藿香正气散配方

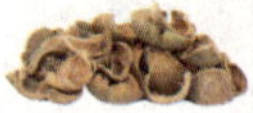
大腹皮 5克

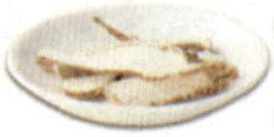
白芷 5克

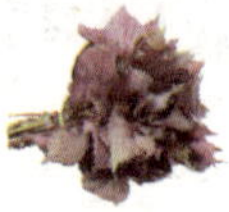
紫苏 5克

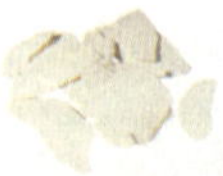
茯苓 5克

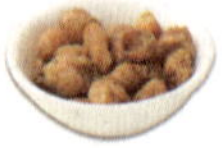
半夏曲 10克

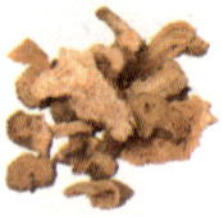
白术 10克

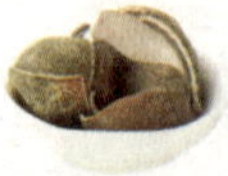
陈皮 10克

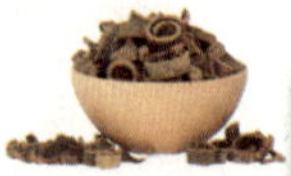
厚朴 10克

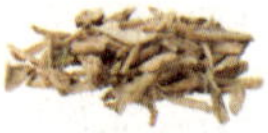
苦桔梗 10克

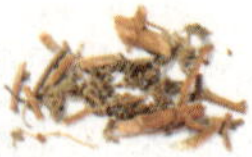
藿香 15克

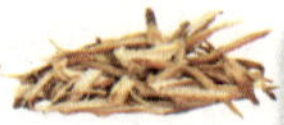
炙甘草 12克

具体功效 解表化湿，理气和中。

主治范围 外感风寒、内伤湿滞证，可见恶寒发热、头痛、胸膈满闷、脘腹疼痛、

恶心呕吐、肠鸣泄泻、舌苔白腻。

用法 水煎服，每日1剂。

夏季闷热，许多人都喜欢待在清凉的环境里，稍不注意就容易遭受暑湿之邪，比如因为感受夏季暑湿之邪导致的脾胃损伤。

天气炎热的时候切勿贪凉，不要让空调的出风口直对身体，睡觉时可在肚子上盖张薄毯子。在日常生活中要特别注意饮用水、食物、双手和环境卫生。

荷叶藿香饮

所需材料

藿香10克，水发荷叶5克。

制作方法

砂锅中注入适量清水，用大火烧热。倒入备好的藿香、荷叶。盖上锅盖，烧开后转小火煮30分钟，至药材析出有效成分。揭开锅盖，将药材捞干净。关火后将煮好的药汤盛入碗中即可。

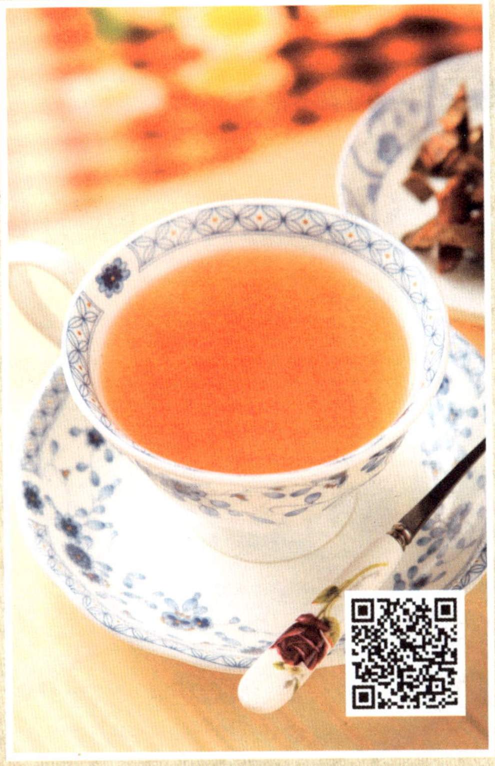

饮食难化，恶心腹痛，“保和丸”善消食

|病因| 饮食难化腹痛的主要病因是饮食所伤，多因长期饮食不节、饥饱失调所致，如暴饮暴食、过食肥甘。

临床表现

1.上腹痛：上腹痛为常见症状，部分患者以上腹痛为主要症状，伴或不伴有其他上腹部症状。

2.胃不适：早饱、腹胀、嗳气为常见症状，伴或不伴有腹痛。

保和丸配方

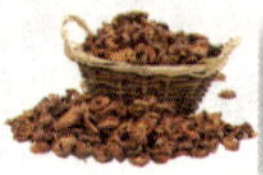

山楂 18克

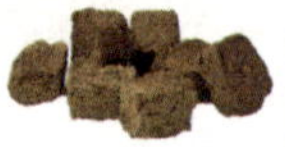

神曲 6克

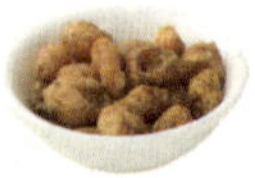

半夏 9克

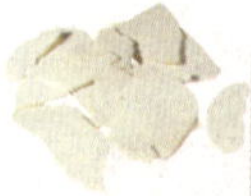

茯苓 9克

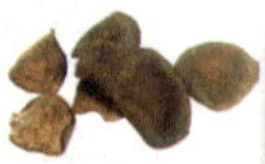

陈皮 6克

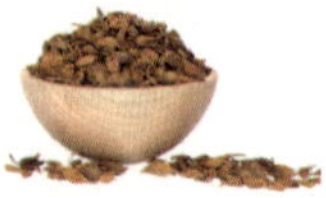

连翘 6克

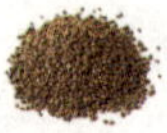

莱菔子 6克

具体功效 消食和胃。

主治范围 积食停滞、胸脘痞满、腹胀时痛、嗳腐吞酸、恶食或呕吐泄泻、脉滑、舌苔厚腻或黄。

用法 每次服70～80丸，空腹时用白汤送下。

保和丸中的山楂消油腻肉积；神曲消酒食陈腐之积；陈皮、半夏、茯苓理气和胃，燥湿化痰；连翘散结清热。诸药合用，有消食导滞、理气和胃之功，对饮食难化、恶心腹痛有很好的缓解作用。

饮食要注意不可过饥或过饱，合理控制饮食结构，荤素搭配，少吃油炸、腌制、生冷食物。不暴饮暴食，避免吃不易消化的食物及饮用各种易产气的饮料。

山楂高粱粥

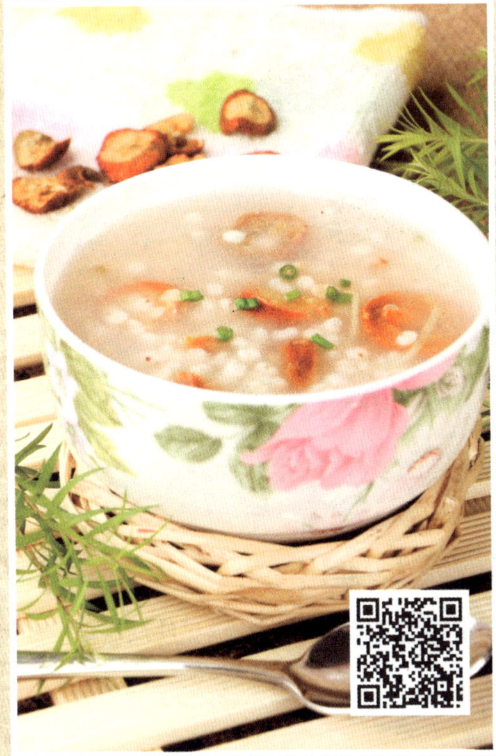

所需材料

水发高粱米200克，山楂片15克，姜丝、葱花各少许，盐、鸡粉各2克。

制作方法

砂锅中注入适量清水，用大火烧开。倒入高粱米、山楂片，拌匀。盖上盖，烧开后用小火煮40分钟。揭盖，放入姜丝、盐、鸡粉、葱花，拌匀。关火后盛出煮好的粥即可。

呕吐伴口干口苦，“四逆散”调和肝脾

病因 恼怒伤肝，肝失条达，横逆犯胃，胃气上逆；忧思伤脾，脾失健运，食难运化，胃失和降，均可发生呕吐。

临床表现

1.有恶心先兆，如有声而无物吐出、吐物而无声、吐物伴有声音。

2.食后即吐，或良久复出，或呕而无力，或呕吐如喷，或呕吐新入之食，或呕吐不消化之宿食，或呕吐涎沫，或呕吐黄绿苦水。

四逆散配方

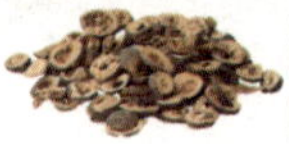

枳实 6克

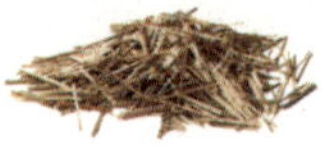

柴胡 6克

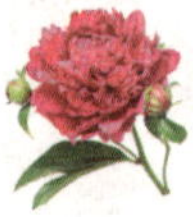

芍药 9克

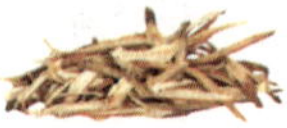

炙甘草 6克

具体功效 疏肝理脾，调和胃气。

主治范围 肝脾不和证，症见胁肋胀闷、脘腹疼痛、胸腹疼痛、泄利下重、脉弦。

用法 药物研为末，以米汤分3次冲服。

呕吐和腹胀就是相伴而来的，主因多是肝脾功能的不完善。

保持良好的饮食习惯，避免饮食不规律、暴饮暴食、食辛辣刺激食物。保持愉快的心情，避免精神过度紧张；饮食方面要以易消化和清淡为主；对于经常呕吐的患者，应该注意卧床休息。

经常呕吐者，除了吃四逆散调和脾胃，平常也可以煮一些水果茶食用。

玫瑰柴胡苹果茶

所需材料

苹果25克，柴胡7克，玫瑰花苞5克，冰糖25克。

制作方法

砂锅中注入适量清水烧开，倒入柴胡，拌匀。用中火煮15分钟。倒入切好的苹果，加入玫瑰花苞，用大火煮15分钟，倒入冰糖，搅拌至溶化。加盖，用大火焖5分钟即成。

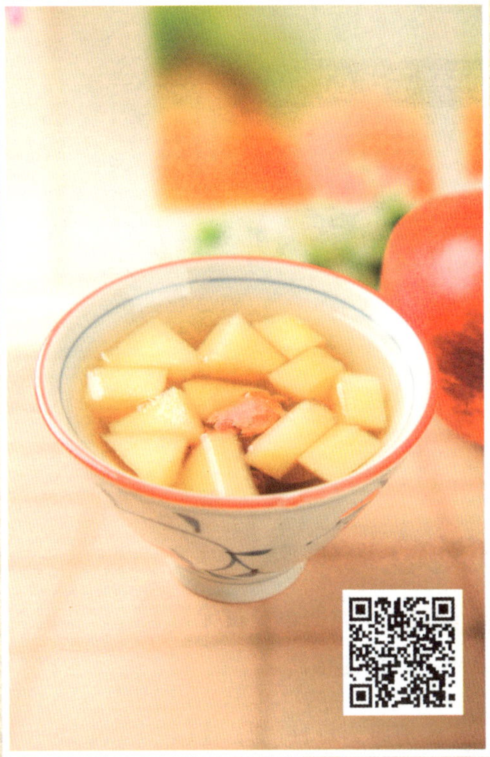

面黄、食少、易腹泻，“四君子汤”益气健脾

|病因| 面黄、食少、易腹泻属于风寒腹泻，是由于中焦脾胃亏虚，运化失职，无力运化水谷精微，从而泻下未消化的食物。

临床表现

1.腹部胀痛，喜温喜按，泻下泡沫状稀便，色淡黄，无味，肠鸣辘辘，口渴但不喜饮。

2.舌象：舌质淡，苔薄白。

四君子汤配方

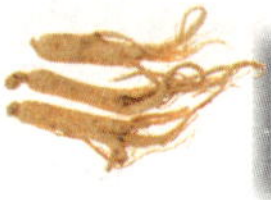

人参
9克

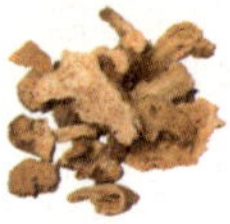

白术
9克

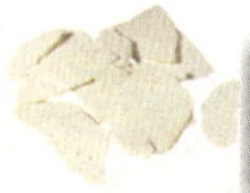

茯苓
9克

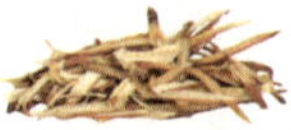

炙甘草
6克

具体功效 益气健脾。

主治范围 平时面色萎黄无血色、声音低弱、四肢无力，常觉气短，活动后加重，饮食不香，大便稀溏。

用法 水煎服，每日1剂，连服7天。

脾气虚弱是人体气虚中的一种症状类型，在当今社会中脾气虚弱的人不在少数，一旦出现了脾气虚弱一定要积极进行调理。

平时一定要保持心情愉悦，尽量避免出现一些负面情绪，比如疲劳、紧张、恐惧、悲伤等；吃饭时一定要保证身心愉悦和放松；在日常生活中一定要注意保暖问题，特别是要注意腹部的保暖，在夏季时一定不要贪凉；运动是非常好的改善脾气虚弱的方法，平常可以打太极拳、做健身操等。另外，还可用食疗的方法来改善脾气虚弱。

人参茯苓茶

所需材料

炙甘草9克，人参、白术、茯苓各15克，红枣10克，姜片适量，白糖20克。

制作方法

砂锅中注入适量清水烧开，倒入炙甘草、人参、白术、茯苓、红枣，放入姜片，拌匀。盖上盖，烧开后用小火煮30分钟。揭盖，放入白糖，拌匀，煮至溶化即可。

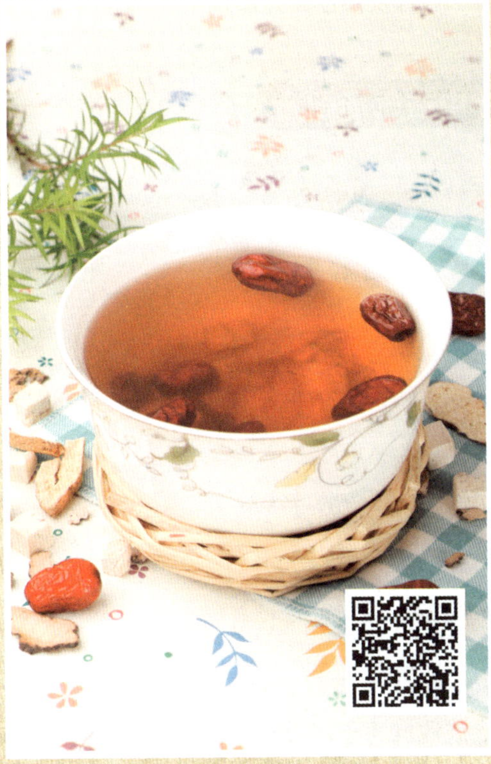

脾胃虚弱敏感，“补中益气汤”来调和

病因 脾胃虚弱敏感多由饮食劳倦、损伤脾胃气虚、中气下陷所致。脾胃为营卫气血生化之源，脾胃气虚，纳运乏力，故见饮食减少、少气懒言、大便稀溏。

临床表现

1.脾虚气陷证：饮食减少、体倦肢软、少气懒言、面色萎黄、大便稀溏、舌淡、脉虚，以及脱肛、子宫脱垂、久泻久痢、崩漏等。

2.气虚发热证：身热自汗、渴喜热饮、气短乏力、舌淡、脉虚大无力。

补中益气汤配方

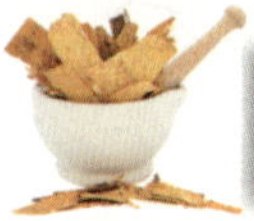
黄芪 18克

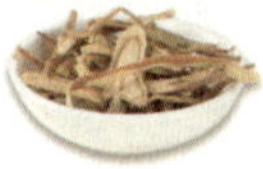
炙甘草 9克

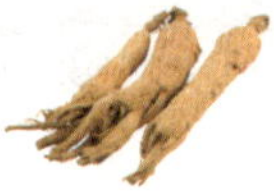
人参 6克

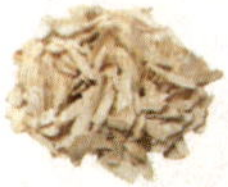
当归 3克

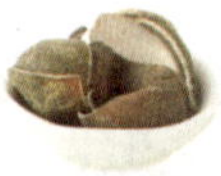
陈皮 6克

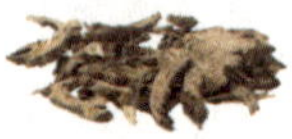
升麻 6克

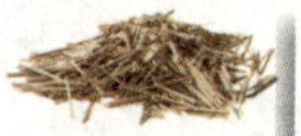
柴胡 6克

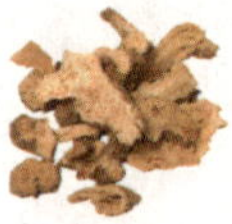
白术 9克

具体功效 补中益气，升阳举陷。

主治范围 平时饮食减少，容易疲倦，四肢酸软，少气懒言，面色萎黄，大便稀溏，或脱肛、子宫脱垂、久泻、崩漏者。平日静坐就身热有汗出、口渴喜热饮、气短乏力者亦可服用。

用法 水煎服，每日1剂，连服7天。

脾胃虚弱的人可适当地进行一些体育锻炼，能增强人体的胃肠功能，使胃肠蠕动加强，消化液分泌增加，促进食物的消化和营养成分的吸收，并能改善胃肠道本身的血液循环，促进其新陈代谢，延缓消化系统老化。

脾胃虚弱的人饮食应有规律，三餐定时、定量，不暴饮暴食；平时多吃易消化的食物，如粥等；少吃有刺激性和难于消化的食物，如酸辣、油炸、干硬和黏性大的食物，生冷的食物也尽量少吃。平时还可以选择一些食疗方来调理。

人参橘皮汤

所需材料

橘皮15克，人参片少许，白糖适量。

制作方法

橘皮切成细丝。砂锅中注入适量清水，用大火烧热。倒入人参片、橘皮，搅拌均匀。烧开后转小火煮15分钟，使药材析出有效成分。加入少许白糖。搅拌均匀，煮至白糖溶化即可。

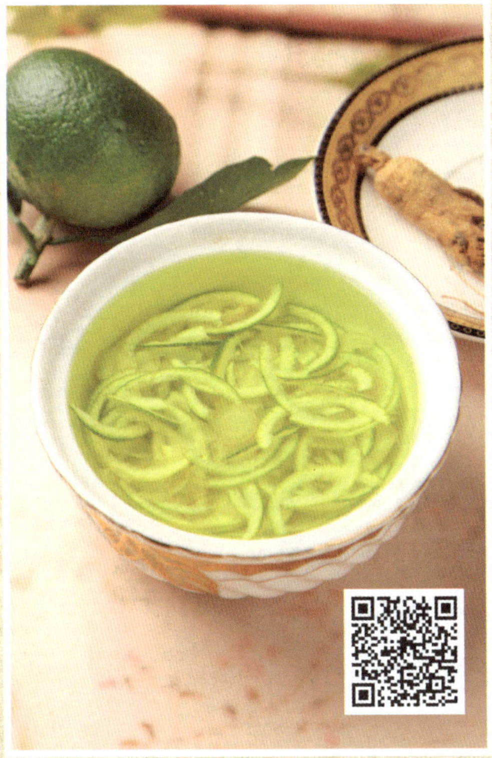

腹痛绵绵，常便溏，“小建中汤”温中补虚

病因 中焦虚寒多因脾气虚衰进一步发展而来，也可因饮食失调、过食生冷，或因寒凉药物太过，损伤脾阳，中阳不足，无力运化水谷而导致泄泻。

临床表现

1.脘腹疼痛，喜温喜按，畏寒肢冷，喜热饮，大便清稀，倦怠神疲，纳食减少，或泛吐清涎，或水肿，或女性白带量多而清稀。

2.舌象、脉象：舌淡胖或有齿痕，苔白滑，脉沉弱。

小建中汤配方

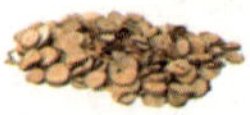
桂枝 9克

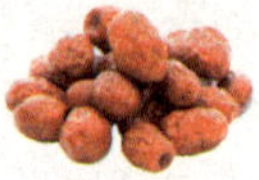
大枣 6枚

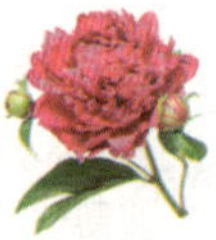
芍药 18克

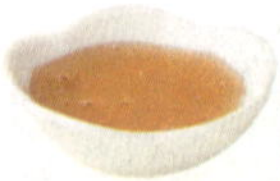
饴糖 30克

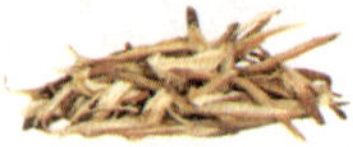
炙甘草 6克

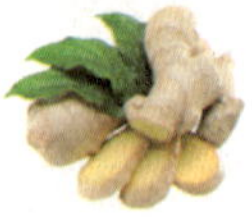
生姜 9克

具体功效 温中补虚，和里缓急。

主治范围 腹冷痛难忍、喜温喜按、神疲乏力、少气或心悸、虚烦不宁、面色萎黄、四肢酸楚、手足烦热、咽干口燥等。

用法 水煎取汁，兑入饴糖，文火加热溶化，每日1剂，连服7天。

中焦虚寒导致的大便稀溏得用小建中汤来“拯救”。小建中汤有温中补虚、和里缓急的功效。

若中焦寒重者，可加干姜以增强温中散寒之力；兼有气滞者，可加木香以行气止痛；便溏者，可加白术以健脾燥湿止泻；面色萎黄、气短神疲者，可加人参、黄芪、当归以补养气血。

微信扫码
•记方剂歌诀 •查中医数据
•学中医知识 •承中华医脉

蜜汁参枣粥

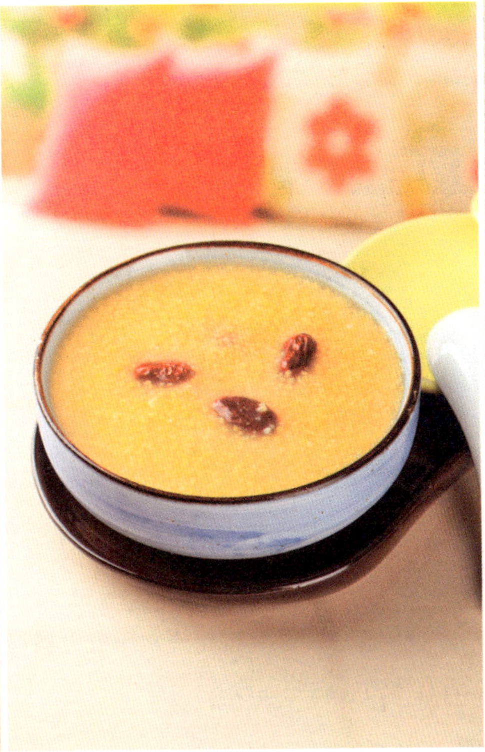

所需材料

玉米碎300克，大枣75克，党参15克，蜂蜜30克。

制作方法

玉米碎淘洗干净，浸泡后，下入清水锅中烧开。放入党参用小火煮至八成熟。放入大枣煮到熟烂、汤汁浓稠，加入蜂蜜搅匀，出锅装碗即成。

一紧张就腹泻，试试“痛泻要方”

|病因| 心理应激对胃肠道功能有显著影响，它在肠易激综合征的诱发、加重和持续化中起重要作用，相当一部分患者伴有心理障碍，其中以焦虑、抑郁为主。

临床表现

1.腹痛，肠鸣。

2.大便稀溏，舌苔薄白。

3.泄泻必伴有腹痛，泻后疼痛缓解。

4.脉象：两侧关脉不一致，左手关脉略强，而右手关脉略缓。

痛泻要方配方

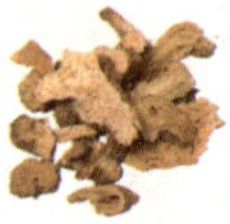

炒白术
9克

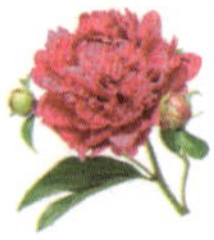

炒芍药
6克

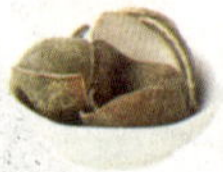

炒陈皮
4.5克

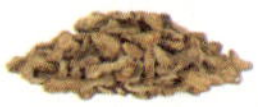

防风
3克

具体功效 补脾柔肝，祛湿止泻。

主治范围 脾虚肝旺、运化失常所致之痛泻证，症见肠鸣腹痛、大便泄泻、腹痛必泻、舌苔薄白、脉弦而缓。

用法 水煎服，每日1剂。

肠易激综合征多数是精神心理障碍导致的。现代社会人们压力较大，生活中的某些不顺心的事情容易让人变得紧张、焦虑、抑郁，这个时候可能会诱发肠易激综合征。因情绪影响引起腹泻者，应注意调整情绪和心态，必要时进行心理干预治疗。

现代药理研究发现，痛泻要方可缓解胃肠平滑肌痉挛，增强胃肠消化功能，还有一定的抑菌作用。

另外，腹泻期间应食用清淡的流质食物，如小米汤等。

白术陈皮粥

所需材料

水发大米150克，白术、陈皮各适量。

制作方法

砂锅中注入适量清水烧开，倒入洗净的白术、陈皮。放入洗好的大米，拌匀。盖上盖，烧开后用小火煮30分钟至熟。揭盖，拣出白术、陈皮。关火后盛出煮好的粥即可。

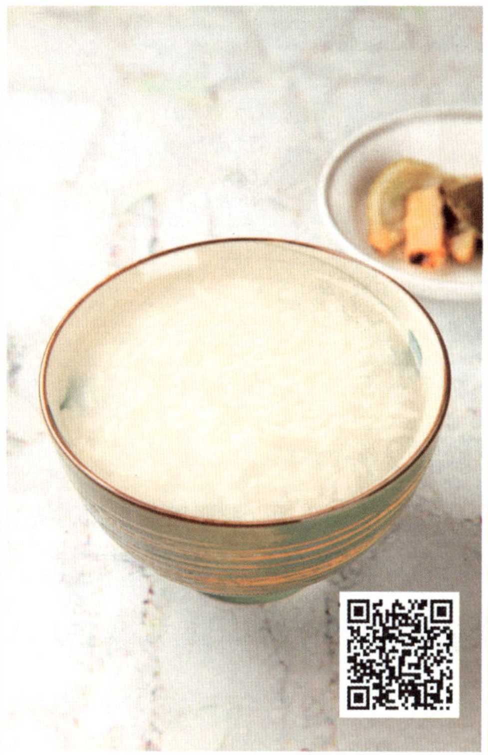

大便燥结于里，用“大承气汤”来攻破

病因 脾胃为水谷之海，大肠为传导之官，若肠为积热，耗伤津液，则大便干结；热伏于内，脾胃之热熏蒸于上，故见口干口臭，面赤身热；热积肠胃，腑气不通，故腹胀腹痛；热移膀胱，则小便短赤。

临床表现

大便不通、腹痛腹胀拒按、脘腹痞满、手足汗出等。

大承气汤配方

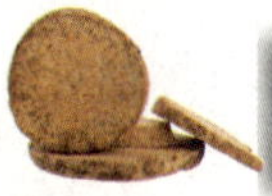

酒大黄 12克

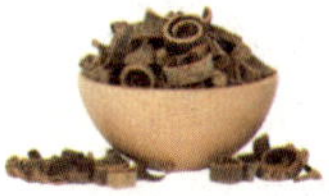

炙厚朴 24克

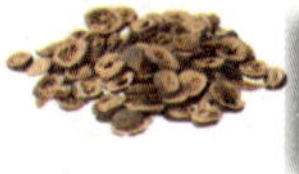

炙枳实 12克

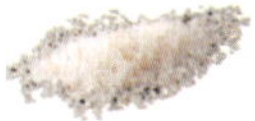

芒硝 9克

具体功效 峻下热结。

主治范围 大便不通，腹胀腹痛拒按，按之可触及硬物，甚至潮热，手脚出汗或腹泻清水，色纯青、气味臭，脐腹疼痛，按之坚硬有块。

用法 水煎服，先煎厚朴、枳实，后下大黄，芒硝用煎好的药汤冲服，每日1剂，便通即止。

大承气汤可以很好地缓解便秘。

便秘与不良的生活习惯、饮食习惯、工作性质等因素有关。平时养成定时排便的好习惯，排便时集中注意力，避免用力排便。

要改善饮食结构，改正不良的生活习惯。在日常生活中要多吃点水果，建议多吃香蕉，因为香蕉有润肠的功效，有利于排便。

蜂蜜大黄茶

所需材料

大黄粉5克，蜂蜜25克。

制作方法

取一个干净的茶杯，倒入备好的大黄粉。注入适量开水，至八九分满。盖上杯盖，泡约10分钟，至其析出有效成分。揭盖，放入适量蜂蜜，拌匀即可。

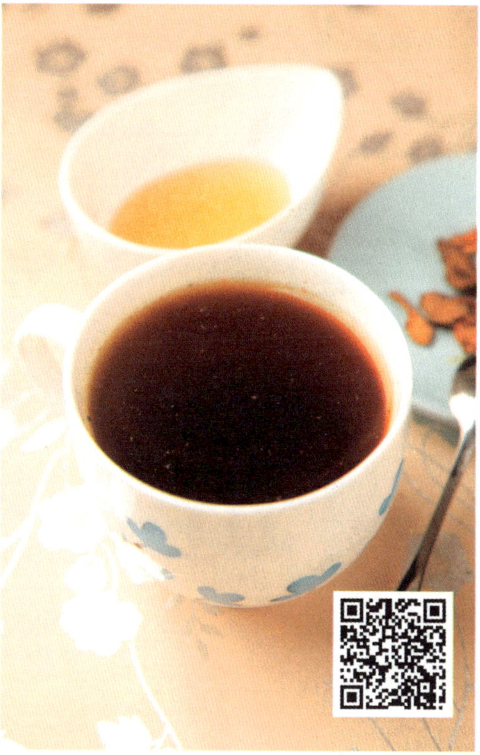

有便意，力不足，“黄芪汤”补气助排便

|病因| 气虚为肺脾功能受损，肺与大肠相表里，肺气虚则大肠传送无力，虽有便意，但用尽力却难以顺利排出，而大便并不坚硬；肺卫不固，腠理疏松，故挣则汗出气短；脾虚则健运无权，化源不足，故面色青白，神疲气怯；舌淡苔薄，脉虚，便后疲乏，均属气虚之象。

临床表现

1.虽有便意，临厕努挣乏力，挣则汗出气短，便后疲乏，大便并不干硬，面色青白，神疲气怯。

2.舌象、脉象：舌淡嫩，苔薄，脉虚。

黄芪汤配方

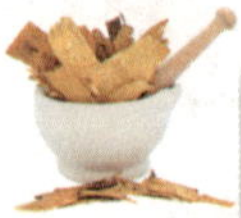
生黄芪
15克

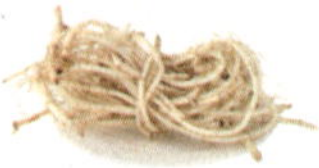
鱼腥草
30克

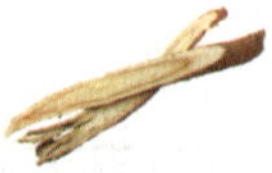
赤芍
9克

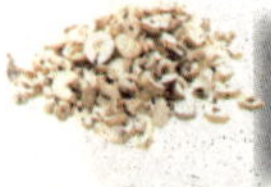
牡丹皮
6克

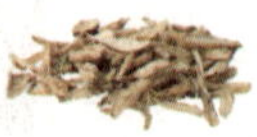
桔梗
6克

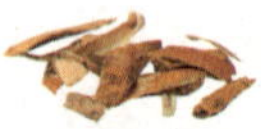
瓜蒌
9克

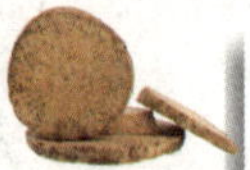
生大黄
（后下）
9克

具体功效 益气润下。

主治范围 肺脓肿。气虚便秘亦可用。

用法 水煎服。每日1剂，连服7天。

气虚便秘多为肺脾功能受损造成的，可用黄芪汤补气助排便。

另外，可适当增加运动，选择一些能够刺激肠胃蠕动并增加腹壁肌肉及排便肌肉收缩力量的运动。

也可多吃一些纤维素含量高的蔬菜，如萝卜、芹菜、甘蓝、韭菜、菠菜、白木耳、蒜苗、黄豆芽等，促进肠道蠕动。偶尔喝喝黄芪决明子茶，对便秘也有缓解之效。

黄芪决明子茶

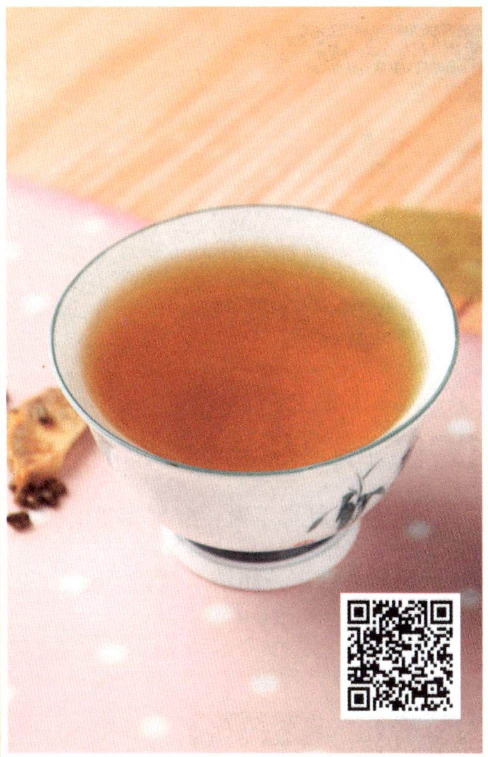

所需材料

决明子15克，黄芪20克，白术15克，防己6克。

制作方法

砂锅中注入适量清水烧开。倒入备好的药材，搅拌均匀。盖上盖，用小火煮20分钟，至药材析出有效成分。揭开盖，搅拌片刻。关火后将煮好的药茶滤入杯中，待稍微放凉即可。

痔疮引起便血，“槐花散”凉血止血

病因 痔疮引起的便血是风热下迫，灼伤肠络，或热积肠道，耗伤津液，以致便结，擦伤痔核血络，热迫血妄行所致。

临床表现

1.大便血色鲜红，滴血或射血，或有肛门瘙痒，口燥咽干。

2.舌象、脉象：舌质红，苔薄白或薄黄，脉浮数。

槐花散配方

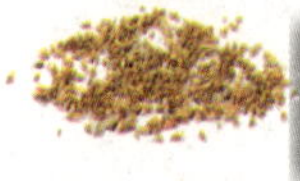

槐花（炒）12克

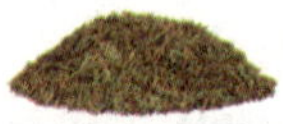

侧柏叶 12克

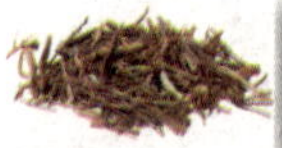

荆芥穗 6克

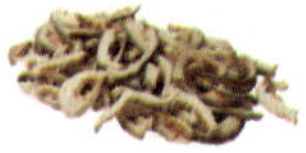

枳壳 6克

具体功效 凉血止血，清肠疏风。

主治范围 肠风脏毒下血，症见大便出血，以及痔疮出血，血色鲜红或晦暗。

用法 药物研为细末，用清米饮调下6克，空腹餐前服用。

痔疮患者肛门需要保持清洁，不洁者容易引发局部发炎、水肿，导致病情加重，增加患者痛苦。应注意便后不要用过于粗糙的卫生纸揩拭肛门，要勤洗肛门，可用温盐水清洗肛门，能改善局部血液循环，保持肛门周围的卫生。

久坐的人应每1～2小时后，起身适当走动10～15分钟。平时可选择慢跑、打太极拳、做健身操等锻炼身体。每次排便的时间应有所控制，最好能在10分钟之内解决。要多吃水果、蔬菜等含膳食纤维的食品，多喝水；忌食辛辣、肥腻、煎炒、熏烤之品及发物。

日常可以煮些槐花山楂茯苓茶喝，此茶有凉血止血的作用。

槐花山楂茯苓茶

所需材料

山楂35克，茯苓20克，槐花少许。

制作方法

砂锅中注入适量清水，用大火烧开，放入山楂、茯苓，大火烧开后用小火煮约20分钟。捞出山楂和茯苓，用中火保温。取一茶杯，放入槐花。盛入药汁，至八九分满。盖上杯盖，泡约3分钟即成。

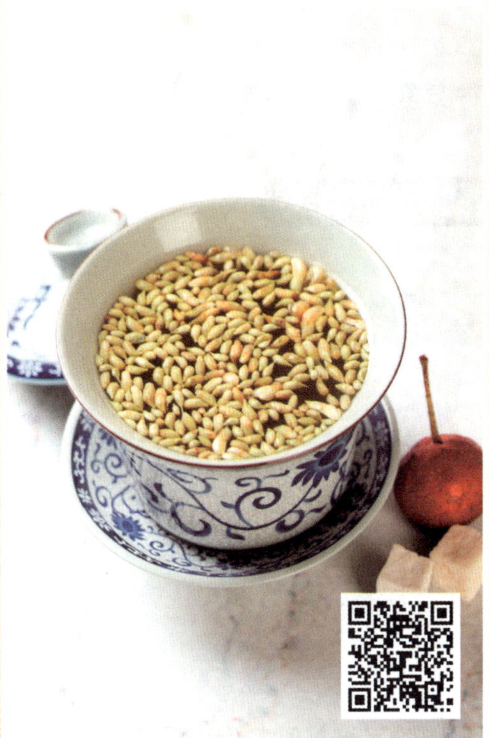

《肝胆系统疾病的对症药方》

肝气郁结，“柴胡疏肝散”疏肝解郁

病因 中医认为，肝失疏泄，气机郁结，则情志抑郁；久郁不解，失其舒畅条达之性，故急躁易怒。

临床表现

1.主要症状：胸胁或少腹胀满窜痛，情志抑郁或易怒，喜叹息。

2.其他症状：或见咽部异物感，或颈部瘿瘤，或胁下肿块。

3.妇科症状：女性可见乳房胀痛、月经不调、痛经。

4.舌象、脉象：舌苔薄白，脉弦。

柴胡疏肝散配方

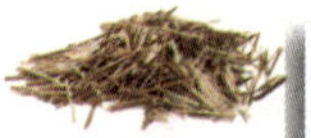

柴胡 6克

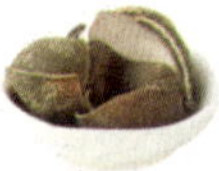

陈皮 6克

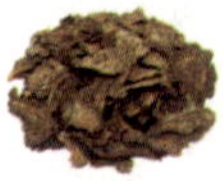

川芎 5克

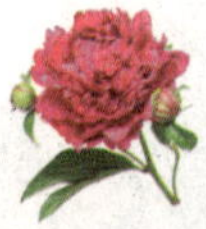

芍药 5克

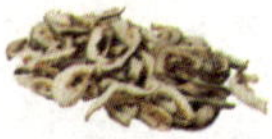

枳壳 5克

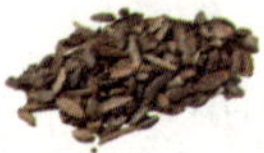

香附 5克

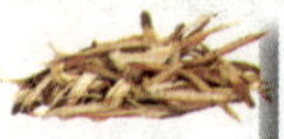

炙甘草 3克

具体功效 疏肝解郁，行气止痛。

主治范围 肝气郁滞证，症见两胁肋疼痛，胸闷，常常叹息，情志抑郁不乐，或者急躁易怒，或嗳气，脘腹胀满，脉弦。

用法 水煎服，每日1剂，餐前服用。

由于肝喜条达疏恶抑郁，故生气发怒易导致肝脏气血瘀滞不畅而成疾。肝气郁结者要学会克制自己发怒，尽力做到心平气和、乐观开朗，使肝火熄灭，肝气正常生发、顺调。

肝气郁结者饮食要注意营养均衡，多食用新鲜蔬菜、水果，尽量少食用油炸食品，禁烟禁酒，保证睡眠时间，注意劳逸结合，心情平和。含有丰富的维生素、矿物质成分的药品，如蜂胶、螺旋藻、蜂王浆、虫草制剂等，对改善肝脏营养、提高免疫功能也有帮助。

另外，用食疗的方法也可缓解肝气郁结证，如柴胡白术炖乌龟。

柴胡白术炖乌龟

所需材料

乌龟500克，白术、桃仁、柴胡、白花蛇舌草各5克，姜片、葱段各少许，料酒5毫升，盐适量。

制作方法

把所有药材放入药包里。将药包系好。锅中注入清水，放入药包，倒入乌龟肉。放入姜片、葱段、料酒、盐，用大火煮开后转小火炖2小时至食材熟透。

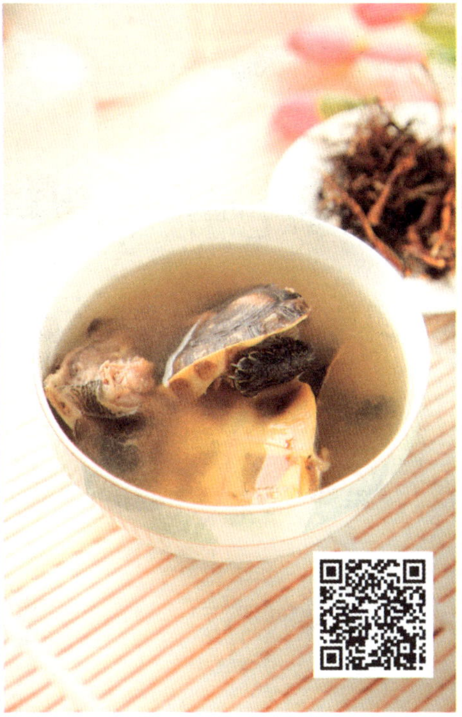

胆结石，“排石汤”通淋排石

|病因| 胆结石属于中医“胁痛”“黄疸”等范畴。由于感受外邪、七情内郁、恣食肥甘厚腻导致肝胆郁结或中焦湿热，肝胆疏泄失常，致胆气郁结久熬成石。

临床表现

1.主要症状：上腹部疼痛并放射到肩和背部。

2.伴随症状：可有低热、恶心、呕吐、寒战、大汗淋漓，甚至伴有黄疸。

排石汤配方

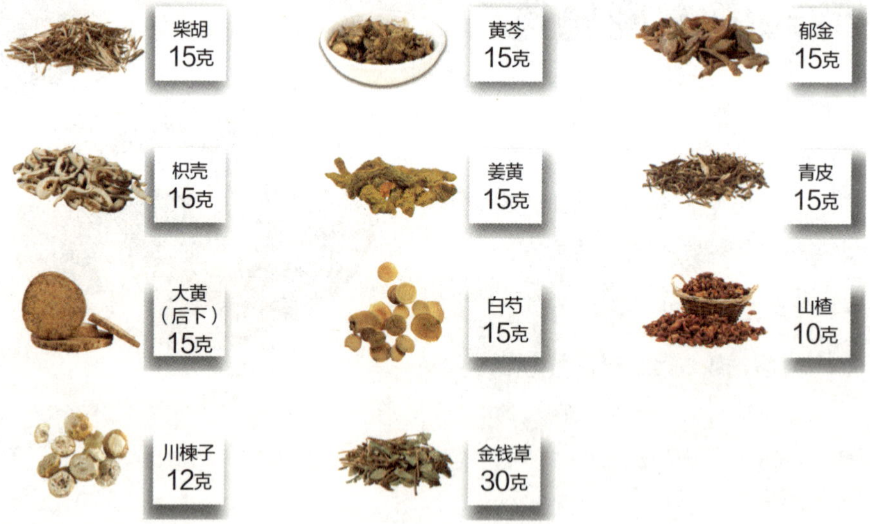

具体功效 清热利湿，通淋排石。

主治范围 肝胆管结石、胆总管结石、胆囊结石、胆道术后残余结石、胆道泥沙样结石等。

用法 水煎服。

随着生活方式的转变，结石病患者的人数越来越多。胆结石是一种常见的结石病，排石汤对胆结石有很好的治疗作用。

除了要积极治疗外，胆结石患者还要做好日常的预防。可多吃些能促进胆汁分泌和松弛胆道括约肌作用的食物，如山楂、乌梅、玉米须等。忌食高脂肪、高胆固醇食物，如动物内脏、蛋黄、松花蛋、肥肉、猪油、油炸食品等。避免食用易胀气食物，如马铃薯、韭菜、黄豆、大蒜等。平常煮些柠檬薏米水饮用对疾病症状的缓解也有疗效。

柠檬薏米水

所需材料

水发薏米100克，柠檬片3片。

制作方法

砂锅中注入适量清水，大火烧开。倒入洗净的薏米，盖上盖，烧开后用小火煮约45分钟。揭盖，搅拌几下，关火后盛出煮好的薏米水。装在茶杯中，再放入柠檬片，浸泡一会儿即成。

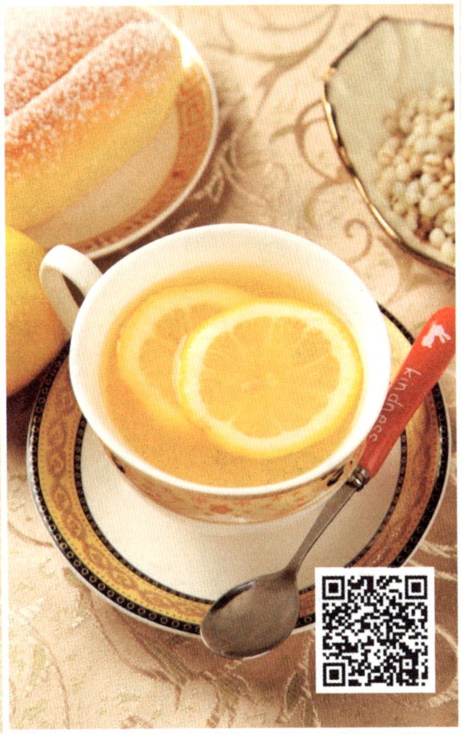

面色发黄，腹大如鼓，“实脾饮”祛除肝硬化腹水

|病因| 肝硬化腹水的病因主要有酒食不节、情志所伤、感染血吸虫，以及黄疸、积聚病迁延日久所致，发病与肝、脾、肾三脏受损密切相关。其中实脾饮所治疗的正是由脾肾阳虚、阳不化水、水气内停所致。

临床表现

1.主要症状：乏力、消瘦、面色晦暗、尿少、下肢水肿、食欲缺乏、腹胀、胃肠功能紊乱，甚至吸收不良综合征、肝源性糖尿病，可出现多尿、多食等症状。

2.血证：齿龈出血、鼻出血、紫癜、贫血。

3.其他症状：蜘蛛痣、肝掌、皮肤色素沉着、女性月经不调、男性乳房发育、腮腺肿大。

实脾饮配方

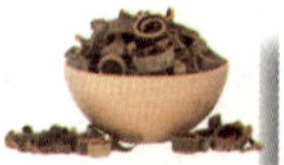
厚朴 30克

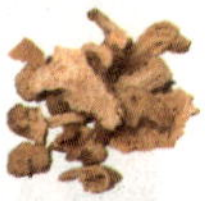
炒白术 30克

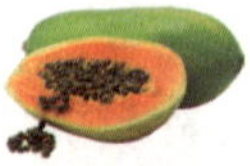
木瓜 30克

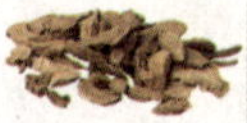
木香 30克

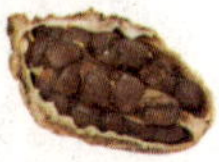
草果仁 30克

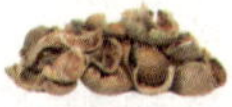
大腹子 30克

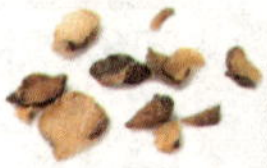
附子 30克

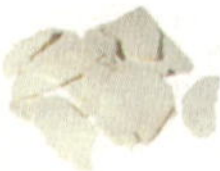
白茯苓 30克

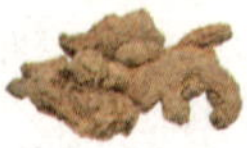
干姜 30克

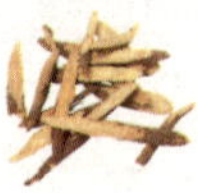
甘草 15克

具体功效 温阳健脾，行气利水。

主治范围 脾肾阳虚、水气内停之阴水。身半以下肿甚，手足不温，口中不渴，胸腹胀满，大便溏薄，舌苔白腻，脉沉而迟。

用法 水煎服，每日1剂，10天为1个疗程。

肝硬化是一种常见的慢性肝病，一般早期症状不明显，容易被患者忽视而错过治疗。肝硬化的病程一般都很长，长期治疗和护理是十分必要的。

肝硬化患者需注意饮食，肉类食品必须充分煮烂，要细嚼慢咽，切勿狼吞虎咽。食物一定要嚼碎、嚼烂，下咽的食物团一定要细、要小。若患者食欲不好、消瘦时可选择银耳、黑木耳、芝麻、大枣等补充能量。忌酒、辣椒及其他刺激性食物。

泽泻蒸马蹄

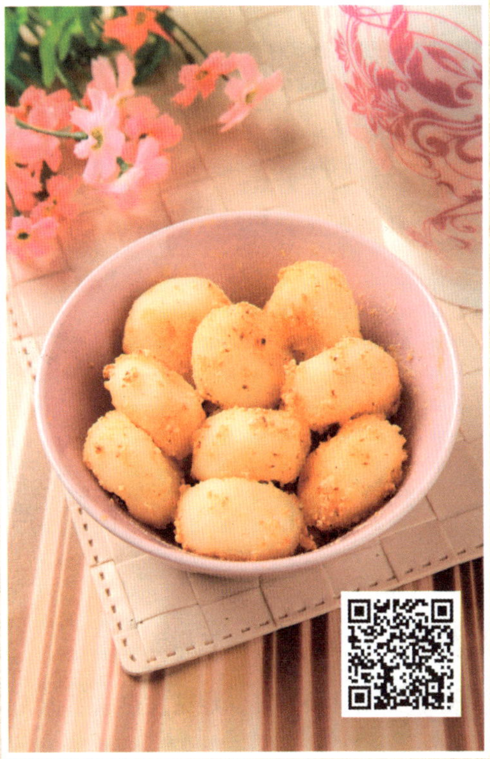

所需材料

马蹄200克，泽泻粉5克。

制作方法

取一个碗，倒入备好的马蹄、泽泻粉，搅拌匀。蒸锅上火烧开，放入蒸碗。盖上锅盖，大火蒸30分钟至熟透。揭开锅盖，将马蹄取出即可食用。

黄疸初起，“麻黄连翘赤小豆汤”清热化湿

病因 黄疸是由于感受湿热疫毒等外邪，导致湿浊阻滞，脾胃肝胆功能失调，胆液不循常道，随血泛溢引起的。

临床表现

1.主要症状：一身面目俱黄，黄色鲜明，恶寒发热，无汗身痒。

2.二便症状：浓茶样尿，陶土样便。

3.伴随症状：恶心呕吐，腹微满，小便短赤，大便不爽。

4.舌象、脉象：舌红苔黄腻，脉滑数有力。

麻黄连翘赤小豆汤配方

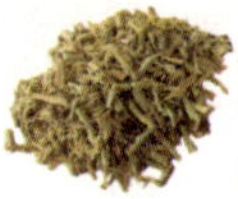

麻黄 6克

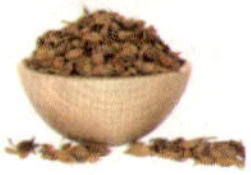

连翘根 6克

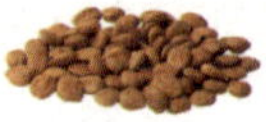

杏仁 6克

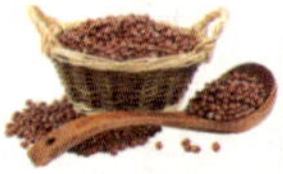

赤小豆 10克

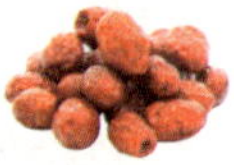

大枣 12枚

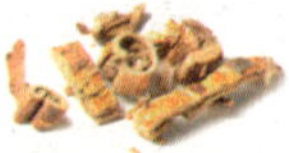

桑白皮 10克

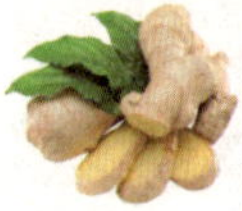

生姜 6克

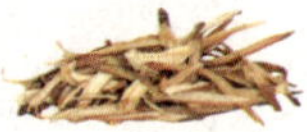

炙甘草 6克

具体功效 解表发汗，清热利湿。

主治范围 阳黄兼表证，症见发热恶寒、无汗身痒、周身黄染如橘色、脉浮滑。

用法 水煎服，每日1剂，分2次温服。

麻黄连翘赤小豆汤对黄疸有很好的缓解作用，黄疸患者连服1周，黄疸症状有所改善，这时不要断药，需一直服用直至痊愈。除了用药，黄疸患者也要改变一下日常生活习惯。

中医认为，人动血运于诸经，人卧血归于肝脏，这充分说明肝硬化患者应多休息。卧床休息，能减少肝代谢的需要量，增加肝的血流供应量，有利于肝细胞的营养与再生，促进病情稳定。黄疸患者宜食稀软易消化食物，以谷类、豆类为主食，如大米、小米、玉米、赤小豆等，并多食新鲜蔬菜、水果。忌食辣椒等辛辣之品。

荷叶薏米赤小豆饮

所需材料

赤小豆40克，荷叶20克，薏米70克，茯苓60克，玫瑰花20克，枸杞15克。

制作方法

砂锅中注入适量清水烧开，放入荷叶，大火煮5分钟后捞出。将茯苓、薏米、赤小豆放入砂锅中，大火煮5分钟，放入玫瑰花、枸杞，续煮5分钟至入味即可。

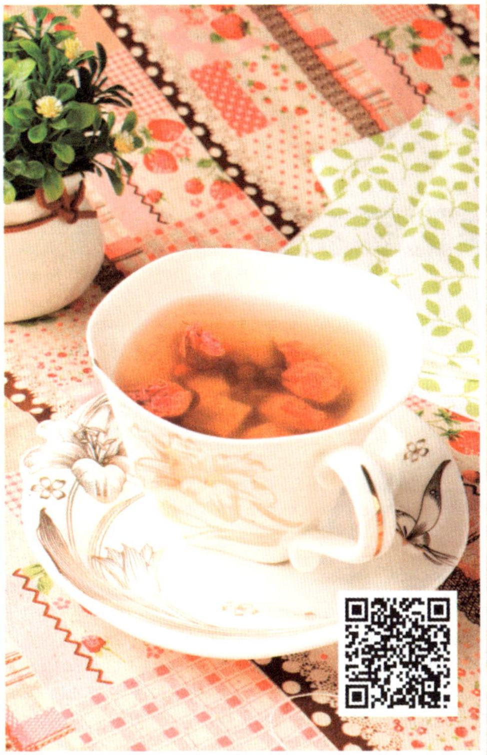

《心脑血管系统疾病的对症药方》

水肿、心悸，“真武汤”温阳利水

病因 阳虚水泛证多由久病损伤肾阳，阳不化气，水湿下聚，或素体阳气虚弱，气化无权，水湿泛滥，凌心射肺，发为心悸。

临床表现

1.主要症状：腰膝酸软，耳鸣，身体水肿，腰以下尤甚，按之没指，小便短少，畏冷肢凉，腹部胀满。

2.伴随症状：心悸、气短、咳喘痰鸣。

3.舌象、脉象：舌质淡胖，苔白滑，脉沉迟无力。

真武汤配方

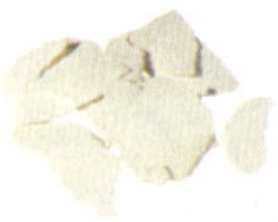
茯苓 9克

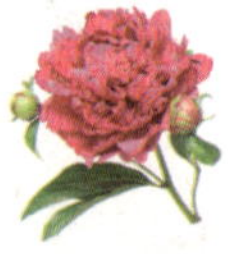
芍药 9克

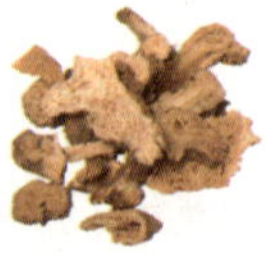
白术 9克

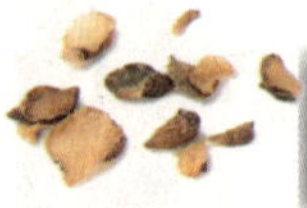
炮附子 9克

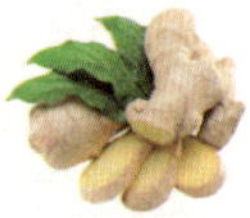
生姜 9克

具体功效 温阳利水。

主治范围 阳虚水泛证，症见畏寒肢厥，小便不利，心下悸动不宁，头目眩晕，身体筋肉瞤动，站立不稳，四肢沉重疼痛，水肿，腰以下为甚。舌质淡胖，边有齿痕，舌苔白滑，脉沉细。

用法 水煎服，每日1剂，分3次服。

为了避免疾病反复发作，水肿患者要注意休息，避免久站久坐，在家或办公时，每隔一段时间起身走动，常运动，勤做疏松肌肉动作，可预防及消除腿部肿胀。避免劳累，保持心情愉快、精神乐观、情绪稳定，避免惊恐及忧思恼怒等不良刺激。进食营养丰富、易消化吸收的食物，忌过饱、过饥，戒烟酒、浓茶，宜低脂低盐饮食。

桂圆百合茯苓粥

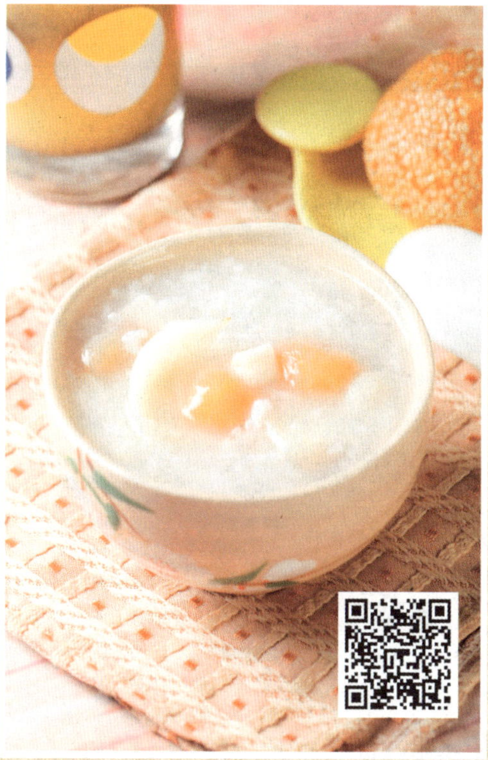

所需材料

水发大米100克，桂圆肉、鲜百合、茯苓各少许。

制作方法

大米加水用大火煮沸，放入桂圆肉、茯苓，转小火煮约30分钟至大米熟软，倒入百合，转大火后略煮片刻即可。

头晕、心悸、失眠，“归脾汤”调补气血

病因 气为血之帅，血为气之母；饮食不节、过度劳累或思虑、久病失调、慢性出血、年老体衰或先天体质较弱等因素导致脾胃之气受损，影响气血的生化和运化功能，进而导致心血和脾气的亏虚，表现为心悸、失眠、面色萎黄、食欲缺乏等一系列症状。

临床表现

1.面色萎黄少华，少气懒言，倦怠乏力，头晕目眩，心悸少寐，食少纳呆。

2.舌象、脉象：舌质淡白，脉细弱。

归脾汤配方

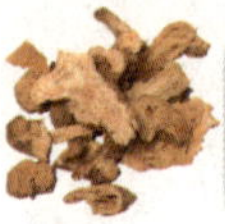
白术 3克

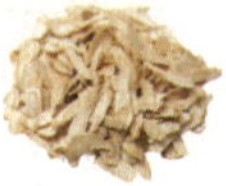
当归 3克

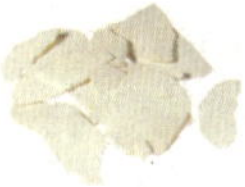
白茯苓 3克

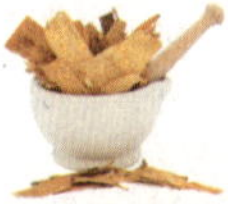
黄芪 3克

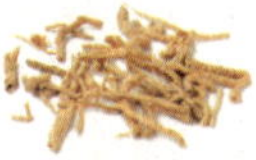
蜜远志 3克

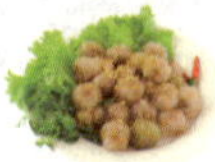
龙眼肉 3克

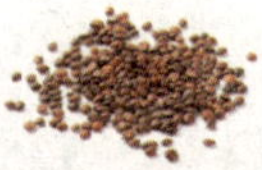
酸枣仁 3克

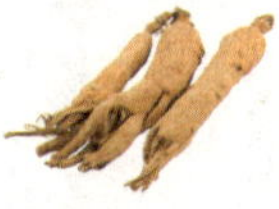
人参 6克

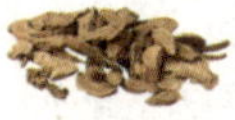
木香 1.5克

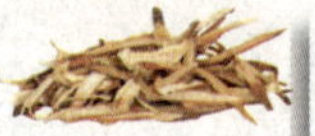
炙甘草 1克

具体功效 益气补血，健脾养心。

主治范围 心脾气血两虚证，症见心悸、健忘、失眠、盗汗、体倦食少、面色萎

黄、便血，或妇女崩漏、月经超前、量多色淡，或淋沥不止者。舌淡苔薄白，脉细弱。

用法 加生姜、大枣水煎服，每日1剂，连服7天。

归脾汤益气补血、健脾养心，对心脾两虚、气血不足的患者有补益作用。

失眠患者生活中要保持规律的作息，保证充足的睡眠时间。宜多吃富含优质蛋白质、微量元素（铁、铜等）、叶酸和维生素B_{12}的营养食物，如红枣、莲子、龙眼肉、核桃、猪肝、猪血、乌鸡、菠菜、胡萝卜、黑木耳、黑芝麻、虾仁、红糖等。长时间坐在电脑前工作的职业女性，应该特别注意眼睛的休息和保养，防止因为过度用眼而耗伤身体的气血。

桂圆红枣补血糖水有宁心安神的功效，睡前喝一杯可提高睡眠质量。

桂圆红枣补血糖水

所需材料

桂圆肉15克，枸杞9克，红枣3枚，蜜枣1枚，冰糖适量。

制作方法

锅中注入适量的清水，倒入桂圆肉、枸杞、红枣、蜜枣。盖上锅盖，大火煮开转小火煮40分钟。揭开锅盖，加入适量冰糖，搅匀调味。盖上锅盖，继续煲煮10分钟即可。

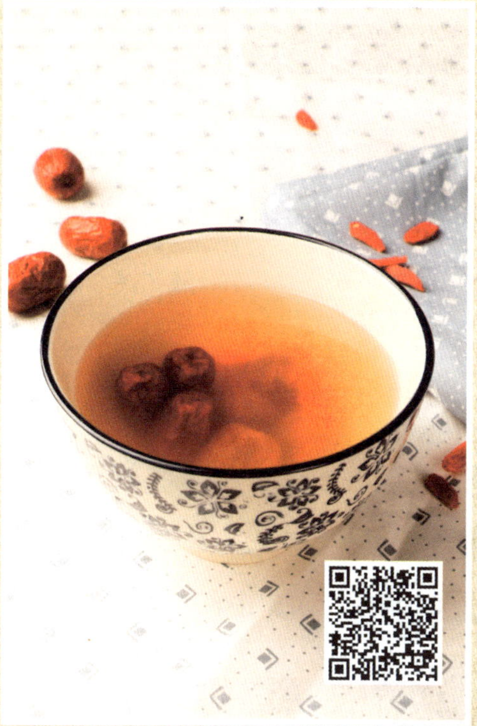

心悸不宁，胆小易受惊，“安神定志丸”定惊安神

病因 平素心虚胆怯，突遇惊恐，心气不足易致神浮不敛，心神动摇，不能自主而心悸。

临床表现

1.发作性：临床一般多呈发作性，多因情志波动或劳累过度而发作。

2.伴随症状：常伴胸闷、气短、失眠、健忘、眩晕、耳鸣等症状。

3.可持续性：病情较轻者为惊悸，病情较重者为怔忡，可呈持续性。

安神定志丸配方

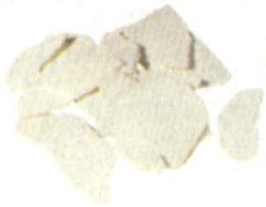

茯苓 30克

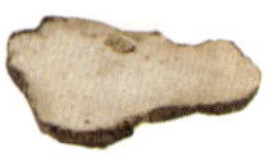

茯神 30克

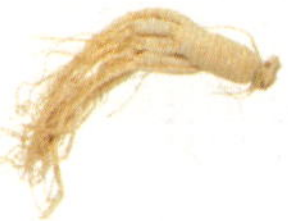

人参 30克

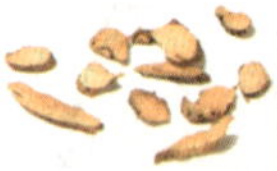

石菖蒲 15克

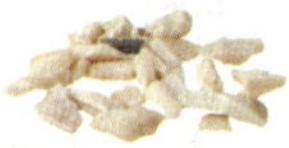

龙齿 15克

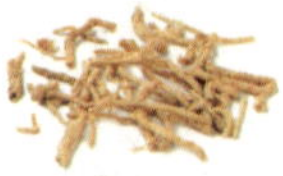

远志 30克

具体功效 养心安神。

主治范围 惊恐不安、睡卧不宁、梦中惊跳怵惕。

用法 每服6克，开水送下。

安神定志丸有养心安神的作用，惊恐不安、睡卧不宁的人每日服用1次，可以缓解症状，等症状完全消除后可以停止服药。

心悸患者平素要注意气候的变化，避免风、寒、湿、热等外邪侵袭。心悸多因情志刺激和受惊吓而诱发，故心悸患者精神调摄十分必要。生活作息要有规律，少熬夜，不要过度劳累，适当做些轻松的家务活。饮食要有节制，少吃高油、高盐、高脂类食物。少喝浓茶、咖啡等影响睡眠的饮料。

日常生活中也可以熬制一些安神汤饮用，例如，人参茯神枣仁汤，每天喝一杯，有助于睡眠、安定神志。

人参茯神枣仁汤

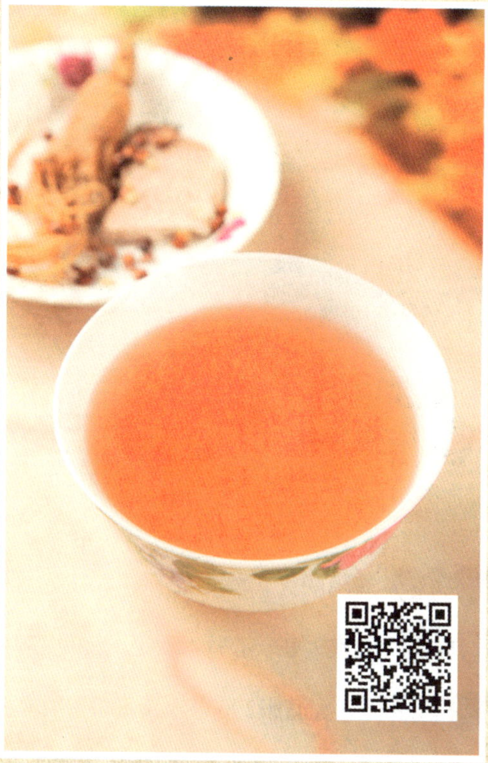

所需材料

人参50克，茯神10克，酸枣仁17克，白糖少许。

制作方法

砂锅中注入适量清水烧热，倒入人参、茯神、酸枣仁。盖上盖，烧开后用小火煮约30分钟，至药材析出有效成分。揭盖，加入少许白糖，搅拌匀，用中火煮至溶化即可。

心烦失眠，“黄连阿胶汤”滋阴清火

病因 阴虚火旺、心肾不交证通常由生活习惯、情绪波动、年龄增长或先天体质等因素引起。情绪问题和劳累可耗伤阴液，导致虚火上升；年老体衰自然减少阴液，也可引起阴虚。不当的调养或先天阴虚体质可加剧心肾不交，表现为心烦、失眠、口干、盗汗等症状。

临床表现

1.心烦、心悸、胸闷或睡眠不安，口燥咽干，五心烦热，神疲乏力，甚至心神不宁。

2.舌象、脉象：舌红苔少，脉细数。

黄连阿胶汤配方

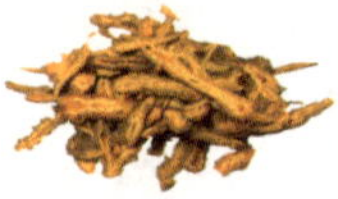

黄连 12克

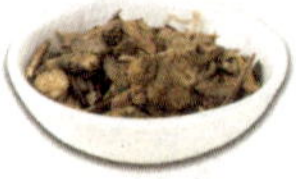

黄芩 6克

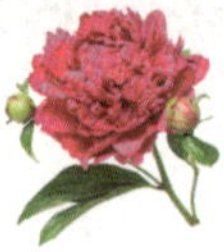

芍药 6克

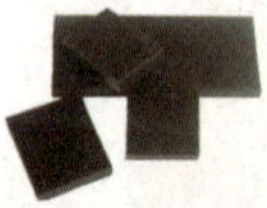

阿胶 9克

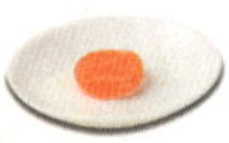

鸡蛋黄 2枚

具体功效 滋阴降火，除烦安神。

主治范围 阴虚火旺、心肾不交证，症见心中燥热、失眠不得卧、舌红少苔、脉细数。

用法 水煎，每次温服200毫升，每日3次。

阴虚火旺、心肾不交证患者在日常生活中的保健和饮食调护对于缓解阴虚火旺引起的心烦失眠症状至关重要。

运动方面，建议患者进行温和的体育活动，如散步、打太极拳或做瑜伽，这些运动有助于放松身心，促进血液循环，同时避免剧烈运动以减轻身体负担。

在饮食上，应选择清淡、易消化的食物，多吃富含维生素和矿物质的新鲜蔬菜和水果，同时限制辛辣、油腻和刺激性食物的摄入，以减少对身体的刺激。对于失眠和心烦，患者可以尝试食疗，比如食用具有安神效果的百合、莲子、酸枣仁等，这些食物有助于缓解心烦和改善睡眠质量。此外，保持良好的作息习惯，避免熬夜，确保充足的休息，以及通过冥想、深呼吸等放松技巧来减轻压力，都是对阴虚火旺、心肾不交证患者有益的措施。

黄连阿胶蛋黄汤

所需材料

黄连10克，阿胶9克，黄芩3克，白芍3克，鸡蛋2个，白糖15克。

制作方法

砂锅中注入适量清水烧开，放入黄连、黄芩、白芍，用小火煮20分钟，把药材捞出。放入阿胶，倒入蛋黄，用小火煮10分钟，至其熟透，放入白糖，拌至白糖溶化即可。

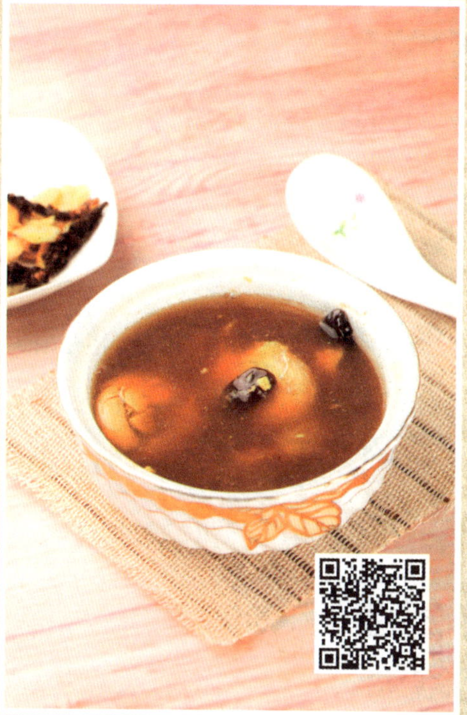

心脏跳动不规律，“炙甘草汤”益气滋阴

病因 心律失常多由于外感六淫、内伤七情、药物中毒等原因而致阴血不足，脉道无以充盈，阳气虚弱，血脉无以鼓动，故脉气不相续接，气血俱虚，心失所养，而致功能失调引发。

临床表现

轻度的心律失常无明显的临床表现；随着病情的发展可出现持续性室性心动过速。可引起心悸、胸闷、头晕、低血压、出汗等症状，严重者可出现晕厥。

炙甘草汤配方

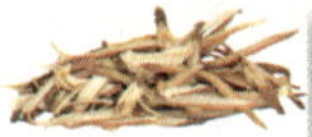

炙甘草 12克

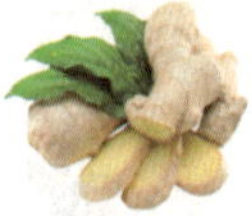

生姜 9克

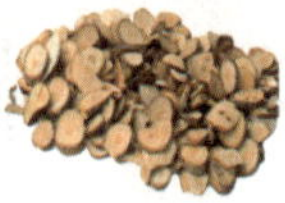

桂枝 9克

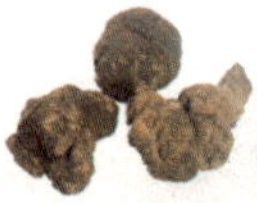

生地黄 50克

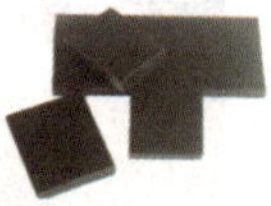

阿胶 6克

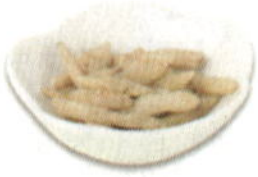

麦冬 10克

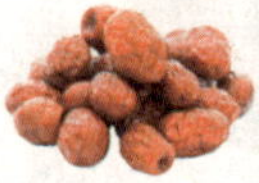

大枣 10枚

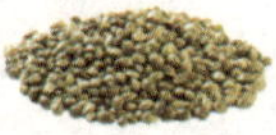

麻仁 10克

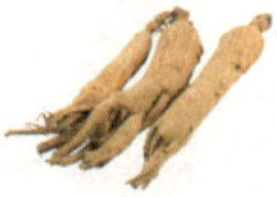

人参 6克

具体功效 益气滋阴，通阳复脉。

主治范围 心律失常，心悸，体虚少气或咳吐涎沫、量少，虚烦不眠，自汗盗汗，咽干舌燥，大便干结。

用法 加清酒水煎服，阿胶烊化，冲服，每日1剂，连服7天。

轻度心律失常发作时无明显症状或出现轻微不适感（心悸、出汗等），休息片刻即可自行缓解，一般不会引起非常严重的后果，如果平时没有不适症状，无须特殊治疗，以观察为主，定期到医院复查即可。严重者心律失常发生时，会严重影响心脏血液输出量，造成晕厥甚至死亡，一旦证实有此情况，一定要去医院检查治疗。一旦证实有心律失常后，需了解是否有潜伏的心脏病，或其他疾病，以便一并治疗。

心律失常患者应保持生活规律，保证充足睡眠，居住环境安静，劳逸结合，选择适合的体育锻炼，注意饮食，避免浓茶、咖啡、香烟、烈酒等刺激性食物，保持情绪稳定，避免不良情绪刺激，并按医嘱服用药物。患者还应定期进行体检，监测心律失常的变化，并在医生指导下调整治疗方案。

甘草大枣茶

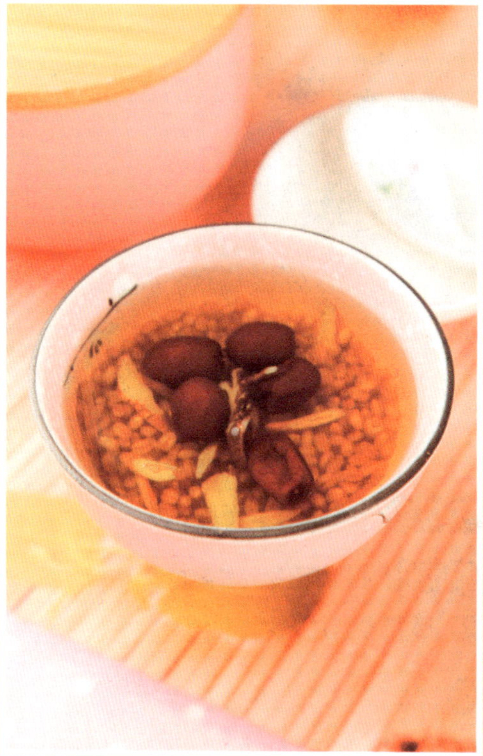

所需材料

水发小麦75克，甘草、红枣各少许，白糖3克。

制作方法

砂锅中注入适量清水烧热。倒入红枣、甘草。盖上锅盖，用大火煮沸。揭开锅盖，倒入洗净的小麦，拌匀。再盖上锅盖，用中小火煮1小时至熟。揭开锅盖，放入适量白糖，搅拌至白糖溶化即可。

心悸见下肢水肿，“苓桂术甘汤”振奋心阳

病因 劳倦体虚，进食生冷，伤及中阳，脾失健运，水湿内停所致，常见于心功能不全或慢性心力衰竭患者。心脾阳虚导致水液代谢不畅，表现为心悸、气短、水肿，尤其是下肢水肿明显。

临床表现

1.主要症状：有水肿，以下肢最为明显，心悸，目眩，头晕喘促，胸胀支满，神疲乏力。

2.舌象、脉象：舌苔白滑，脉紧。

苓桂术甘汤配方

茯苓 12克

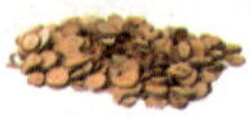
桂枝 9克

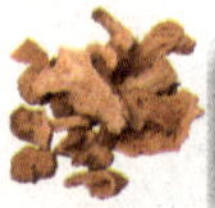
白术 9克

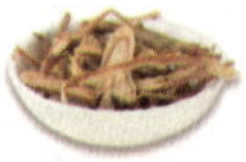
炙甘草 6克

具体功效 温阳化饮，健脾利水。

主治范围 心脾阳虚、水湿内停证，症见胸胁胀满，眩晕心悸，或气短而咳，舌苔白滑，脉弦滑或沉紧。

用法 水煎服，每日1剂，连服7天。

日常生活中，对于心悸水肿症状的缓解，强身健体和饮食调护扮演着至关重要的角色。患者应当参与一些温和的体育活动，例如散步、打太极拳或做瑜伽，这些活动不仅有助于身心放松，还能促进血液循环，同时避免了剧烈运动可能给心脏带来的额外负担。

心悸患者还应密切关注气候变化，避免受到风、寒、湿、热等外邪的侵袭，遵循“虚邪贼风，避之有时”的原则，保持适宜的体温。

对于容易出现水肿的人群，应避免长时间站立或久坐，无论是在家中还是办公场所，每隔一段时间都应该起身活动一下。在睡前，可以将脚抬高至心脏水平以上，以帮助减轻下肢的水肿。在饮食上，应避免高盐食物，比如腌制品或含钠高的饮料，而应选择清淡的饮食。此外，保持规律的作息和充足的休息同样重要。

茯苓党参生姜粥

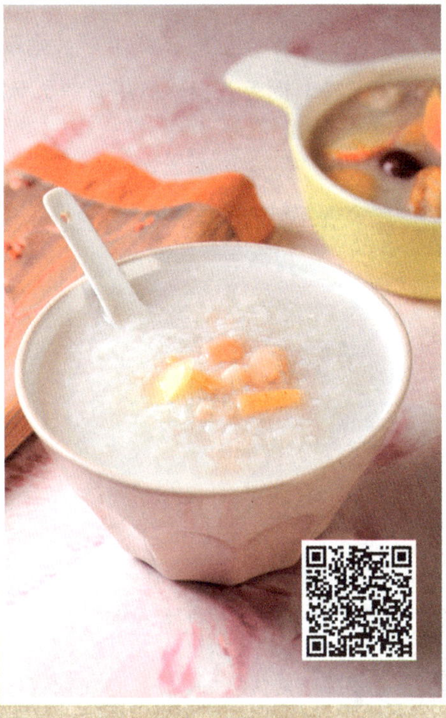

所需材料

水发大米100克，茯苓25克，党参10克，姜片少许，盐2克。

制作方法

砂锅中注入适量清水烧开。倒入茯苓、党参、姜片、大米，拌匀。盖上盖，用小火煮30分钟至食材熟透。加入少许盐，拌匀调味。关火后盛出煮好的粥，装入碗中即可。

胸闷、心痛，饮“瓜蒌薤白半夏汤”

|病因| 胸闷、心痛主要与脾、胃、肺、肝等脏腑功能失调有关。由于寒暖失宜、忧思郁怒、湿浊痰饮瘀阻、外伤及饮食不节等多种因素，脾胃失其升降，肝失疏泄，肺失宣降，导致寒凝、血瘀、气滞、痰浊，而使胸阳失运，心脉痹阻，发为本病。

临床表现

1.以胸部闷痛为主，多集中在膻中或心前区。轻者持续几秒，休息或用药后可自行缓解。严重者持续几十分钟，甚则痛彻左肩背、咽喉、胃脘部、左上臂内侧等部位。

2.常伴有心悸、气短、汗出，甚则喘息不得卧。严重者可见胸痛剧烈，持续不解，汗出肢冷，面色苍白，唇甲青紫，脉散乱或微细欲绝等危候，可发生猝死。

瓜蒌薤白半夏汤配方

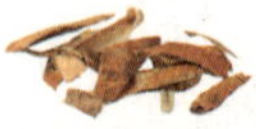

瓜蒌实 1枚

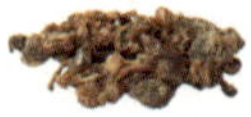

薤白 9克

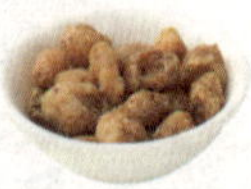

半夏 12克

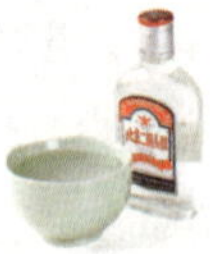

白酒 1升

具体功效 通阳散结，祛痰宽胸。

主治范围 胸痹、痰浊较甚、心痛彻背、不能安卧。

用法 水煎服，每日3次。

胸闷可能由过度劳累引起，长时间站立或久坐均可导致身体疲惫，从而引发胸闷。因此，建议定期调整个人的身体状况，确保充足的睡眠，并且每天要进行适当的运动，以有效预防胸闷的发生。

此外，胸闷也可能与饮食不均衡有关，长期饮食不均衡可导致身体处于亚健康状态。不规律的饮食习惯，如过量进食或长期饥饿，可能诱发胸闷。胸闷的人应保证早餐营养均衡，增加蛋白质含量高的食物的摄入，如鸡蛋和新鲜肉类，这有助于改善营养状况并缓解胸闷。

胸闷患者平时可多食用清淡食物，如粥、汤，这不仅有助于消化，还可能减轻胸闷症状。通过调整饮食和生活习惯，可有效管理胸闷症状，并促进身体康复。

木瓜陈皮粥

所需材料

木瓜120克，陈皮5克，丝瓜络3克，川贝母5克，大米350克。

制作方法

砂锅中注入适量清水烧热，倒入大米、陈皮、丝瓜络、川贝母，盖上盖，用大火煮开后转小火续煮45分钟。揭盖，倒入木瓜，拌匀。盖上盖，续煮5分钟至木瓜熟软即可。

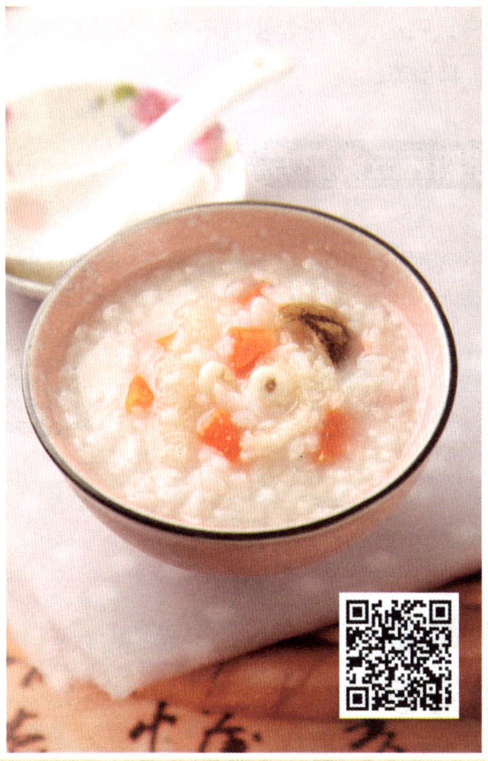

脑血栓恢复期或后遗症期，“补阳还五汤”益气活血

|病因| 精神状态不协调（紧张、抑郁、焦虑等）、生活方式不科学（缺少合理的运动、生活起居缺少规律等）、肥胖、年龄及遗传等均为脑血栓的始动与促进因素，其中尤以过食与活动减少为主要病因。

临床表现

1.主要症状：偏瘫和运动障碍，中风康复以后多数会行动不便、语言不利、吞咽或呼吸困难。

2.伴随症状：少数患者还可能会出现头痛、眩晕、恶心、多梦、注意力不集中、耳鸣、眼花、多汗、步伐不稳、颈项酸痛疲乏、无力、食欲缺乏、记忆力减退、痴呆、抑郁等。

补阳还五汤配方

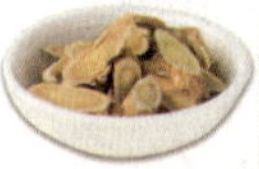
黄芪 120克

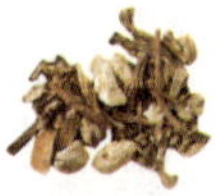
当归尾 6克

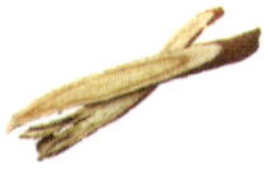
赤芍 4.5克

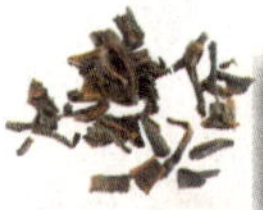
地龙 3克

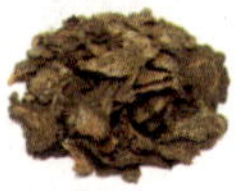
川芎 3克

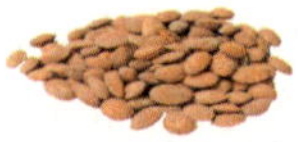
桃仁 3克

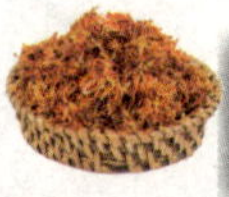
红花 3克

具体功效 补气活血，祛瘀通络。

主治范围 中风后遗症，症见半身不遂、口眼㖞斜、语言謇涩、口角流涎、小便频数或尿遗不禁、苔白、脉缓。

用法 水煎服，每日3次。

运动有助于中风后遗症患者气血流通、增强体质、提高机体的抗病能力，适宜的运动形式有多种，如太极拳、保健操等，最简便易行的为散步。一般每次15分钟左右，每日2～3次即可，速度应缓慢，以微微出汗、心率每分钟110～120次为度。运动过程中，如出现异常症状，如头痛、头晕、心慌、恶心、呕吐等，要立即停止运动。

中风后遗症患者要均衡饮食，要少盐、少糖、少油，定时、定量。多吃蔬菜及补充水分，少吃动物性油脂与动物内脏。减少饮酒，拒绝吸烟。大多数患者对口渴不敏感，因此要养成适当饮水的习惯，特别在早上起床及白天进行各种运动后，要注意饮水，以补充因出汗、呼吸等排出的水分，保证血液中水分含量的相对恒定状态。

当归黄芪核桃粥

所需材料

当归7克，黄芪6克，核桃仁20克，枸杞8克，水发大米160克。

制作方法

砂锅中注入适量清水烧开，放入黄芪、当归。盖上盖，用小火煮15分钟。揭开盖子，捞去药渣。放入核桃仁、枸杞、大米。盖上盖，用小火再煮30分钟，至大米熟透即可。

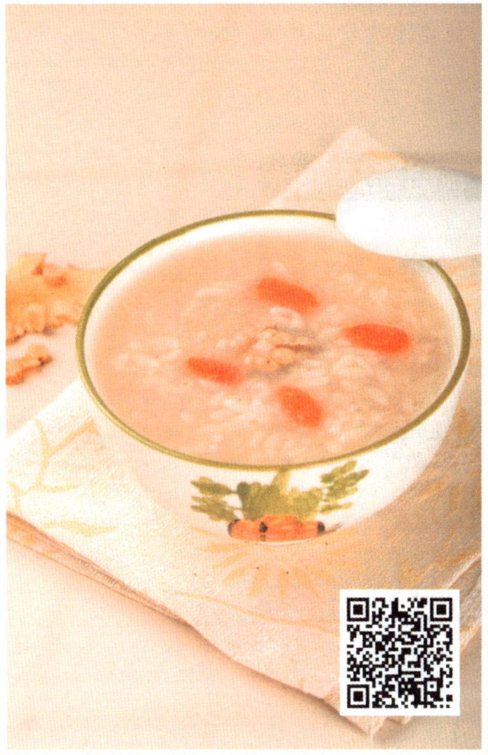

血压高不好，低了也不行，“黄芪肉桂汤”可治低血压

病因 低血压在中医里属“眩晕”范畴，多为劳逸失调、思虑过度、饮食不节或禀赋不足，损伤心脾，致中焦亏虚、心脉乏力、气血不充、清阳不升、脑络失养所致。

临床表现

1.早期以头晕为主，可能在体位改变时发生，甚至晕厥倒地，或伴有心悸、气短、面色苍白、手脚冰凉、容易疲劳。

2.晚期为低血压，特别是急性低血压，可能表现为急剧的血压下降，伴随有晕厥、休克等症状，甚至危及生命。

黄芪肉桂汤配方

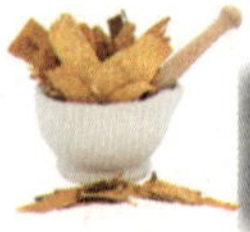
生黄芪 15克

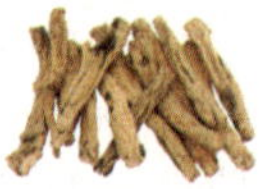
党参 15克

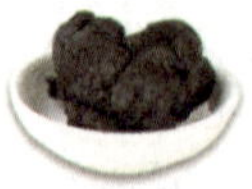
黄精 20克

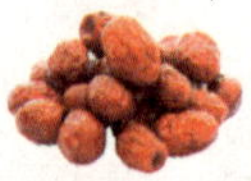
大枣 10枚

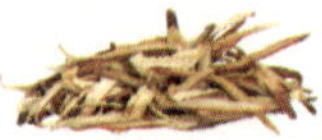
生甘草 6克

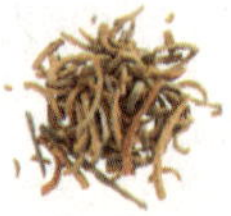
肉桂 8克

具体功效 温阳补气。

主治范围 阳气不足证，症见头晕眼花、面色苍白、手脚冰冷等。

用法 水煎，分早、中、晚3次服用，每日1剂。20天为1个疗程，可连服2～3个疗程。

低血压患者应注重日常饮食均衡，适量增加含盐食物以提升血压，同时多摄入富含B族维生素、维生素C和维生素E的食物，如新鲜水果、蔬菜和全谷物，这些有助于改善血管健康和增强心血管功能。适量摄入优质蛋白质，如鱼、肉、豆制品等，以增强体力，促进血液循环。

适度运动如散步和做瑜伽有助于改善心肺功能，但应避免剧烈活动和快速体位变化。保持规律作息，充足睡眠，适时休息，避免过度劳累。

定期监测血压，按医嘱调整治疗方案，避免自行用药。情绪稳定对血压控制亦很重要。通过这些措施，患者可有效管理症状，提升生活质量。

黄芪红枣牛肉汤

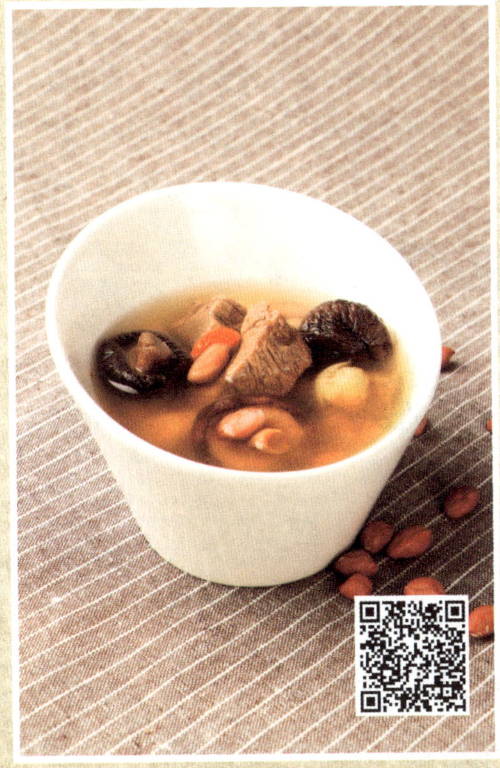

所需材料

黄芪15克，花生50克，红枣3个，莲子、香菇各20克，牛肉200克，盐适量。

制作方法

砂锅中注入适量清水，倒入牛肉块，再倒入泡发滤净的莲子、香菇、黄芪、花生、红枣，搅拌均匀。盖上锅盖，开大火煮开转小火煲煮2小时。揭开锅盖，加入盐，搅匀即可。

三叉神经痛，“川芎止痛汤”祛风通络

|病因| 三叉神经痛的病因及发病机制至今尚无明确的定论，各学说均无法解释其临床症状。目前大家所支持的是三叉神经微血管压迫导致神经脱髓鞘学说及癫痫样神经痛学说。

临床表现

1.年龄多在40岁以上，以中老年人为多。女性多于男性，发病比约为3：2。

2.右侧多于左侧，疼痛由面部、口腔或下颌的某一点开始扩散到三叉神经某一支或多支，以第二支、第三支发病最为常见，第一支者少见。

3.如刀割、针刺、撕裂、烧灼或电击样剧烈难忍的疼痛，甚至痛不欲生。

4.初期起病时发作次数较少，间歇期亦长，数分钟、数小时不等，随病情的发展，发作逐渐频繁，间歇期逐渐缩短，疼痛亦逐渐加重而剧烈。夜晚疼痛发作减少。

川芎止痛汤配方

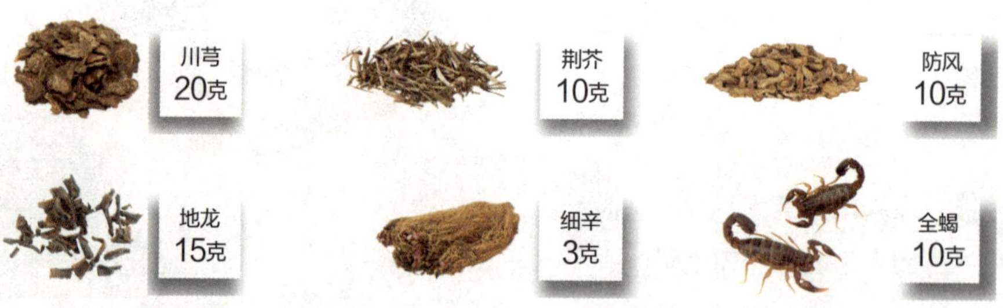

具体功效 祛风通络，散寒止痛，活血化瘀。

主治范围 风邪内侵、瘀阻血脉。

用法 水煎服，每日1剂，每日2次，重者可每日2剂。

三叉神经痛患者在日常生活中要注意头面部的保暖，避免局部受冻、受潮，不用太冷、太热的水洗脸。吃饭、漱口、说话、刷牙时动作要轻柔，以免诱发扳机点而引起三叉神经痛。

三叉神经痛患者最好以流食为主，每日3~4餐，应食用高蛋白、高糖食物，如牛奶冲藕粉、牛奶冲蛋花等流质饮食，使患者有饱腹感。

微信扫码

•记方剂歌诀 •查中医数据
•学中医知识 •承中华医脉

川芎防风炖鸡蛋

所需材料

熟鸡蛋2个，川芎15克，防风10克，阿胶5克。

制作方法

将备好的川芎和防风放入隔渣袋中，扎紧袋口，备用。砂锅中注入适量清水，放入隔渣袋。盖上盖，煮15分钟。揭开盖，放入熟鸡蛋，倒入阿胶，略搅几下。盖上盖，煮5分钟至阿胶溶化即可。

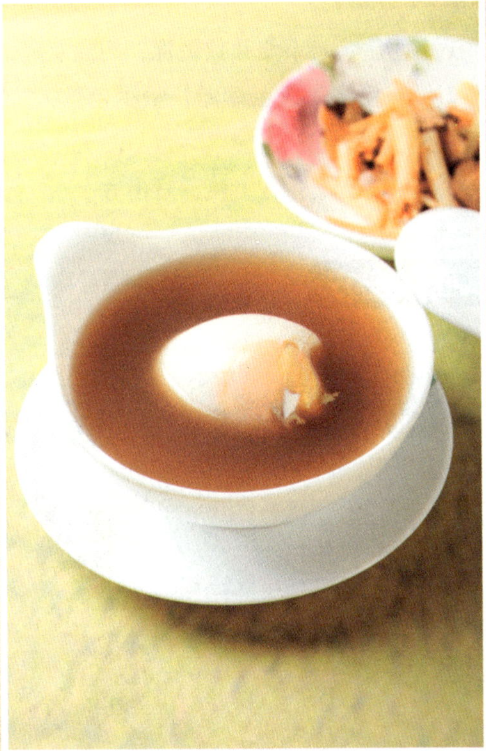

《泌尿生殖系统疾病的对症药方》

肾炎、尿路感染，“八正散”清热利湿

病因 八正散所治疗疾病属于中医淋证中的热淋范畴；饮食不节，过食肥甘厚味、辛辣、酒热之品，或感受湿热外邪，或情志不舒，气郁化火导致湿热蕴结下焦，肾与膀胱气化不利，小便灼热刺痛，排尿艰涩发为热淋。

临床表现

1.主要症状：小便频数短涩，灼热刺痛，淋沥不畅。

2.伴随症状：尿色浑赤，量少色黄，少腹部胀痛，腰背酸痛，口苦，呕恶，腰痛拒按，大便秘结。

3.舌象、脉象：苔黄腻，脉滑数。

八正散配方

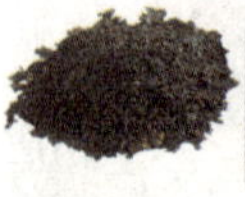
车前子 9克

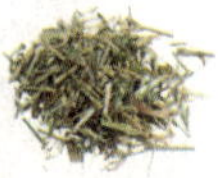
瞿麦 9克

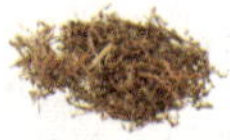
萹蓄 9克

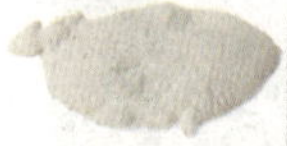
滑石 9克

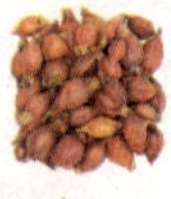
山栀子 9克

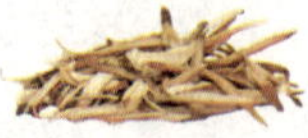
炙甘草 9克

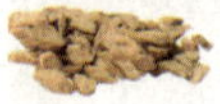
木通 9克

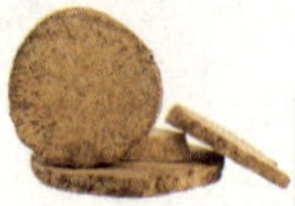
大黄 9克

具体功效 清热，利湿，通淋。

主治范围 热淋证，症见尿频尿急，溺时涩痛，淋沥不畅，尿色浑赤，甚则癃闭不通，小腹急满，口燥咽干，舌苔黄腻，脉滑数。

用法 药物研为粗末，每服10克，加灯芯草，水煎，食后、临卧服用。

中医学中热淋证是指以小便频数短涩、淋沥刺痛、小腹拘急引痛为主证的疾病。可见于泌尿系统感染、尿路结石、前列腺炎、尿道综合征等疾病。日常生活中应注意保持良好的个人卫生，避免忍尿和不良饮食习惯，保持清淡饮食，避免辛辣和油腻食物，多喝水以促进排尿，有助于尿道的清洁和减少细菌滋生。同时，应保证充足的休息和睡眠，避免过度劳累和情绪波动，以增强身体抵抗力和促进病情恢复，并注意作息规律。

绿豆冬瓜海带汤

所需材料

冬瓜350克，水发海带150克，水发绿豆180克，姜片少许，盐2克。

制作方法

砂锅注水烧开，倒入冬瓜、海带、绿豆、姜片，拌匀。加盖，用大火煮开后转小火续煮2小时至熟软。揭盖，加入盐。拌匀调味。关火后盛出煮好的汤，装碗即可。

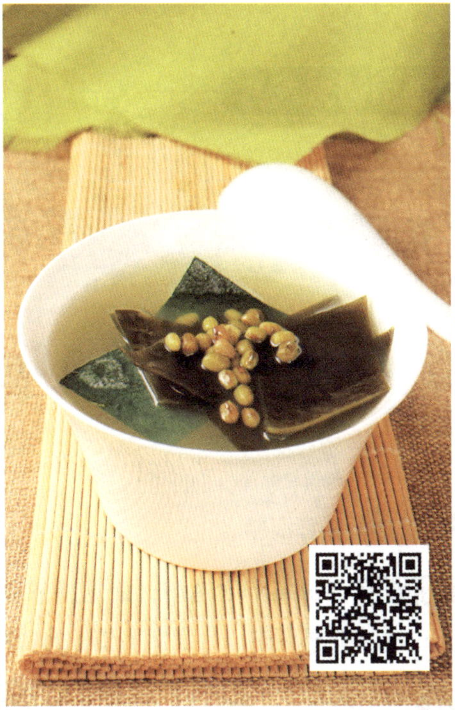

梦遗频发，夜尿多，“金锁固精丸”补益肾气

|病因| 本方所治疾病中医多归为遗精范畴中的肾气不固证，多由劳心太过、心阳独亢、肾水亏虚，或欲念不遂等原因导致肾失封藏、精关不固，发为遗精。

临床表现

1.主要症状：遗精频作，多为无梦而遗，甚而滑精不禁，夜尿频多。

2.伴随症状：头昏，腰膝酸软，形寒肢冷，面色晄白，阳痿早泄，精液清冷，夜尿清长。

3.舌象、脉象：舌质淡胖而嫩，苔白滑，脉沉细。

金锁固精丸配方

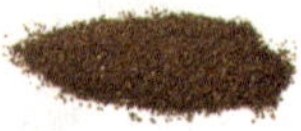

沙苑蒺藜 12克

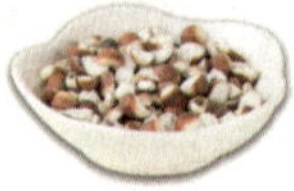

芡实 12克

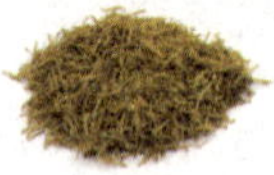

莲须 12克

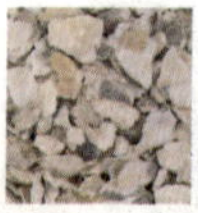

煅牡蛎 6克

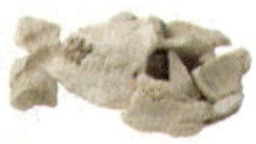

煅龙骨 6克

具体功效 补肾涩精。

主治范围 肾虚不固之遗精，症见遗精滑泄、腰酸耳鸣、神疲乏力、四肢酸软、舌淡苔白、脉细弱。亦可治疗女子带下属肾虚滑脱者。

用法 莲子粉糊丸，每日1～2次，每服9克，淡盐水送服。水煎服，用量按原方比例酌减，加莲子肉适量。

金锁固精丸是传统中药方剂，专于固肾涩精、益气补虚。在现代，它广泛应用于男性，有效治疗遗精、早泄，增强性功能和生育力。同时对于因劳累或体质虚弱引起的疲劳、腰膝酸软等症状，也显示出积极疗效。

肾虚不固患者在日常生活中应注意保持饮食清淡，避免进食辛辣、油腻食物，同时戒酒以减少对肠胃的刺激和保证吸收；适度加强体育锻炼以增强体质；保持规律的作息时间，有助于身体恢复；适度控制性生活，避免情绪波动，以免加重肾虚症状。严格按照医生的处方和指导服用药物，注意与其他药物的相互作用，如有不适症状应及时停药并咨询医生。此外，患者可通过食疗辅助，选择具有补肾作用的食物，如黑米、黑豆、黑芝麻、核桃、山药等，以促进身体健康和症状缓解。

芡实百合香芋煲

所需材料

芡实50克，鲜百合30克，香芋100克，虾仁6个，牛奶250毫升，鸡粉、盐各3克。

制作方法

砂锅中注入适量清水，倒入芡实，用大火煮开后转小火煮30分钟。倒入香芋，煮20分钟。加入百合、牛奶、虾仁，煮至转色。加入盐、鸡粉即可。

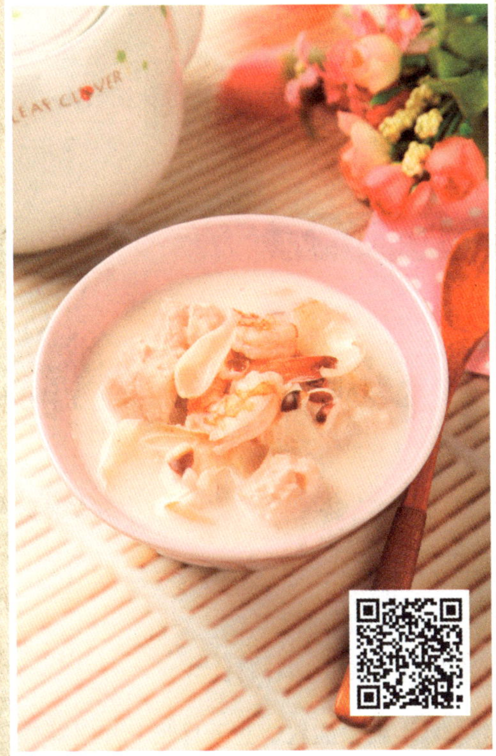

肾阴不足，“六味地黄丸”滋阴补肾、填精益髓

病因

肾精不足证的病因包括先天遗传因素导致的出生时肾精不足，或后天不良生活习惯、过度劳累、情绪波动、房事过度等因素损伤肾精。此外，慢性疾病如慢性肾炎和糖尿病等长期消耗，也可能导致肾阴虚。随着年龄的增长，身体生理功能自然衰退，进一步加剧肾阴亏虚。这些因素共同作用，不仅影响肾阴，还可能波及肝阴，造成更广泛的健康问题。

临床表现

1.常见症状：头晕目眩，耳鸣健忘，失眠多梦，咽干口燥，腰膝酸软，胁肋胀痛，视物不清，五心烦热，颧红盗汗，男子遗精，女子经少或闭经。

2.舌象、脉象：舌红少苔，脉细数。

六味地黄丸配方

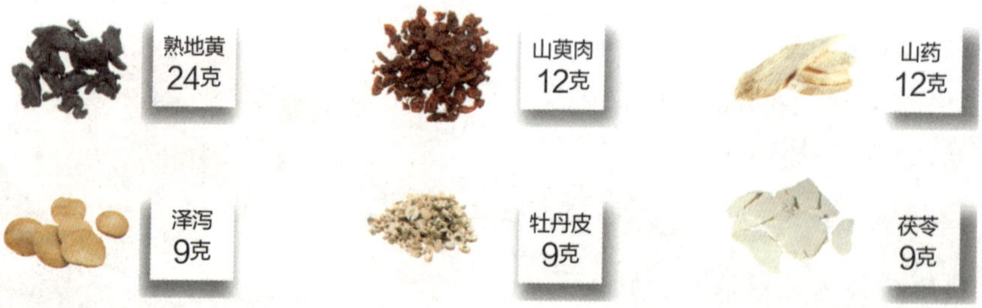

具体功效 填精滋阴补肾。

主治范围 腰膝酸软、头晕目眩、耳鸣耳聋、盗汗、遗精、潮热、手足心热、口燥咽干、牙齿松动、小便淋沥。

用法 上药为末，炼蜜为丸，如梧桐子大小，每次3丸，每日2次，空腹温开水送下。

六味地黄丸在现代临床上常用来治疗慢性泌尿系统感染、遗精、遗尿、慢性前列腺疾病、恶性肿瘤等证属肾阴精不足者。对于肾阴精不足的情况，在日常生活中应该遵循中医的原则，重点在于滋养肾阴，可选择一些性质温和、滋阴补肾的食物，如黑芝麻、黑豆、黑枸杞、山药、百合、海参等，这些食物有助于滋补肾阴、润燥清热。同时可以适量食用一些富含锌的海产品，如牡蛎、虾等。或者可以药食并用，例如这道地黄牛膝黑豆汤就有很好的滋阴补肾功效。

此外，患者应避免食用辛辣、燥热、刺激食物，如辣椒、胡椒、大蒜等，因为这些食物可能加重阴虚症状。保持规律的作息时间，避免熬夜和过度劳累，以减少对肾阴的消耗。适量进行温和的运动，如打太极拳、散步等，有助于促进气血流通，改善肾阴不足的状况。在情绪管理上，应保持心态平和，避免过度的情绪波动，以免影响肾阴的稳定。

地黄牛膝黑豆粥

所需材料

粳米100克，黑豆60克，牛膝12克，生地黄、熟地黄各15克。

制作方法

砂锅中注入适量清水，放入牛膝、生地黄、熟地黄，加水用大火煮开后转中火续煮15分钟。捞出药材，放入粳米、黑豆，用大火煮开后转小火续煮30分钟，至食材熟软即可。

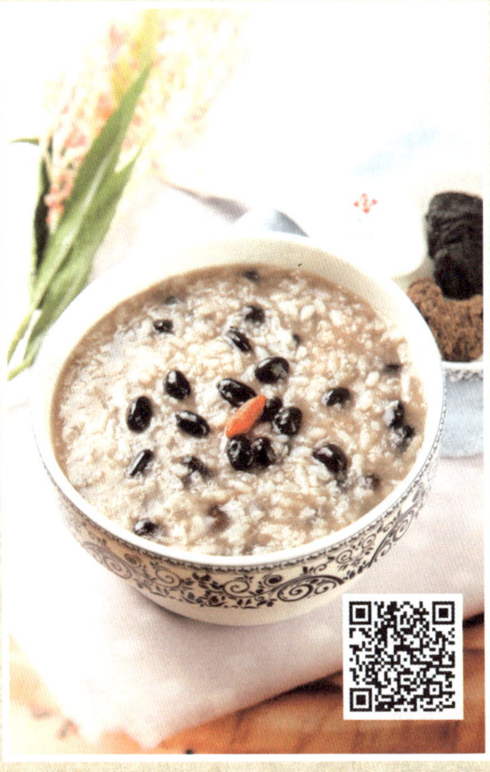

肾阴虚衰，“右归丸”益命门之火

病因 肾阳虚衰是指肾脏阳气的不足，影响其温煦和推动生命活动的能力。肾阳虚衰通常由多种因素引起，包括素体阳虚，或老年肾亏，或房事过度，或久病伤肾等，则会损伤肾脏阳气，致使肾阳不足、命门火衰。

临床表现

1.主要症状：年老或久病气衰神疲，畏寒肢冷、精神不振、腰膝酸软、阳痿遗精、面色苍白，或阳衰无子，或饮食减少，大便不实，或小便自遗。

2.舌象、脉象：舌淡苔白，脉沉而迟。

右归丸配方

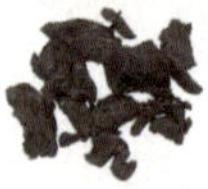
熟地黄 24克

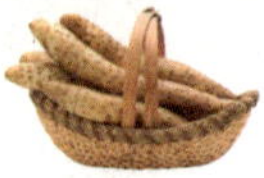
山药 12克

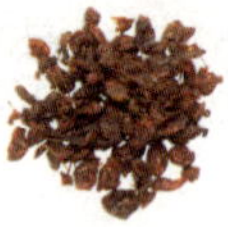
山萸肉 9克

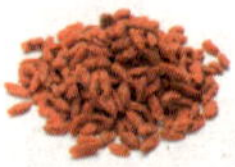
枸杞子 12克

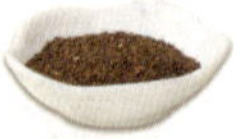
菟丝子 12克

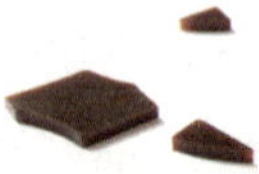
鹿角胶 12克

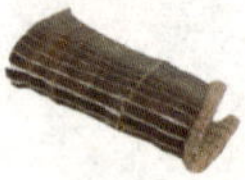
杜仲 12克

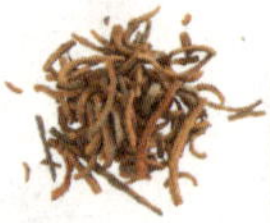
肉桂 6克

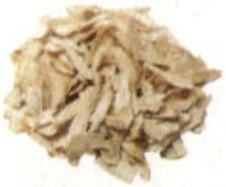
当归 9克

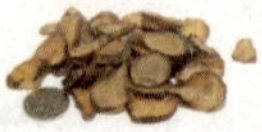
制附片 6克

具体功效 温补肾阳，填精益髓。

主治范围 肾阳不足、命门火衰证，症见神疲气衰、畏寒肢冷、阳痿、遗精、不能生育、腰膝酸软、小便自遗或大便稀溏者。

用法 先将熟地黄蒸烂杵膏，余药研为细末，加炼蜜为丸，每次口服9克，每日3次。

本方现代临床常用于阳痿、早泄、肾病综合征、老年骨质疏松症、精少不育症等属肾阳不足者的治疗。使用右归丸治疗肾阳不足期间，日常饮食调护宜选择温补性质的食物，如羊肉、牛肉、鸡肉等，这些食物有助于温补肾阳。同时应适量摄入黑芝麻、黑豆、核桃、栗子等食物，也可平时进食杜仲鹌鹑汤，以增强肾脏功能。避免食用寒凉性质的食物，如西瓜、梨、螃蟹等，以防损伤脾胃阳气。适量饮用温开水，促进身体代谢。

运动方面，推荐进行温和的体育活动，如散步、打太极拳或八段锦，以促进气血流通，增强体质，但应避免剧烈运动，以免耗损阳气。

此外，保持充足的休息，避免过度劳累，有助于恢复体力和改善症状。通过这些综合调护措施，可以辅助药物治疗，促进身体恢复健康。

杜仲鹌鹑汤

所需材料

枸杞30克，杜仲10克，鹌鹑1只，红枣、枸杞、山药等适量。

制作方法

鹌鹑去毛和内脏，枸杞、杜仲用清水洗干净。瓦煲内加入适量清水，先用文火煲至水开，然后加入以上材料，煲至水滚时，改中火煲1小时左右，加盐调味。每日1剂，佐餐食用，7天为1个疗程。

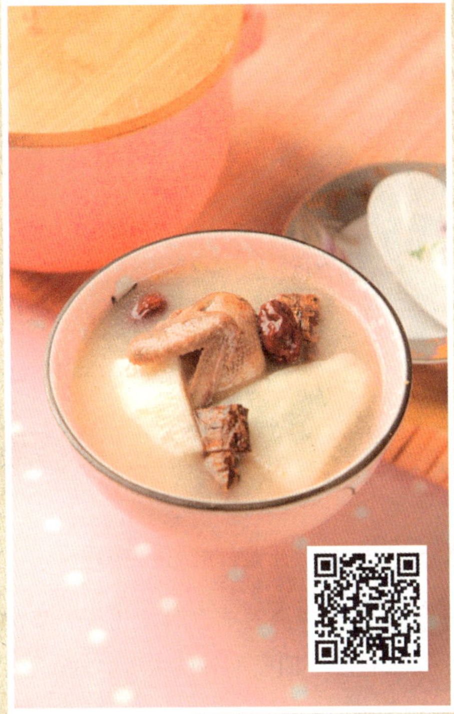

气血双亏，肝肾虚损，“大补元煎”救本培元

病因 气血双亏、肝肾虚损证与先天禀赋不足、后天失养、过度劳累、慢性疾病消耗、情绪抑郁等因素有关，这些因素可导致肝肾功能失调、气血生化不足。

临床表现

1.主要症状：精神委顿，腰酸耳鸣，汗出肢冷，心悸气短，头晕目眩，心悸少寐，面色苍白或萎黄。

2.舌象、脉象：舌质淡红，脉微细。

大补元煎配方

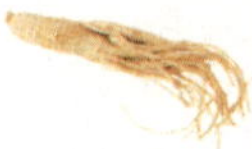
人参 30克

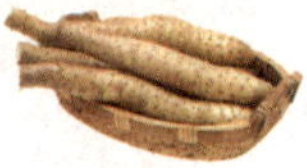
炒山药 6克

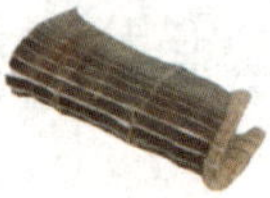
杜仲 6克

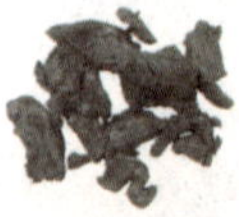
熟地黄 9克

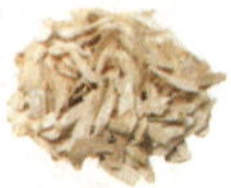
当归 6克

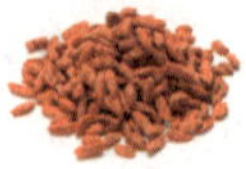
枸杞子 6克

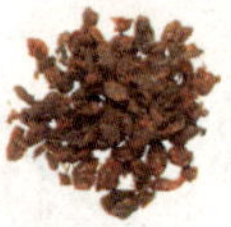
山茱萸 3克

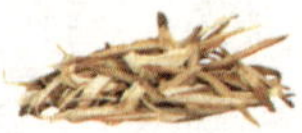
炙甘草 3克

具体功效 益气补血，肝肾双补。

主治范围 气血双亏、肝肾虚损证，症见气血两虚、肝肾不足、精神疲惫、心悸健忘、头晕目眩、四肢酸软乏力等。对气血大亏、精神失守危重病有奇效。

用法 水煎，餐后服。

本方临床上多用于恶性肿瘤化疗后毒性反应、肾病综合征、肺结核、哮喘、紫癜、病毒性肝炎等属气血双亏、肝肾虚损等的治疗。凡脾胃虚弱、阴虚阳亢、血分有热、胃火炽盛、肺有痰热、外感风寒或风热者慎用。

饮食上应选择易于消化吸收且能补益气血的食物，如红枣、枸杞、黑芝麻、核桃等；同时适量摄入富含蛋白质和铁质的食物，如红肉、鱼类、豆制品等，以助于气血的生成。

运动方面，推荐进行温和的体育活动，如散步、打太极拳、做瑜伽等，以促进气血循环而不过度消耗体力。饮食方面，可以定期食用具有补气养血作用的汤品或炖品，如雪耳杜仲灵芝汤等，以辅助药物治疗，共同促进身体健康。此外，保持良好的情绪状态和充足的休息也是重要的日常调护措施。

雪耳杜仲灵芝汤

所需材料

水发银耳55克，杜仲、灵芝各少许，冰糖15克。

制作方法

砂锅中注入适量清水烧热。倒入银耳，放入杜仲、灵芝，盖上盖，烧开后用中小火煮约30分钟，至药材析出有效成分。揭盖，加入冰糖，拌匀。盖上盖，用中小火续煮约5分钟至冰糖溶化即可。

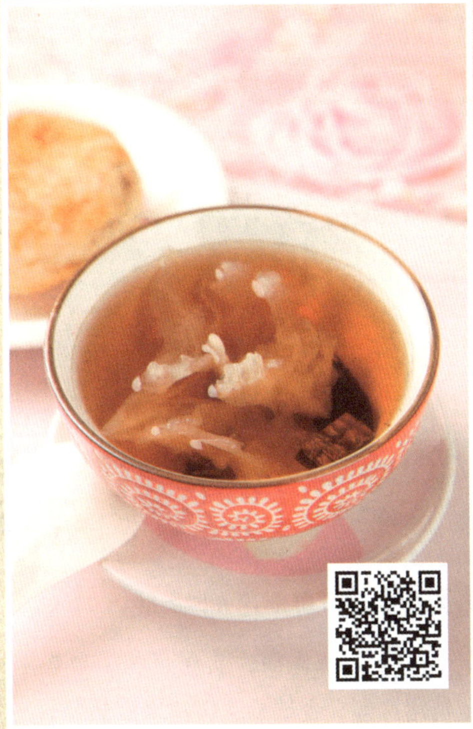

让更年期不再烦恼，“逍遥散”疏肝解郁

病因 肝郁血虚脾弱证多由年老体衰、肾气虚弱或受产育、精神情志等因素的影响，肝气郁结，进而影响脾胃功能，导致气血生化功能失常、阴阳失去平衡、脏腑功能紊乱。

临床表现

1.主要症状：情志抑郁，胁痛，乳房胀痛，口干口苦，喜叹息，月经不调，头晕目眩，神疲乏力。

2.舌象、脉象：舌淡红，苔薄白，脉弦而虚。

逍遥散配方

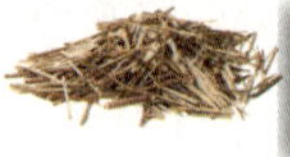

柴胡 10克

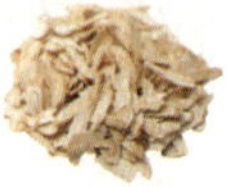

当归 10克

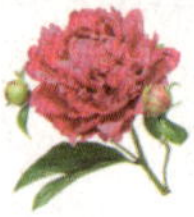

芍药 10克

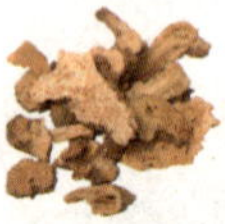

白术 10克

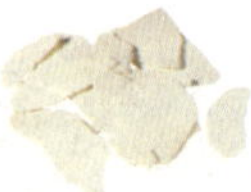

茯苓 10克

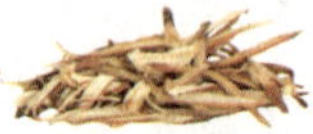

炙甘草 5克

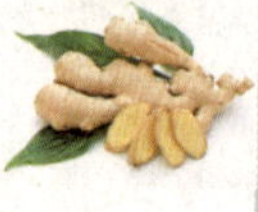

煨生姜 3克

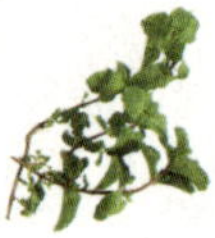

薄荷 3克

具体功效 疏肝解郁，养血健脾。

主治范围 两胁作痛、头痛目眩、口燥咽干、神疲食少，以及月经不调、乳房胀痛、情绪抑郁、食欲缺乏、往来寒热等。

用法 以上药材共研为粗末，每次取6~9克，共煎汤温服，每日3次。

逍遥散在现代临床上的应用已经非常广泛，尤其在妇科疾病的治疗上，它通过疏肝养血的作用，有效缓解月经不调、痛经、抑郁症等疾病，调整因情绪波动或压力引起的内分泌失衡。

更年期女性应积极调整心态，保持情绪稳定，增强自信心，并与家人维持和谐的关系，多参与自己感兴趣的活动。应均衡饮食，合理搭配荤素，确保营养全面。同时保证充足的睡眠，生活作息规律，适当休息与工作相结合。此外，定期进行体育锻炼，有助于缓解心理压力。

对于更年期女性来说，关注自身的雌激素水平同样重要。雌激素水平过低可能会导致不适，而植物中的异黄酮和硼元素具有类似雌激素的作用，建议每天摄入30~50毫克的植物性异黄酮，可以通过食用豆腐、豆奶等豆制品来实现。同时适量食用富含硼的食物，如苹果、甜豆荚和葡萄，也有助于维持雌激素水平，预防其下降带来的不良影响。

枣仁鲜百合汤

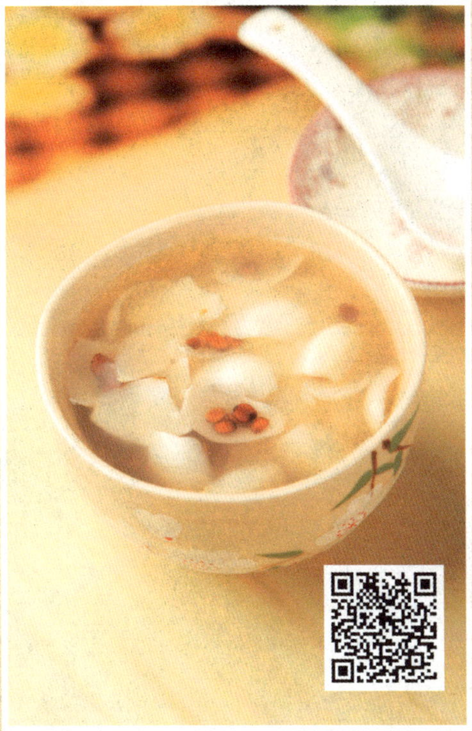

所需材料

鲜百合60克，酸枣仁20克。

制作方法

将洗净的酸枣仁切碎，备用。砂锅中注入适量清水烧热，倒入酸枣仁。盖上盖，用小火煮约30分钟，至其析出有效成分。揭盖，倒入洗净的百合，搅拌匀。用中火煮约4分钟，至食材熟透即成。

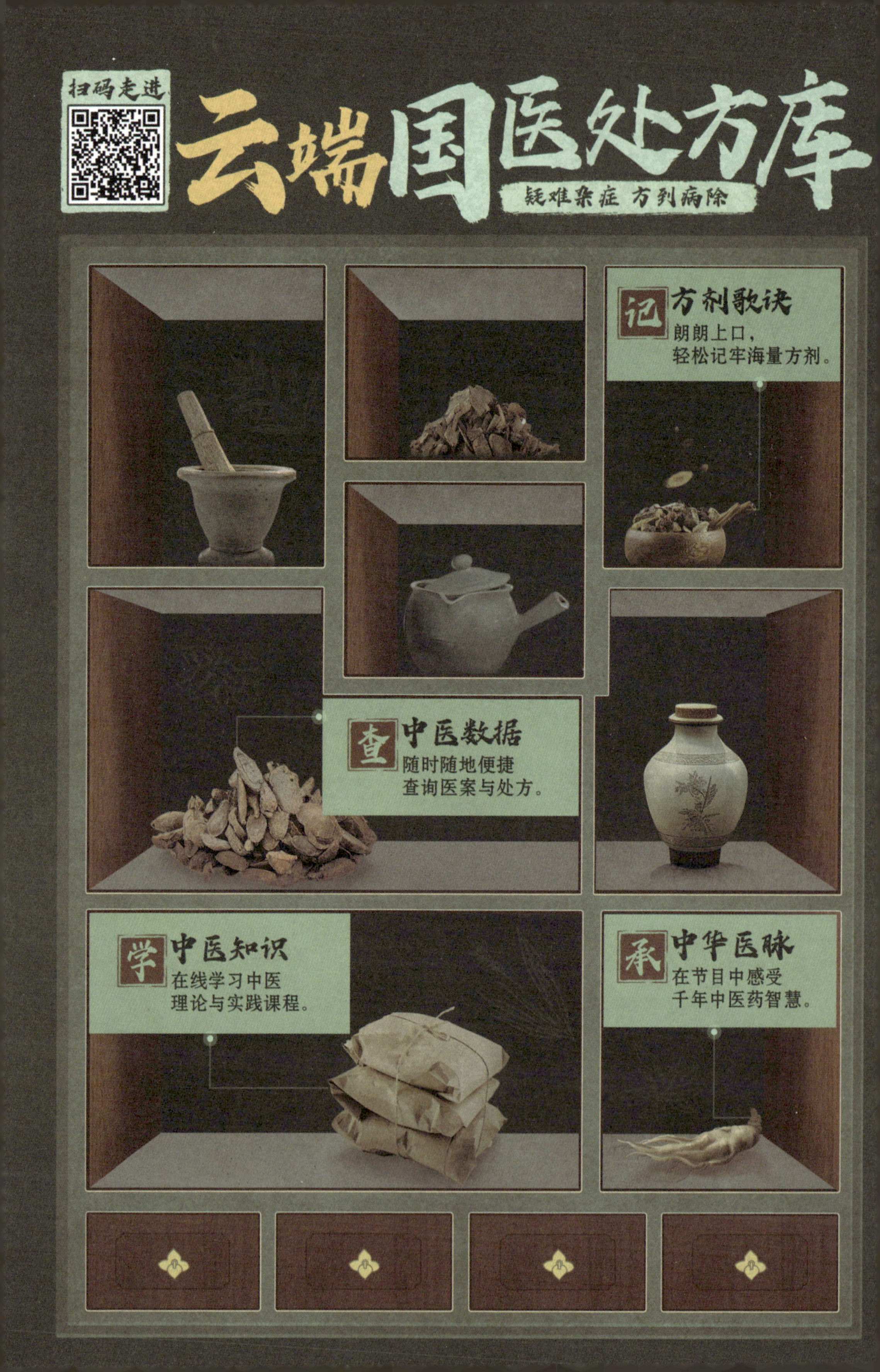
扫码走进
云端国医处方库
疑难杂症 方到病除
记 方剂歌诀
朗朗上口，
轻松记牢海量方剂。
查 中医数据
随时随地便捷
查询医案与处方。
学 中医知识
在线学习中医
理论与实践课程。
承 中华医脉
在节目中感受
千年中医药智慧。